カラー写真で学ぶ

運動器疾患のみかたと保存的治療

竹内義享・田口大輔 著

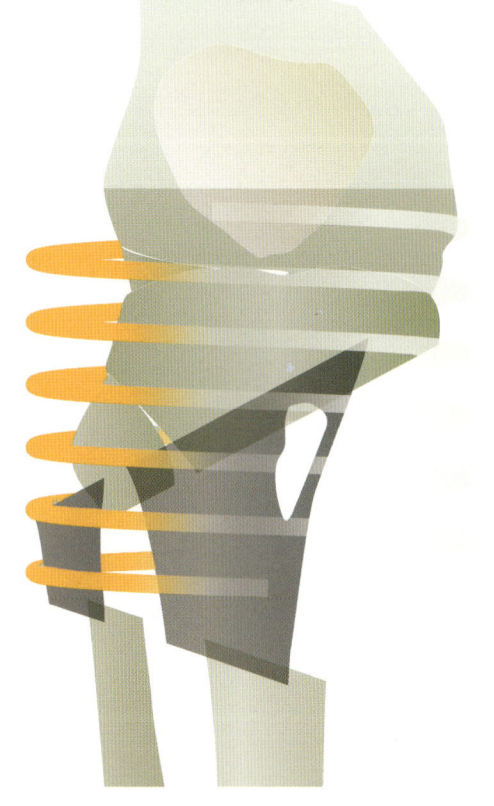

医歯薬出版株式会社

This book was originally published in Japanese
under the title of :

UNDOUKISHIKKAN no MIKATA to HOZONTEKICHIRYOU
Diagnosis and Conservative Therapy of Orthopedic Diseases
Study with the Color Photo

TAKEUCHI, Yoshitaka
 Former Professor, Meiji University of Integrative Medicine

TAGUCHI, Daisuke
 Assistant Professor, Deparrtment of Judo Therapy, Teikyo University Graduate School of Medical Technology

© 2008 1st ed.

ISHIYAKU PUBLISHERS, INC.
 7-10, Honkomagome 1 chome, Bunkyo-ku,
 Tokyo 113-8612, Japan

はじめに

　本書は，骨関節の代表的な25疾患を対象にした保存療法の入門書であります．保存療法の有効性については多くの新しい報告があり，あらためてその治療法の見直しが求められている分野でもあります．日常臨床で最もよく目にするこの25疾患について，問診から評価・治療法・リハビリにいたる一連の流れの中で可能な限り保存療法を行うために必要な知識を簡潔に説明しています．"臨床直結の書"として十分に利用いただけるものと考えております．

　近年，医療費の削減が叫ばれ，特に薬において顕著のようでありますが，この現象は薬に限ったことではありません．高額な検査や過剰な診療は敬遠される傾向にあり，また自己負担金の高額化から，安価な治療への要望が高まっているようであります．

　このような社会的背景もあり，今後，多くの皆様の保存療法に対する興味が高まる中で，本書が臨床応用への参考となれば望外の喜びであります．

　本書の制作にあたって，X線写真等の貴重な資料の提供を頂きました信原病院（兵庫県）信原克哉先生，医療法人堺整形外科医院福岡スポーツクリニック（福岡県）堺研二先生，米田病院（愛知県）米田敬先生ならびにご協力いただきました両病院の皆様方に心からお礼を申し上げます．また，出版にあたってご指導賜りました医歯薬出版の竹内大様に深謝いたします．

　最後に，本書の制作にあたって協力いただいた下記の私の仕事仲間と，優秀な本学学生に心より感謝いたします．

協力者一覧

林中和也，藤田　剛，藤原佑輔，丸山顕嘉

竹下和良（学生），田中嵩樹（学生）

各務祐貴（学生・モデル），田中瑠美（学生・モデル）

堀越悠里（学生・モデル）

明治国際医療大学保健医療学部

竹 内 義 享

本書の用い方

　本書は，基礎編と臨床編からなり，必要に応じてどの疾患からでも学ぶことができます．目次の臨床編における疾患名のページに続く☆☆☆印は，保存療法の最も適応する疾患を示します．さらに，☆の数により保存療法適応の段階づけを示しました．参考にしてください．

　また，文章は，可能な範囲で箇条書きとし，臨床現場でも目を通しやすいように工夫いたしました．

目　次

基礎編

1. 評価の基礎知識 ………………………………………………… 1
■ 評価内容 ……………………………………………………… 1
　Ⅰ. 問診／1　　Ⅱ. 視診／2　　Ⅲ. 触診／2　　Ⅳ. 聴診／2
■ 計測・検査 …………………………………………………… 3
　Ⅰ. 形態計測／3　　Ⅱ. 関節可動域（ROM）／4　　Ⅲ. 反射／6
　Ⅳ. 徒手・筋力テスト（MMT）／8

2. 骨・関節・筋・靱帯の基礎とその損傷 ……………………… 9
■ 骨・関節・筋・靱帯の基礎 ………………………………… 9
　Ⅰ. 骨／9　　Ⅱ. 関節／11　　Ⅲ. 筋・靱帯／11
■ 外傷の治癒過程と骨・関節・筋等の障害 ………………… 13
　Ⅰ. 骨の治癒過程／13　　Ⅱ. 骨折／15　　Ⅲ. 脱臼／16
　Ⅳ. 筋・靱帯損傷／18

3. 固定の目的と固定材料 ………………………………………… 19
　Ⅰ. 固定／19　　Ⅱ. 固定の種類／19　　Ⅲ. 固定材料の種類／19
　Ⅳ. 固定期間の目安／22

4. リハビリテーション …………………………………………… 22
■ 物理療法 ……………………………………………………… 22
　Ⅰ. 温熱療法／22　　Ⅱ. 寒冷療法／23　　Ⅲ. 電気療法／24
　Ⅳ. 光線療法／25
■ 歩　行 ………………………………………………………… 26
　Ⅰ. 正常歩行／26　　Ⅱ. 異常歩行／27　　Ⅲ. 歩行補助具と杖歩行／28
■ 運動療法 ……………………………………………………… 31
　Ⅰ. 他動運動・自動運動／31　　Ⅱ. 運動療法を行う前に／31
　Ⅲ. 運動連鎖／31　　Ⅳ. 運動とてこ／32

臨床編

Ⅰ. 上　肢 ………………………………………………………… 33
■ 肩関節 ………………………………………………………… 33

	1. 肩関節前方脱臼	33 (☆☆☆)
	2. 肩鎖関節脱臼	40 (☆☆)
	3. 腱板損傷	45 (☆☆☆)
	4. 鎖骨骨折	53 (☆☆☆)
■ 肘関節		59
	5. 肘関節後方脱臼	59 (☆☆☆)
	6. 肘内障	65 (☆☆☆)
	7. 上腕骨外側上顆炎	69 (☆☆☆)
	8. 上腕骨内側上顆炎	73 (☆☆☆)
■ 手関節		76
	9. 橈骨遠位端骨折	76 (☆☆☆)
■ 指関節		82
	10. マレットフィンガー	82 (☆☆)
	11. 中手骨骨折	87 (☆☆☆)
	12. ばね指	92 (☆☆☆)
	13. 指捻挫	95 (☆☆☆)

II. 頭部・体幹 … 100

■ 頭部 … 100
14. 顎関節脱臼 … 100 (☆☆☆)

■ 体幹 … 104
15. 肋骨骨折 … 104 (☆☆☆)

III. 下肢 … 108

■ 大腿部 … 108
16. 肉離れ … 108 (☆☆☆)

■ 膝関節 … 114
17. 膝蓋骨脱臼 … 114 (☆☆☆)
18. 前十字靱帯（ACL）損傷 … 120 (☆)
19. 膝関節内側側副靱帯（MCL）（単独）損傷 … 127 (☆☆☆)
20. 半月損傷 … 134 (☆☆)

■ 下腿部・足関節 … 140
21. アキレス腱断裂 … 140 (☆☆☆)
22. 腓骨骨折 … 147 (☆☆☆)
23. 足関節捻挫 … 152 (☆☆☆)
24. 踵骨骨折 … 159 (☆)
25. 下駄履き骨折 … 165 (☆☆☆)

索 引 … 171

基礎編

1 評価の基礎知識

　評価とは，治療初期からリハビリテーションを終了する間の全過程において客観的なデータとして身体機能を診る手段であり，"評価に始まり，評価に終わる"といわれることからも理解できる．

　具体的には，検査・測定として，問診・視診・聴診・触診から種々の計測・テストを行い，結果を記録・統合・解釈する一連の行為といえる．さらに，医療現場では，説明責任と承諾（インフォームド・コンセント）の理念が必須となっており，その説明を行う上での必要な情報を収集することといえる．

評価内容

I．問診（図1-1）

1) 問診とは，"問い"によって患者さんの訴えを聴取し，病態を可能な範囲で把握することである．
2) "問い"は，緊張感を与えず，話しやすい雰囲気を作ることが重要である．患者さんの目線に立った姿勢への配慮が求められる．
3) 本書の臨床編では，すべて「どうしましたか？」という問いから始まっており，患者さんの生の訴えを聞くことが治療の成否を左右すると考えている．
4) 問診には，年齢，家族歴，受傷機転，疼痛の部位や種類，既往歴，職業歴などが含まれる．
5) 家族歴（家族構成）は，障害を判断，あるいは遺伝的要因をもった疾患で重要な指標を与えてくれる．
6) そのほかに，損傷が受傷肢位の影響を受けること，疼痛は，その部位と誘発肢位，疼痛の性質・種類（激しい痛み，拍動する痛み，電撃痛など）を考慮した上で問う必要がある．

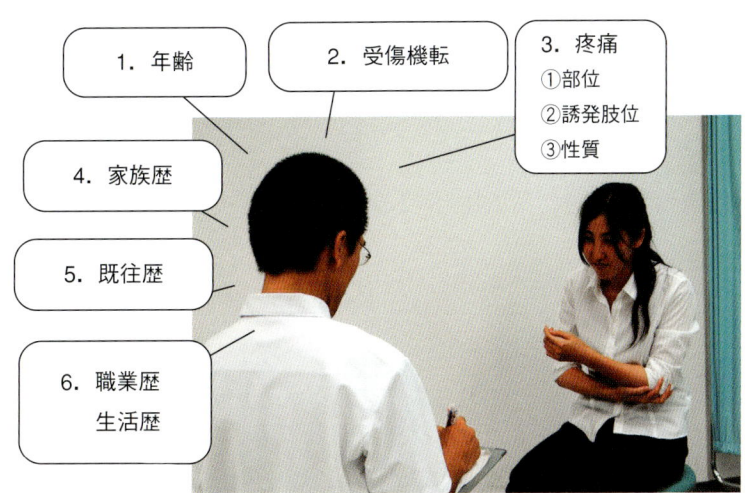

図1-1　問診の項目

基礎編

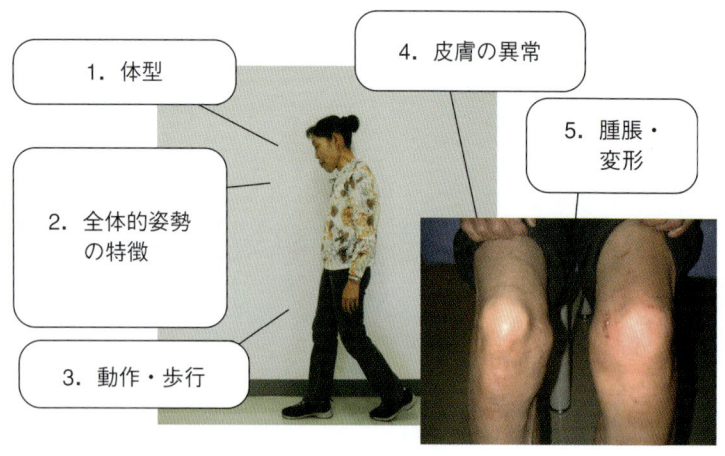

図 1-2　視診の項目

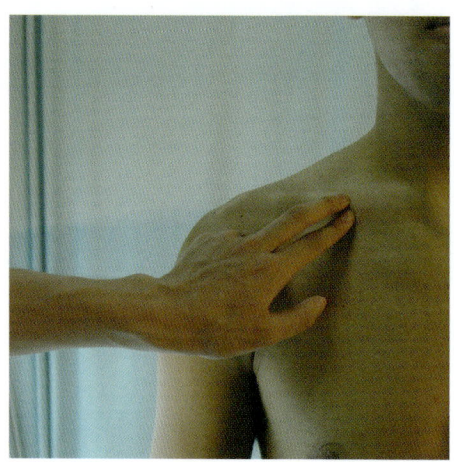

図 1-3　触診
鎖骨を調べるため，鎖骨の表面を胸骨より外側に向かって指を滑らせている．

Ⅱ．視診（図 1-2）

1) 視診とは，評価者の目で患部の外形や外観の様子をとらえることである．
2) 問診以前に，患者さんが診察室に入室するときの姿勢から評価は始まっており，"評価は視診から始まる"ことになる．

Ⅲ．触診（図 1-3）

1) 手指を使い，体表から触って得られる情報である．
2) 触診の基本は，まず健側から行い，健側との比較の上で患側に何らかの違い（皮膚の形状・皮膚温・拍動など）があれば留意する．
3) 触診にあたっては，手指を暖めておき，①皮膚温，②関節の腫脹や圧痛，③痛みや陥凹の有無，④筋・腱の硬さ，などを皮膚を通して調べるように心掛ける．

Ⅳ．聴診

身体表面で聴取できる音（正常，異常）であり，運動器疾患では，他動的に外力を加えて発生する音（轢音），関節運動時にみられる破裂音，弾発音などがそれにあたる．

1. 評価の基礎知識

計測・検査

I. 形態計測（図1-4, 5）

1) 形態計測とは，身体の各部位の形状を長さ（四肢長），太さ（周径）を客観的にみることである．
2) 初診時の形態計測はその後に得られた経時的変化との比較を行う上で重要な指標となる．
3) また，形態は必ず左右差から判断するように習慣づけることが重要である．

◆ 1. 四肢長

1) 単位は原則 cm で表し，小数点第1位までを記入する．
2) また，骨突出部を指標（ランドマーク）とするが，さらに詳細な基準を自分自身で設定することもよい．

◆ 2. 四肢周径

1) 単位は原則 cm で表し，小数点第1位までを記入する．
2) 目的に沿った部位を選択して計測し，その左右差から筋肥大・筋萎縮，腫脹，浮腫等の有無を判断する．

◆ 3. 四肢長・四肢周径の主な計測部位

計測部位を下記に示す（原則として，解剖学的肢位：前腕回外位で計測する）．

1. 四肢長
上肢：
　①上肢長（肩峰外側端〜橈骨茎状突起）
　②上腕長（肩峰外側端〜上腕骨外側上顆）
　③前腕長（a. 上腕骨外側上顆〜橈骨茎状突起，b. 肘頭〜尺骨茎状突起）

下肢：
　①下肢長（a. 棘果長：上前腸骨棘〜内果，b. 転子果長：大転子〜外果）
　②大腿長（大転子〜大腿骨外側上顆，もしくは膝関節裂隙）
　③下腿長（大腿骨外側上顆，もしくは膝関節裂隙〜外果）

2. 四肢周径
　①上腕周径（最大部）
　　肘関節伸展位にて，上腕二頭筋の最大周径

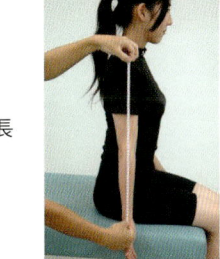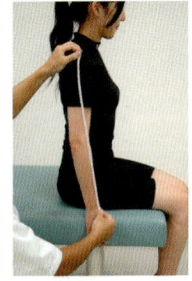
OK　　NG
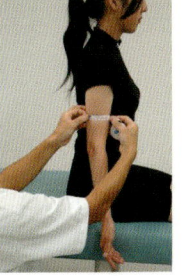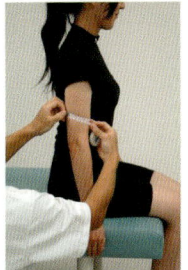

図1-4　四肢長と四肢周径の計測
上図：上肢長の計測では，肘関節伸展位を原則とする．下図：上腕周径は，上腕軸に対してメジャーは直角にあてる．

— 3 —

基礎編

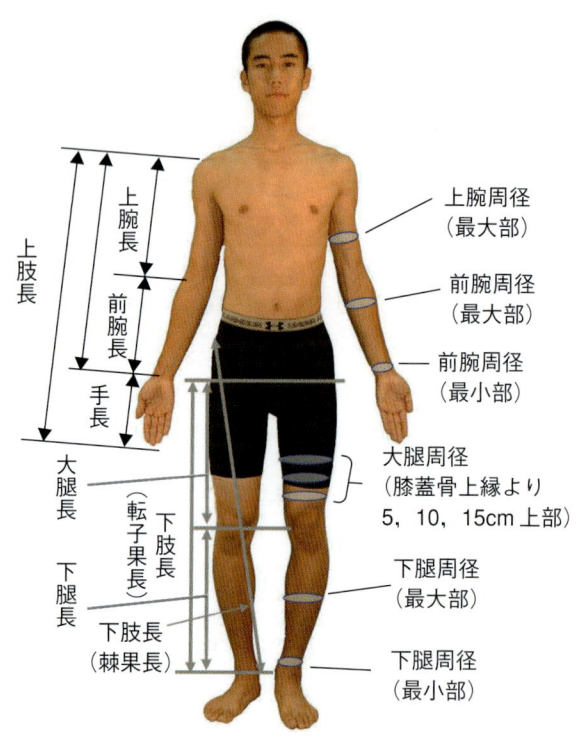

図1-5　四肢長と四肢周径の主な計測部位

② 前腕周径（最大部，最小部）
　前腕部の最大周径，前腕部の最小周径
③ 大腿周径（4カ所）
　膝関節伸展位にて，膝蓋骨上縁（a），膝蓋骨上縁から5cm上方（b），10cm上方（c），15cm上方（d）を計測する．
　（a）：膝関節の腫脹程度
　（b）：内側広筋の萎縮度
　（c）：外側広筋の萎縮度
　（d）：大腿部全体の萎縮度
④ 下腿周径（最大部，最小部）
　腓腹筋の最大周径，最小周径

Ⅱ．関節可動域（range of motion：ROM）

関節可動域（ROM）は，目的によって自動・他動運動のいずれかで，角度計（ゴニオメーター）を用いて関節の可動範囲を計測するものである（図1-6）．

◆ 1．運動の種類

自動運動：患者自身の力（筋肉）による運動
他動運動：第三者の手や機器による運動

1) 自動運動によるROM計測は，本人の筋力や運動の協調性，拮抗筋の状態に影響される．
2) 他動運動によるROM計測は，関節そのものの構造学的異常や軟部組織自体の伸張性に影響される．
3) 臨床現場では，通常，他動運動によるROM計測が主体となる．

◆ 2．ROM計測の基準

1995年に改正された「関節可動域表示ならびに測定法（日本整形外科学会・日本リハビリテーション医学会制定）」を基準とする．

◆ 3．計測目的（図1-7）

ROM制限は日常生活動作を獲得する上で大きな影響を与えることになる．

◆ 4．計測上の注意点

1) 測定部位を十分に露出し，骨指標をマークした上で行う（室温などに気を配る）．
2) 計測部位をゆっくり動かし，疼痛や痙性による影響を受けないようにする．

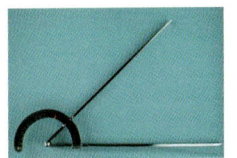
東大式角度計

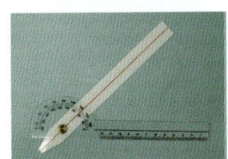
プラスチック製角度計

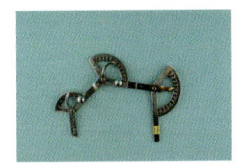
指専用角度計

図1-6　角度計の種類

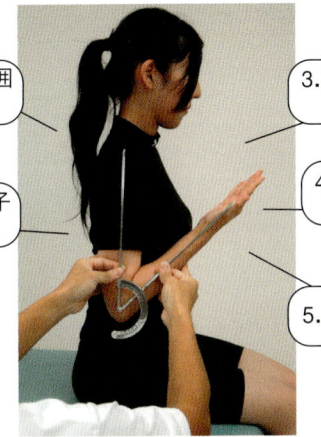

1. 関節運動の範囲を判定する．
2. ROMの阻害因子を推測できる．
3. 治療効果や予後の判定を行う．
4. 徒手筋力検査前の動きの範囲を確認
5. 対象者への動機づけ

図1-7　ROM計測の目的

3) 球関節では，代償運動に注意する．
4) 計測にあたって，角度計の目盛は目線の高さで読み，計測値は5°刻みで記録する．
5) 角度以外に，計測時にみられた疼痛や痙性の有無，さらに関節の抵抗感，終末感（end feel）を確認し記録する．
6) 必要に応じて，他動・自動運動のいずれか，あるいは両者の計測を行い，その意義を考慮する．
7) 痛みが強い場合は，疼痛評価を先に行う．

＜参考事項＞

終末感（end feel）の意義
- **関節包性**：抵抗感はしっかりしているが硬くない．革を引っ張る際に感じられる遊び感．
- **筋性**：抵抗感は関節包性ほどしっかりしたものでなく，ある程度の硬さ，弾力性感．
- **軟部組織性**：膝関節屈曲時にみられる終末感，大腿後面と下腿後面間で筋が圧迫されて制限された柔らかな抵抗感．
- **骨性**：衝突した抵抗感．突然に起こりそれ以上の動きは得られない．

他の要因
- **筋スパズム**：筋の攣縮によって他動運動時に反射的にピクッとした感じを伴い，その際に疼痛を発生する．

基 礎 編

Ⅲ. 反射

腱反射は末梢神経の機能評価に有用である．

◆ 1. 定義・種類

1) 腱反射は，介在ニューロンを欠く単シナプス反射である．この過程を反射弓といい，反射の減弱・消失・亢進などの異常反応によって障害の程度が推測できる．
2) 器質的病変がなくても反射の消失・亢進がみられることから，他の所見と合わせて判断するべきである．
3) 多シナプス反射は，逃避反射のように受容器からの求心性インパルスが求心性ニューロン・介在性ニューロンを介して遠心性ニューロンに伝わり，腺や筋・腱効果器に伝達されるものである．
4) 反射の種類には，表在反射，深部反射，病的反射などがある．

◆ 2. 打腱槌の用い方と注意事項

1) 腱上を直接，あるいは指を介して打腱槌で軽く叩打する（**図 1-8**）．
2) 打腱槌は直線的におろすのではなく，その重みを利用して手首を軸としてカーブを描くようにおろす（**図 1-9**）．
3) 判定方法は，腱の収縮程度によって下記の5つのグレードに分類される．
   ①消失（－），②低下（±），③正常（＋），④亢進（++），⑤著名な亢進（+++）
4) 検査上の注意事項を**図 1-10**に示す．

◆ 3. 主な筋肉の腱反射（図 1-11）

よく用いる筋肉の腱反射のやり方を紹介する．さらに，深部反射，表在反射を参考資料として紹介する．

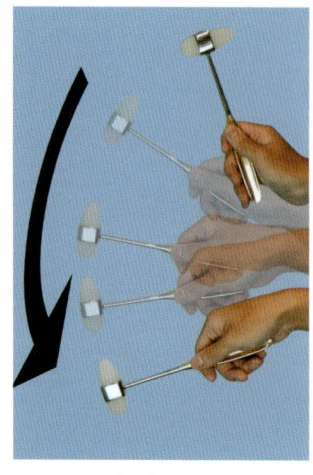

図 1-8　打腱槌の使用方法

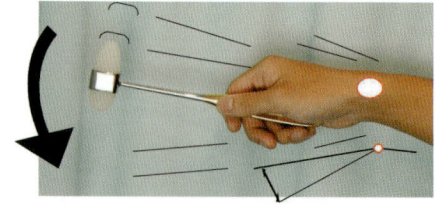
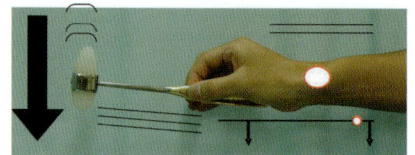

図 1-9　打腱槌の使用方法
　　　上図：正しい用い方，下図：間違った用い方

— 6 —

1. 評価の基礎知識

図1-10 反射検査上の注意事項

- 楽な姿勢にして，リラックスさせる．
- 検査部位の皮膚・腱の状態を確認する．
- 刺激強度と反射のタイミング，その際の収縮速度と強さを観察する．
- 検査前に関節可動域を確認する．
- 叩打は徐々に行い，指を介すことで不快な疼痛を与えない．

1. 深部反射では，筋の収縮程度から評価する．
2. 病的反射では，日常生活動作への影響を考える．

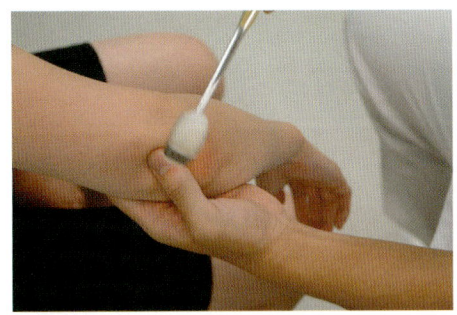

①上腕三頭筋反射

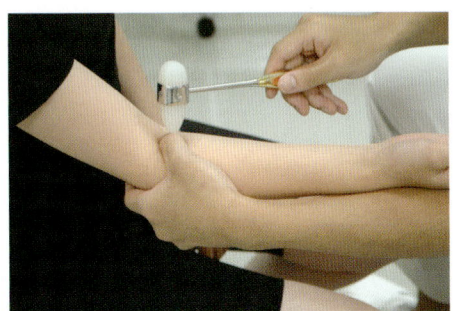

②上腕二頭筋反射

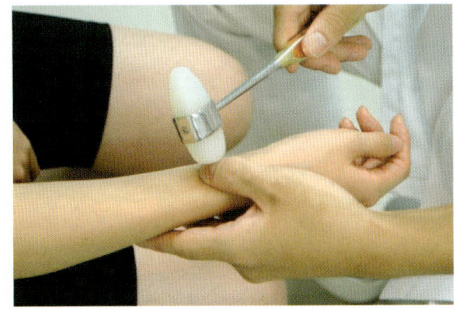

③腕橈骨筋反射

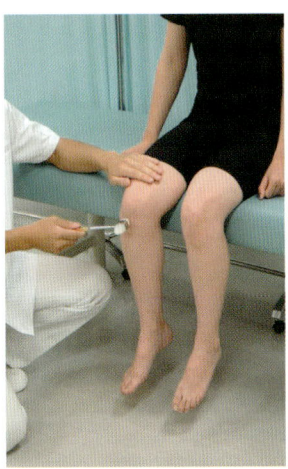

④膝蓋腱反射

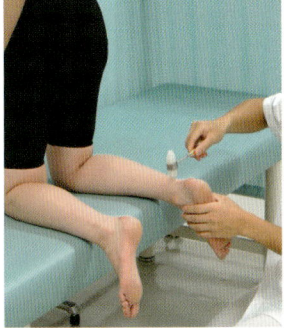

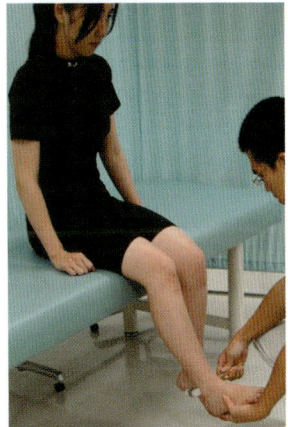

⑤アキレス腱反射
（上：膝立ち位，下：坐位）

図1-11 主な筋肉の腱反射

＜参考資料＞

I. 深部反射の意義（陽性の場合）

1. 下顎反射
   橋の三叉神経核より上位の病変を疑う．
2. 上腕二頭筋反射
   C5〜6レベル．
3. 上腕三頭筋反射
   C6〜8レベル．
4. 腕橈骨筋反射
   C5〜6レベル．
5. 回内筋反射
   C6〜Th1レベル．
6. 胸筋反射
   C5〜Th1レベル．
7. 腹筋反射
   C6〜Th12レベル．
8. 膝蓋腱反射
   L2〜4レベル．
9. アキレス腱反射
   L5〜S1レベル．
10. 下肢内転筋反射
    L3〜4レベル．
11. 膝屈筋反射
    L4〜5レベルの反射弓．
12. 後脛骨筋腱反射
    L5レベル．

II. 表在反射

1. 腹壁反射
   反射の消失は，錐体路障害，知覚障害，運動神経障害を疑う．
   また，肋骨縁はTh5〜6，腹上部はTh6〜9，腹中部はTh9〜11，腹下部はTh11〜L1の髄節を考える．
2. 足底反射
   L5〜S2レベル，もしくはその上位髄節の錐体路障害を疑う．

IV. 徒手・筋力テスト（manual muscle testing：MMT）

定義：個々の筋肉に対して，徒手的に筋力の程度を評価する．

◆1. 徒手検査とは

1) 骨，筋，靱帯，神経などの損傷によって生じたと思われる個々の筋力の変化を徒手的に評価する（**図1-12**）．
2) この検査は，筋の走行（起始・停止）を理解して初めて可能である．
3) 健側から行い，患側との相対的比較で判断する．

◆2. 筋力の判定基準（図1-13）

評価は，0〜5の6段階で表記する．2，3，4については，さらに＋あるいは－を付けて

2．骨・関節・筋・靱帯の基礎とその損傷

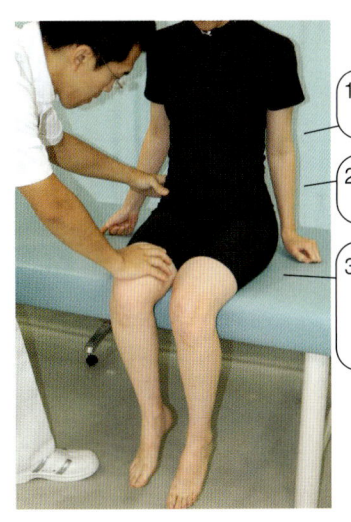

図1-12 筋力テストで分かること

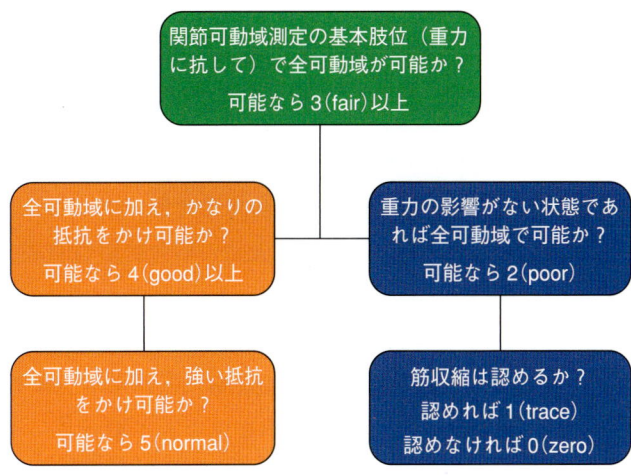

図1-13 筋力テストの評価基準と検査のすすめ方

細分化することもできる．

◆ 3．方法

1) 患者さんをリラックスした肢位におき，まずは目的の筋肉に対して自動運動を行わせる．
2) この場合，代償動作が生じないように説明しておく．
3) 筋力3の有無を確認し，その結果から筋力4，あるいは筋力2のテスト法に移る．
4) 段階的に行うことがポイントである．

> ＜参考事項＞
> 筋力テストは固有の筋力を判定することで，筋の支配神経，障害の解剖学的部位，その程度を推測することができる．したがって，筋と脊髄神経高位については理解しておく．

基礎編

2 骨・関節・筋・靱帯の基礎とその損傷

骨・関節・筋・靱帯の基礎

I．骨（図2-1）

◆ 1．皮質骨（緻密質）と海綿骨（海綿質）

皮質骨（緻密質）：外側の硬い部分．
海綿骨（海綿質）：内側で梁を有する小柱構造であり，海綿質の小柱間は骨髄で満たされる．
皮質骨の構造：
　ハバース管：骨長軸に進入する栄養血管・神経線維を通す管．

— 9 —

基礎編

ハバース層板：ハバース管を同心円状に取り巻く層をいい，同心円状に並ぶ骨の単位をオステオン（骨単位）とよぶ．
フォルクマン管：骨膜面・骨髄面とハバース管間を横走する管．
介在層板：ハバース層板間を埋める．
内基礎層板：海綿質と骨髄に面する．
外基礎層板：骨表面の結合組織性被膜，すなわち骨膜に面する．

◆ 2. 骨基質

1) 骨基質は類骨（osteoid）とハイドロキシアパタイト $Ca_{10}(PO_4)_6(OH)_2$ からなる．
2) 類骨は骨芽細胞が産出するⅠ型コラーゲンやグルコサミノグリカンなど有機成分の鋳型であり，この類骨にハイドロキシアパタイトの結晶が沈着して骨が作られる．
3) 類骨は規則的に平行に配列しているため，骨層板と呼ばれる層状構造がみられる．
4) 骨は外部からの力学的刺激に伴って，骨新生と骨吸収による骨の改築（リモデリング）が絶えず行われている（**図 2-2**）．

◆ 3. 骨の細胞成分

1. 骨芽細胞
骨基質の成分である膠原線維やムコ多糖類を産出し，骨形成に関与する．

2. 骨細胞
骨芽細胞は，自ら産出する骨基質に埋没し，骨細胞となる．

3. 破骨細胞
骨縁に存在する多核の巨細胞で骨吸収を行う．

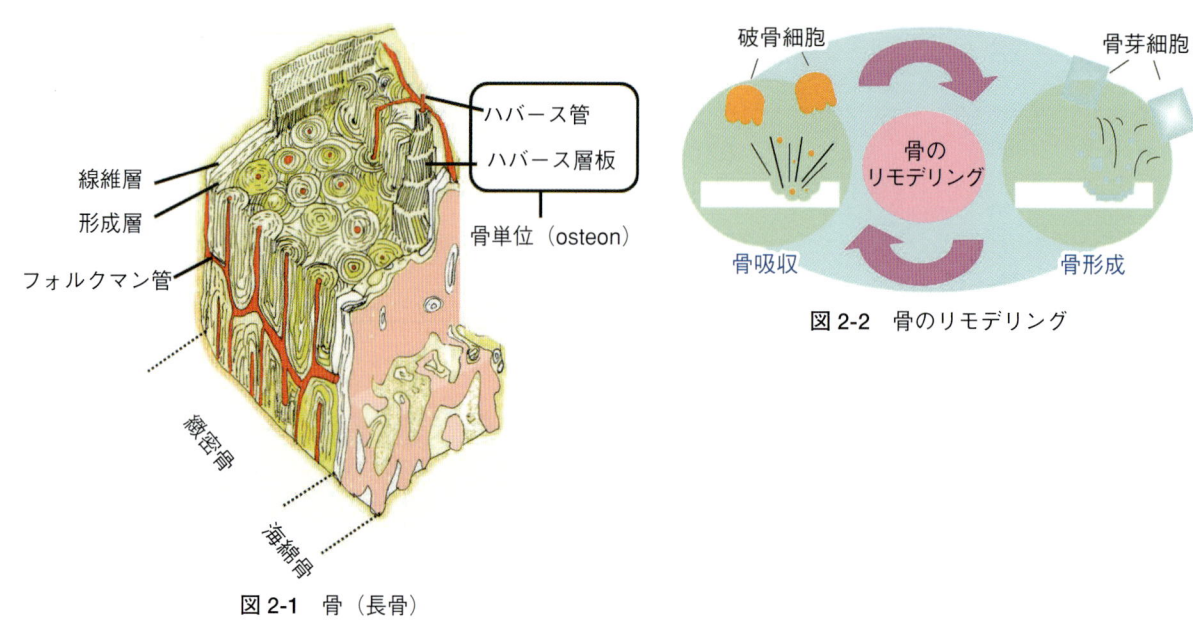

図 2-1　骨（長骨）

図 2-2　骨のリモデリング

II. 関節

骨と骨の間の可動部分であり，解剖学的条件（**図 2-3**）を満たしたものをいう．身体運動を可能にする構造で，関節の傷害は身体運動に大きな制限をもたらす．

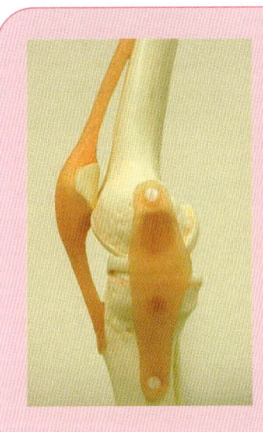

- 骨の間に間隙がある．
- 運動ができる．
- 両骨端の一方は凸面，他方は凹面である（凸面を関節頭，凹面を関節窩と称する）．
- 関節面は関節軟骨（厚さ 0.5 ～ 4mm）で覆われている．
- 両骨は関節包で覆われている．
- 関節包内には粘弾性のある滑液があり，関節軟骨を栄養する．
- 関節間には安定のための靱帯が存在する．
- 関節内には線維軟骨性の関節円板・関節半月がみられることがある．

図 2-3　解剖学的関節の条件

III. 筋・靱帯

◆ 1. 筋の形態

1) 筋重量は体重の約 40％を占め，なかでも骨格筋は，横紋筋である（**図 2-4**）．
2) 筋中央を筋腹，両端は腱となって，骨，軟骨，靱帯に付着する．
3) 筋は血行に富み，通常，栄養血管は筋腹中央部より筋内に進入する．
4) 組織学的には，筋は筋線維タイプから赤筋線維（タイプ I），中間線維（タイプ II a），白筋線維（タイプ II b）に分けられ，その性質はタイプ I が酸素消費型（遅筋），タイプ II b はグリコーゲン消費型（速筋），中間のタイプ II a はその中間の性質を備えている（**図 2-5**）．

◆ 2. 筋収縮の種類

筋収縮はその運動様式によって分類される．

1. 等尺性収縮（isometric contraction）（静的収縮）（図 2-6）

筋の両端が固定されていて，筋長が変化することのない（関節の動きを伴わない）収縮様態をいう．

2. 等張性収縮（isotonic contraction）（動的収縮）

1) 求心性（短縮性）収縮では，筋長が短縮，すなわち筋の起始・停止が近づく収縮様態をいう（**図 2-7- ①**）．
2) 遠心性（伸張・延長性）収縮では，筋長が伸張，すなわち筋の起始・停止が離れるような収縮様態をいう（**図 2-7- ②**）．

基礎編

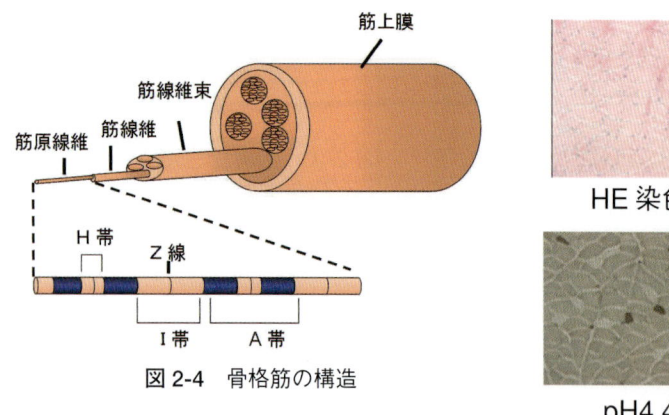

図2-4 骨格筋の構造

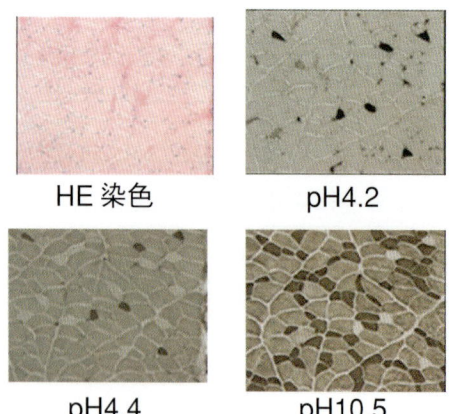

図2-5 骨格筋の組織
筋の染色方法の一部を紹介する．左上:HE（ヘマトキシリン-エオジン）染色，右上，下：ATPase染色を示す

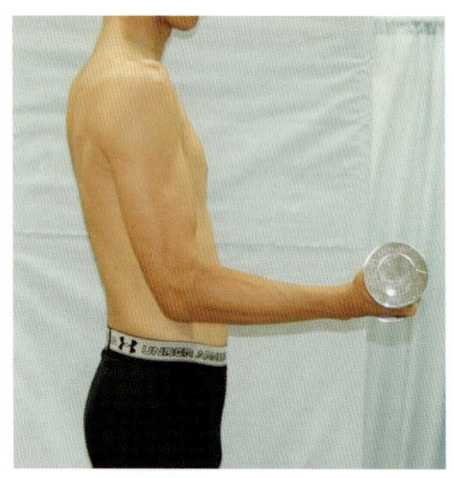

図2-6 等尺性収縮

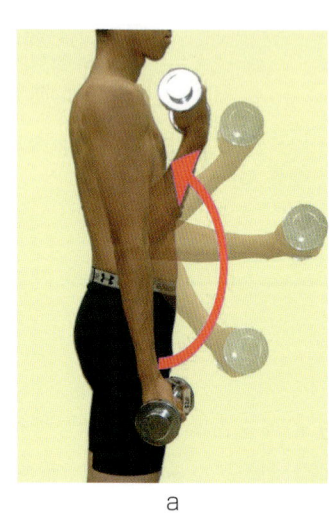

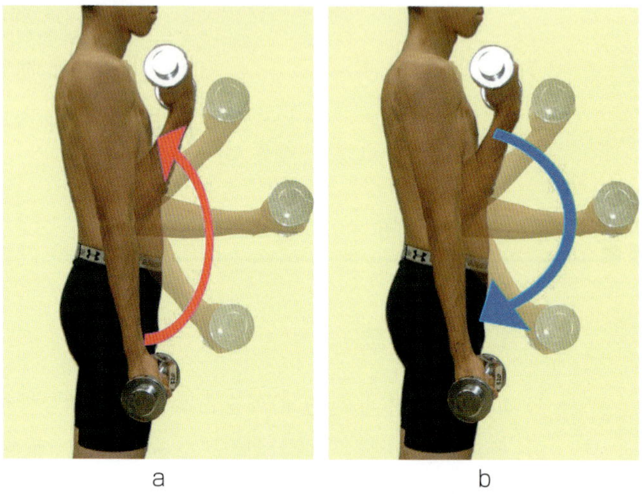

図2-7 上腕二頭筋における等張性収縮
a：求心性（短縮性）収縮
b：遠心性（伸張性）収縮

3. 等速性収縮（isokinetic contraction）（動的収縮）

一定の抵抗が加えられ収縮速度を一定としたときの筋収縮様態をいう（図2-8）．これは，機器を使用した場合に可能な筋の収縮といえる．

◆3. 靱帯

1) 関節の安定性に関わるものとして，靱帯などの静的（受動的）安定機構（図2-9）と，筋による動的（能動的）安定機構がある．
2) 靱帯は，約60〜80%が水分であり，基質の多くはⅠ型コラーゲンで構成されていて，長軸方向に密に並んでいる．

◆4. 靱帯の種類

1) 関節包内にある関節（包）内靱帯と関節包外にある関節（包）外靱帯に分けられる．
2) 多くは関節外靱帯であるが，関節内靱帯として膝関節の前・後十字靱帯，股関節の大腿骨頭靱帯，距腿関節の骨間距踵靱帯などが挙げられる．
3) 靱帯は骨膜を貫通して骨膜と骨皮質間のシャーピー（Sharpey）線維に終わる．

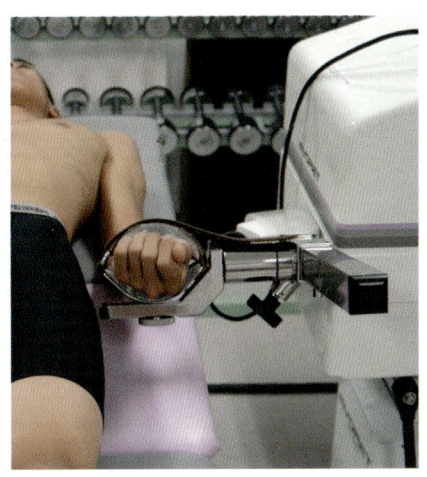

図2-8 等速性収縮
一定の抵抗のもとに，運動を行い，そのときのトルクを求める．

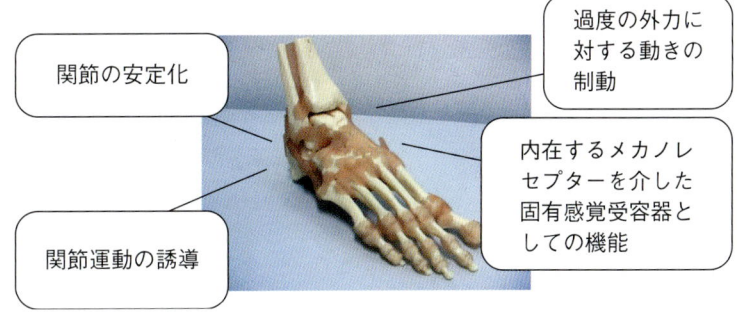

図2-9 靱帯の機能

外傷の治癒過程と骨・関節・筋等の障害

I．骨の治癒過程

1) 骨形成には，膜性骨化と軟骨内骨化がある．
2) 膜性骨化は軟骨形成を介さず，骨膜－皮質骨間の間葉系細胞によって骨基質が合成される．
3) 軟骨内骨化は成長軟骨と同様，血腫部に軟骨が誘導されて骨形成が行われる．
4) 膜性骨化には係留仮骨・架橋仮骨が形成され，一方，軟骨内骨化には結合仮骨・髄腔（骨髄）仮骨が形成される．
5) 骨折部の再生（修復）過程は，炎症期，修復期，骨改変期（リモデリング期）の3期に分けられる（図2-10）．

◆1．炎症期：（約10％）

1) 受傷直後から仮骨形成までの約1〜2週間をいう．
2) 骨折部には血腫が形成される．
3) 血小板により血塊となって炎症性細胞（好中球，マクロファージなど）が侵入，未分化間葉系細胞，線維芽細胞，骨形成細胞の増殖がみられる．
4) 骨折端で壊死した骨細胞は破骨細胞によって吸収される．

◆2．修復期：（約40％）

1) 骨折部に骨・軟骨の形成が行われる数カ月間をいう．
2) 骨・軟骨形成期であり，これは軟骨形成（軟仮骨）と骨形成（硬仮骨）に分けられる．
3) 軟骨形成は骨折部近くの軟骨内骨化により，骨形成は骨折部から離れた膜性骨化で起こる．

基 礎 編

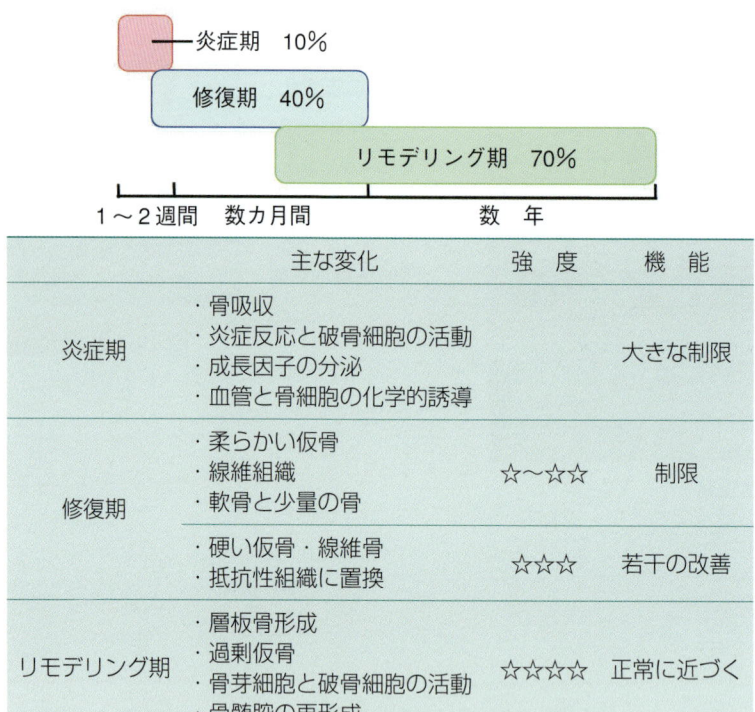

図 2-10　骨折の治癒過程　☆は骨強度を表す．

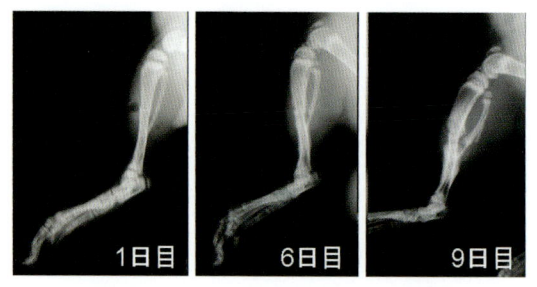

図 2-11　ラット下腿骨骨折のX線像

◆ 3. リモデリング期：（約 70%）

1) 組織レベルでは線維性仮骨がリモデリングされて層板骨となる過程である．
2) マクロ的形態や力学的強度が元の状態に戻る過程であり，この過程を，ウォルフ（Wolff）の応変則という．
3) 仮骨のサイズは骨折部の骨強度が回復するにつれて縮小し，この時期はX線上で骨折線が認められなくなる．

　骨の治癒過程は，軟骨基質の骨への置換を意味し，仮骨形成は骨折部の動きに伴って増大する．治癒に要する期間は，骨折部位や重症度，合併損傷の有無，患者の素因に影響される．

4) ラットにおける下腿骨骨折の仮骨形成の過程を図 2-11 に示す．

II. 骨折

定義：骨折とは骨組織の連続性が完全，あるいは部分的に離断された状態をいう（**表2-1**）．

表2-1 骨折の分類

①骨の性状による分類
　外傷性骨折，疲労性骨折，病的骨折

②骨折の程度による分類
　完全骨折，不全骨折，

③骨折線の方向による分類
　横骨折，縦骨折，斜骨折，螺旋骨折，複合骨折，T，V，Y状骨折，骨片骨折，粉砕骨折

④数による分類
　単発（単数）骨折，複数骨折，重複骨折，複合骨折，多発骨折

⑤骨折部と外創との連絡による分類
　閉鎖骨折（単純骨折），開放骨折（複雑骨折）

⑥力の作用した部位による分類
　直達性骨折，介達性骨折

⑦力の作用による分類
　裂離（剥離）骨折，屈曲骨折，圧迫骨折，剪断骨折，捻転骨折，粉砕骨折，陥没骨折，破裂骨折

⑧骨折の経過による分類
　新鮮骨折，陳旧性骨折

◆1. 全身症状

1. ショック

四肢の閉鎖（単純）骨折でショックに陥ることは稀である．開放（複雑）骨折で軟部組織の損傷が高度で外出血を伴う場合には出血性ショックに注意する．

2. 発熱（吸収熱）

骨折受傷から数時間後に発生する発熱で，数日で平熱に戻る．

◆2. 局所症状

骨折の局所症状は，一般症状と固有症状に大別される．

1. 一般症状

1) 疼痛
　●自発痛：局所を動かすことにより生じる疼痛．
　●限局性圧痛（マルゲーニュ Malgaigne の圧痛）：骨折部に一致した圧痛
　●介達痛：軸圧痛，叩打痛，圧迫痛，牽引痛，動揺痛

2) 腫脹
　骨折後に血腫と炎症により骨折部に発生し，24〜72時間が最も強い．

3) 機能障害
　骨格の破綻から身体運動（機能）が障害される．

2. 固有症状

1) 異常可動性

　正常ではみられない骨幹部での異常な動きをいう．長管骨骨折にみられる．

2) 軋音

　動きにおいて，両骨折端が擦れ合って生じるゴリゴリ音であるが，骨折時に必ず軋音が聴取できるわけではない（骨折端の離開，軟部組織の介入時など）．

3) 転位と変形

　骨折時の外力（一次転位）やその後の自家筋力など（二次転位）によって様々な方向に転位する．転位は外見上，変形を呈することになる（不全骨折ではみられない）．

◆ 3. 合併症（図2-12）

　併発症，続発症，後遺症の3つに分けて説明する．

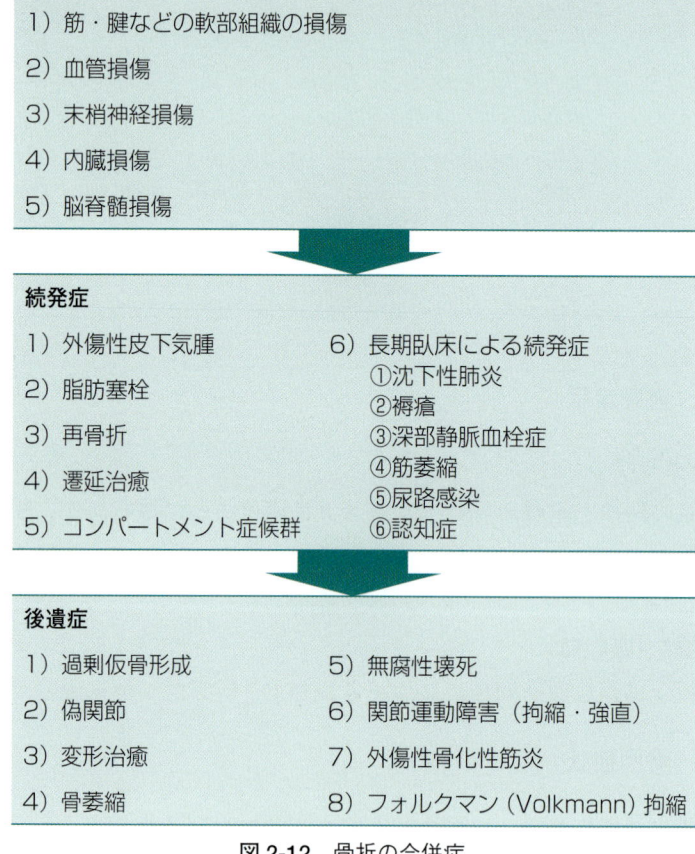

図2-12　骨折の合併症

III. 脱臼

　脱臼とは，関節の構成体が，解剖学的状態から完全または不完全に転位して，関節面の生理的・相対関係が失われた状態をいう．すなわち，関節面相互の適合性が完全に失われたものを脱臼 "dislocation" また，関節面が一部接触しているものを亜脱臼 "subluxation" と呼ぶ．

◆ 1. 脱臼の発生

青年層ではスポーツ選手や肉体労働者の男性に多い．小児や高齢者では少ないが，その理由として，小児や高齢者では骨が脆弱なため脱臼よりも骨折が先に発生することが挙げられる．

◆ 2. 脱臼の分類（表 2-2）

表 2-2　脱臼の分類

1) 要因による分類
   外傷性脱臼，病的脱臼に，①麻痺性脱臼，②拡張性脱臼，③破壊性脱臼
2) 位置による分類
   脱臼，亜脱臼
3) 転位方向による分類
   前方・後方・上方・下方・側方・中心性脱臼
4) 部位数による分類
   単発（単数）脱臼，複数脱臼（二重脱臼）
5) 外力による分類
   直達性脱臼，介達性脱臼
6) 出生前後による分類
   先天性脱臼，後天性脱臼
7) 時間経過による分類
   新鮮脱臼，陳旧性脱臼
8) 頻度による分類
   反復性脱臼，習慣性脱臼，随意性脱臼

◆ 3. 脱臼の症状・合併症

一般症状：疼痛，腫脹，機能障害
固有症状：ばね様固定，関節部の変形
合併症：①骨折，②血管・神経損傷，③軟部組織損傷，④内臓の損傷

◆ 4. 脱臼の整復障害

1) ボタン穴機構，2) 掌側板・種子骨の嵌入，3) 関節包・筋・骨片による整復路の閉鎖，4) 支点となる骨の骨折，5) 関節包・補強靱帯・筋の緊張，6) 陳旧性脱臼

◆ 5. 脱臼の治癒過程

1) 整復により，解剖学的位置に戻して関節の固定を行うことで出血は吸収され，損傷した関節構成体は瘢痕を形成して治癒する．
2) 長期の関節固定は，関節包や靱帯の伸張性を低下させて拘縮を招く．
3) 脱臼整復後の早期運動や不十分な固定期間は，再脱臼の原因となる（反復性脱臼）．

基礎編

Ⅳ. 筋・靱帯損傷

◆1. 筋損傷

1) 筋損傷は，介達外力による肉離れ（strain）と直達外力による筋挫傷（contusion）に大別される．
2) 筋損傷はさらに損傷程度によってⅠ度～Ⅲ度に分類される（**表2-3**）．

◆2. 靱帯損傷

1) 関節が外力によって生理的範囲を超えた場合，関節構成体に損傷をもたらす．
2) 靱帯損傷，脱臼，裂離骨折などである．
3) 靱帯は損傷程度によってⅠ度～Ⅲ度に分類される（**表2-4**，**図2-13**）

表2-3 筋損傷の分類

Ⅰ度：	
程度）	筋線維の断裂，筋周膜に変化はないが，筋の伸張により筋細胞の破壊，筋間損傷が主となる（筋が引き伸ばされた状態）．
症状）	運動制限をきたすことは少なく，運動（自動・他動）の際に不快感，違和感，疼痛を訴える．
Ⅱ度：	
程度）	筋線維の部分断裂があり，一般的には肉離れと呼ばれている．
症状）	圧痛と腫脹がみられ，一部筋収縮は可能であるが，疼痛による影響は大きい．損傷部より末梢での皮下出血と，局所に陥凹を触知することがある．
Ⅲ度：	
程度）	筋線維が完全に断裂しているもので，筋腹に明らかな陥凹を認め，強い圧痛と断裂端での腫瘤を形成する．
症状）	筋肉の収縮は不可能であり，損傷部より末梢に強い皮下出血がみられる．既往があって，部分的肉離れを繰り返した後に発生すると考えられる．

表2-4 靱帯損傷の分類

Ⅰ度損傷（靱帯線維の微細損傷）
疼痛，腫脹は比較的少なく，圧痛や機能障害は軽度で，不安定性や関節血腫は少ない．

Ⅱ度損傷（靱帯の部分断裂）
機能障害は中程度で，不安定性は軽度～中程度，関節の異常な可動性を認める．

Ⅲ度損傷（靱帯の完全断裂）
機能障害は高度で，断裂部に強い圧痛を認め，陥凹を触知することがある．不安定性は著明である．関節包の断裂も伴う．

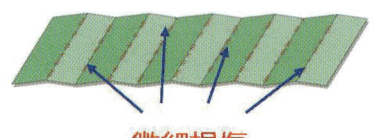

Ⅰ度損傷（捻挫）

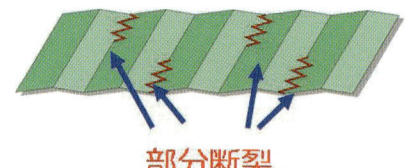

Ⅱ度損傷（部分断裂）

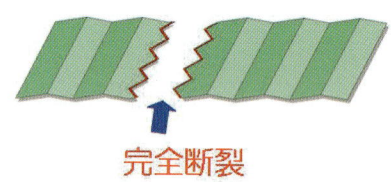

Ⅲ度損傷（完全断裂）
図2-13 靱帯損傷の分類

基礎編

3 固定の目的と固定材料

I. 固定

固定とは，損傷部位の安静保持を目的に，関節を含めた四肢・体幹の動きを制限するものである（図3-1）．通常は機能的肢位を基本として，種々の固定材料を用いて固定を行うが，材料特性を考慮した上で行うことが大切である．

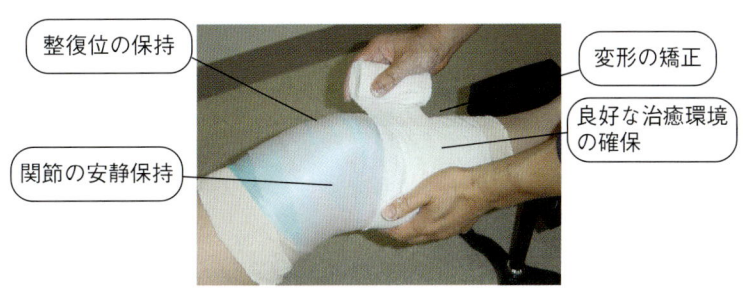

図 3-1　固定の目的

（整復位の保持／変形の矯正／良好な治癒環境の確保／関節の安静保持）

II. 固定の種類

◆ 1. 外固定とは

体表より四肢・体幹に行うものであり，ギプスによるシリンダー固定，シーネ固定などがあり，種々の硬性材料が用いられている．

◆ 2. 内固定とは

観血療法により，体内の骨や関節部に対してプレートやキルシュナー鋼線を用いて固定を行う方法である．

III. 固定材料の種類

◆ 1. 水硬化性固定材料（ギプス，キャスト）

1. ギプスとは
1) 焼石膏の粉末をガーゼにつけたもので，ぬるま湯に浸して硬化させる．
2) 古来より関節固定に用いられたが，重い，壊れやすい，石膏が飛び散るなどの理由から最近は用いられることが少ない．

基 礎 編

3) 細部の形成（モールディング）を行う上では最も優れており，保存療法には必須のものと考えている．
4) スプリントや装具の採型にも用いられる．

2. キャストとは

1) 固定強度によって，リジットタイプ（rigid type）とセミリジットタイプ（semi-rigid type）に分類される（**図3-2右**）．
2) ポリウレタン樹脂を含浸させており，材質にはガラス繊維（rigid type）やポリエステル（semi-rigid type）が使用されている．
3) 硬化のメカニズムは，ポリウレタン樹脂に水が加わることで化学反応が起こり，発熱（約37〜39℃）して高分子化することによる．
4) 硬化時間は水の量と水温に影響されるため，個々の力量や目的によって使い方を変えるべきである．
5) 注意点は，水によって反応熱が発生するため，お湯は用いないことである．

◆ 2. 熱可塑性固定材料（図3-3）

1) 熱可塑性固定材料には，ポリキャスト，プライトン，レナサームなどがある．
2) いずれも60〜70℃の湯で軟化し，素手で使用できる．
3) 一定時間，湯に浸し軟化した後，ストッキネットや下巻きの上から当ててモールディングを行う．

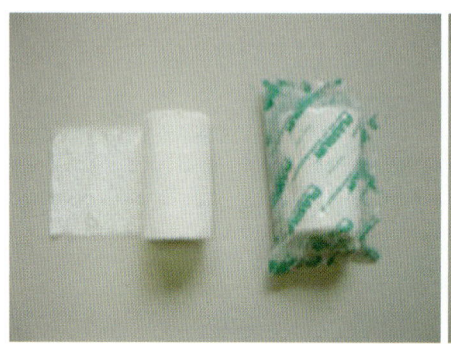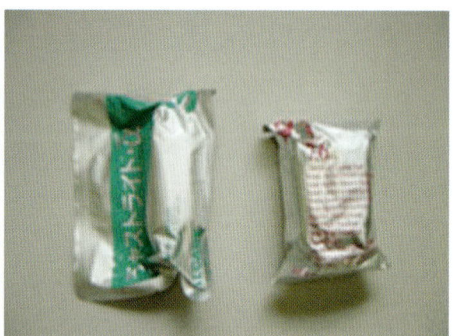

図3-2　水硬化性固定材料（左がギプス，右がキャスト）

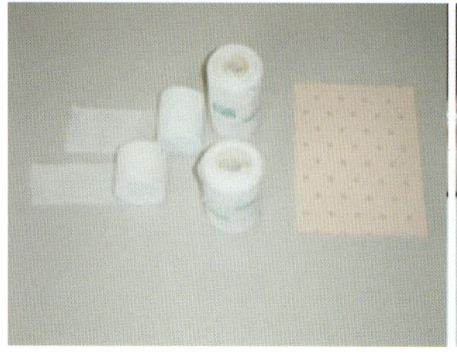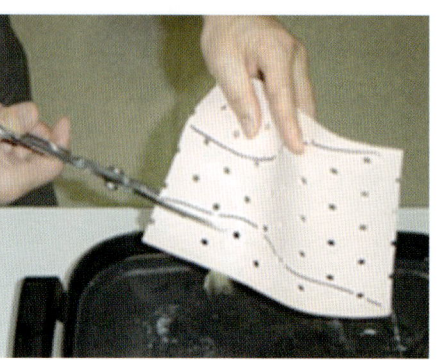

図3-3　熱可塑性固定材とその使用例

◆ 3. 金属副子（クラーメル，アルミ副子）

1. クラーメルとは
1) 軽く自在に変形できる金属性のシーネであり，古来より四肢の固定に使用されている．
2) 応急処置の固定に用いられることが多い．

2. アルミ副子とは
1) アルミ板上にスポンジを貼り合わせたものである．
2) 金属ハサミなどで容易に切断できるため，手指の固定に多く用いられており，フィット感も得られやすいことから好んで用いられる．

◆ 4. 包帯（綿包帯，弾性包帯）

1. 綿包帯
1) 材料には通常さらし木綿を用いる．
2) さらし幅が30cmであり，裂く回数によって「2裂，3裂…」と呼ぶ．たとえば，2裂は15cm幅（30cm/2裂）である．
3) 幅から，下記の種類が用意されており，目的によって選択する必要がある（表3-1）．
4) 包帯の基本的巻き方には，①環行帯，②ラセン帯，③蛇行帯，④麦穂帯，⑤亀甲帯，⑥折転帯，⑦折り返し巻き，⑧三角帯，⑨二重の8字帯がある．

表 3-1　綿包帯の裂数とその長さ

2 裂	14cm	6 裂	4.5cm
3 裂	9cm	8 裂	3.5cm
4 裂	7cm	10 裂	2.5cm
5 裂	5.5cm		

2. 弾性包帯
1) 中にゴムを織り込んだ伸縮性のある包帯といえる．
2) 巻きやすいが，皮下に圧迫力が働き循環障害に対する注意が必要である．
3) メリットは四肢にフィットして巻きやすい．
4) 綿包帯と比べ高価である．

◆ 5. テープ

1) テープの目的は，外傷・障害の予防，軽度の捻挫の固定，軽度外傷の応急処置，外傷後の早期リハビリテーション時の補助，外傷・障害の再発予防が挙げられる．
2) テープの種類として，非伸縮性粘着テープ，伸縮性粘着テープ，粘着性包帯，自着性包帯などがある．

◆ 6. 装具

1) 固定を目的とし，軽量で取り外しが容易で機能性に富んだ固定手段としてその用途は広い．
2) 四肢・体幹の安定・固定，変形の予防・矯正，機能的固定として治癒促進が図られる．

基　礎　編

Ⅳ. 固定期間の目安

　固定期間に決まったものはないが，骨折の癒合期間としてはグルト（Gurlt）の骨癒合日数（**図3-4**）が基準として用いられる．しかし，臨床的目安にしかならないことも事実である．

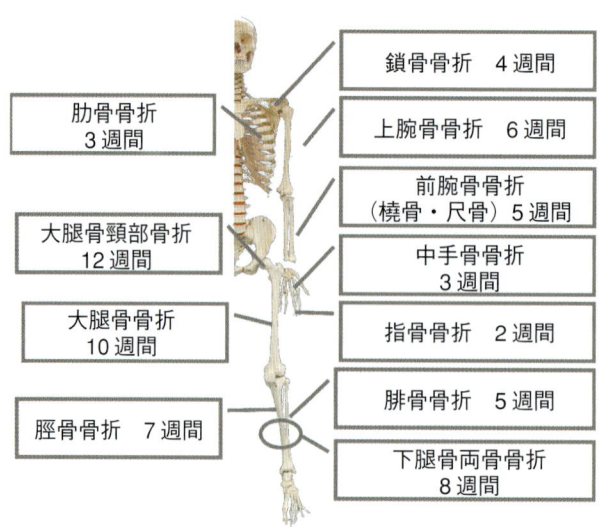

図 3-4　グルトの骨癒合日数

基礎編 4　リハビリテーション

物理療法

　種々の物理エネルギーを生体に作用させ，生体機能の正常化と恒常性の維持機能を高めることを目的とする．

Ⅰ. 温熱療法

　温熱療法とは，熱・電磁波・超音波などのエネルギーを生体に加えて熱エネルギーとして作用させる．循環の改善や疼痛の軽減などの生理的反応を引き起こす．

◆ 1. 熱の移動

1. 熱伝導

　熱伝導を利用した方法として，ホットパック（**図 4-1**），パラフィン浴，温湿布，交代浴などがある．

— 22 —

4. リハビリテーション

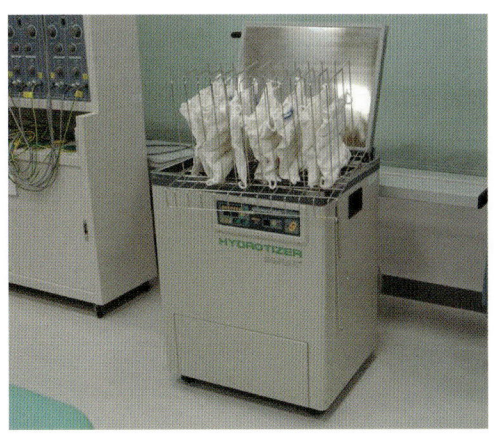

図4-1　ホットパック

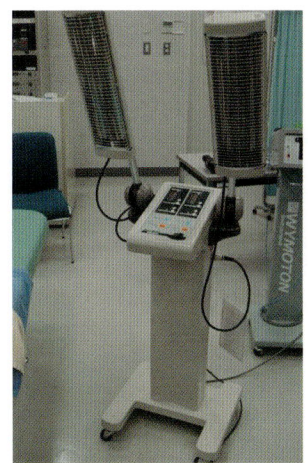

図4-2　ホットビーム

2. 熱対流

対流は液体と気体でみられ，液体や気体の熱自体が移動することにより，熱風・送風療法，渦流浴，気泡浴などがある．

3. 熱放射（熱輻射）

熱が電磁波（熱線）の形で移動，真空中でも起こり，赤外線療法（ホットビーム），熱電球，熱放射浴などがある（図4-2）．

◆ 2. 効用

血行改善，疼痛の寛解，浮腫の軽減，慢性炎症の沈静化，痙性の抑制，筋の痙直性低下，膠原線維の軟化，精神的緊張の緩和など．

◆ 3. 禁忌

急性期，感染性疾患や悪性腫瘍，出血が激しい部位，閉塞性の血管疾患や重度の循環障害，知覚脱失部，開放創，皮膚の感染性疾患など．

II．寒冷療法

寒冷療法は，寒冷刺激，あるいは寒冷療法を一連の機能回復訓練と組み合わせることで身体の治療効果を高めるものである．

◆ 1. 熱の伝導

1. 伝導冷却

伝導冷却には，コールドパック，クリッカー，アイスパックなどが挙げられる（図4-3）．

2. 対流冷却

対流冷却には，冷浴などがある．

基 礎 編

3. 気化冷却

気化冷却には，スプレー冷却法がある．

◆ 2. 効用

疼痛の緩和，浮腫形成の抑制，二次的な組織破壊の阻止，筋緊張の抑制，神経筋の反応抑制，および促通など．

◆ 3. 禁忌

循環障害を有する疾患，中枢神経疾患に関連した異常筋緊張，運動制御が障害されている神経筋疾患，褥瘡の治癒促進など．

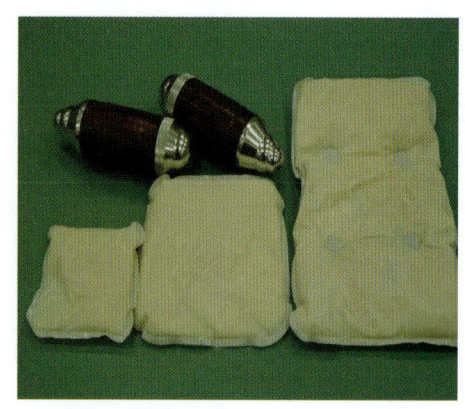

図 4-3　クリッカーとアイスパック

Ⅲ. 電気療法

電気刺激療法は生体に電流を流して刺激し，その反応を治療に利用する方法である（図4-4）．代表的波形（図 4-5）と波形の意味を示す（図 4-6）．

◆ 1. 効用

筋萎縮の改善，筋力増強，筋持久力改善，血流改善，痙性軽減，疼痛軽減，組織修復促進，浮腫形成予防・軽減など．

◆ 2. 禁忌

心臓ペースメーカー，不安定な不整脈，頸部（頸動脈洞）や咽頭部，筋収縮が禁忌の病態，妊婦の腹部や腰部，創傷部位や皮膚疾患部位など．

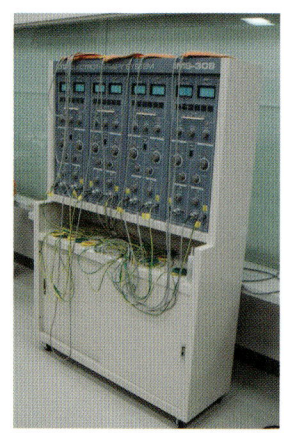

図 4-4　低周波刺激装置

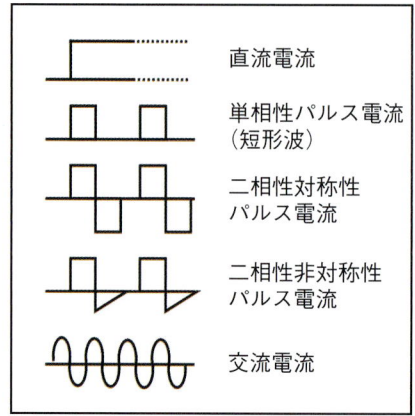

図 4-5　代表的波形

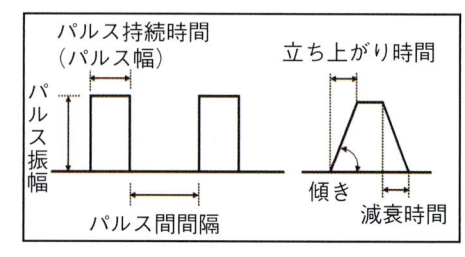

図 4-6　波形の意味

— 24 —

Ⅳ. 光線療法

　光線は電磁波であり，治療として用いられる光線エネルギーには赤外線・紫外線がある．また，レーザーは唯一の人工光線であり強力である．強度の原理を示す（図4-7）．

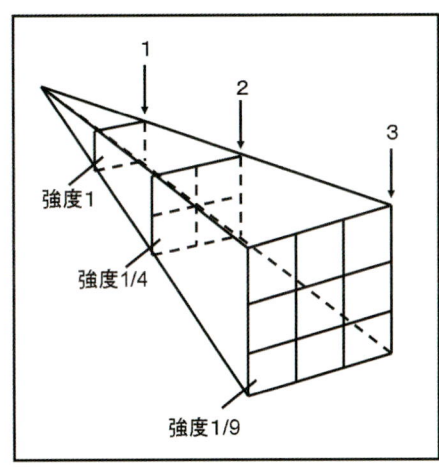

図4-7　エネルギー強度の原理

◆ 1. 赤外線

　赤外線療法は歴史が古く，近年，近赤外線やキセノン光として理学療法やスポーツ分野で応用されている．

1. 効果

　血行改善，疼痛・浮腫の軽減，慢性炎症の鎮静化，痙性の抑制，膠原組織の軟性化，精神的緊張の緩和など．

2. 適応疾患

　外傷，捻挫の後療法，挫傷，浅層の関節炎・腱鞘炎による痛み，皮膚充血作用，膠原線維の軟性化など．

3. 禁忌

　あらゆる疾患の急性期，悪性腫瘍，出血傾向の強いもの，知覚麻痺部，アレルギーなどによる皮膚疾患など．

◆ 2. 紫外線

　紫外線は電磁波であり，紫外線の電磁波スペクトル帯域は可視光線の紫色に近接している．紫外線の波長は2000〜4000Åで，その波長により3つ（近紫外線，中紫外線，遠紫外線）に分類，短いほど強力な光化学作用がある．

◆ 3. レーザー

　レーザー光は人工的電磁波であり，自然放出光と比べて単色で指向性がよく強力である．これらの特性を利用したものに低出力レーザーがあり，その作用には，熱効果，光化学作用，圧効果，生体刺激効果などがある．

基礎編

歩行

下肢には，荷重と歩行の役割があり，骨盤・腰椎の動きが影響している．歩行を観察することで様々な病態が推測できるため，極めて重要な評価項目となる．

Ⅰ．正常歩行

◆ 1．歩行周期 （図4-8）

1．立脚相

立脚相は，歩行周期の約60％を占める．これはいずれかの足が床についている相をいう．

1) 踵接地期：振り出し後に踵部が床に接地する瞬間をいう．このときが立脚期の始まりである．
2) 足底接地期：踵接地から順次体幹が前方に移動するに従って，中足・前足部がフラットとなり，足底全体が接地したときである．体重は完全に足部に乗っていない．
3) 立脚中期：さらに，体幹が前方に移動し，荷重線が足部上を通過したときである．ちなみに，両脚支持期とは，両足が同時に床に接地しており，歩行周期の約20％を占める．
4) 踏み切り期：踏み切りは立脚中期からさらに体幹を前方に推進し，踵，さらに母指が地面から離れる瞬間である．したがって，踏み切り期は，踵離地と足指離地の2つの期がある．

2．遊脚相

遊脚相は歩行周期の約40％を占め，いずれかの足指が床を離れている相である．

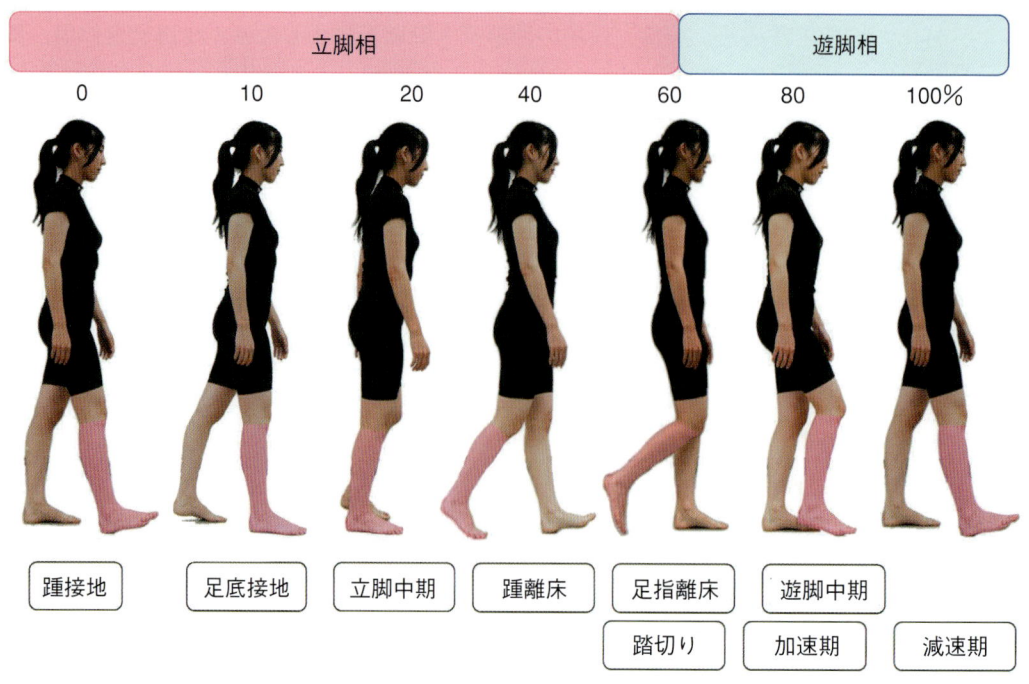

図4-8　歩行周期

— 26 —

1）加速期：遊脚期は母指が床から離れる瞬間から始まり，加速期は筋や重力によって下肢を前方に振り出す期である．
2）遊脚中期：遊脚中期に下肢は体幹の真下にあり，モーメントにより前方振り出しは進行する．
3）減速期：下肢が遊脚期の後半に達すると，ハムストリングスによって減速がかかり，踵接地へと向かう．こうして遊脚期が完了する．

◆ 2. 歩行評価のパラメーター

歩行状態を素早くチェックする際に参考となるパラメーターを示す（**表 4-1**）．

表 4-1 歩行のパラメーター

パラメーター	正常値
足角	0〜7度外旋
歩隔	5〜10cm
歩幅	40〜50cm
重複歩距離*	80〜100cm
歩調	120歩/分
速度	時速4〜5km

＊重複歩とは，一側の踵が接地した後，同側の踵が再び設置するまでをいう．いわゆる，歩行周期を意味する．

II．異常歩行

正常歩行の範囲から逸脱した歩行を異常歩行と呼ぶ．

◆ 1. 有痛性（疼痛回避）歩行

骨折した下肢は疼痛を抑えるために非荷重，あるいは部分荷重で歩行する．

◆ 2. 小刻み歩行

下肢の骨折で疼痛，不安感，筋力低下のため歩幅は狭くなる．

◆ 3. 下肢短縮歩行

1）短縮肢で荷重したとき，患側骨盤を引き上げて腱側の股関節を屈曲・外転位，膝関節屈曲位として分回しを行う．
2）伸び上がり歩行として，患側足関節を底屈することで背伸びをして行う．

◆ 4. 中殿筋歩行（トレンデレンブルク Trendelenburg 歩行，デュシェンヌ Duchenne 歩行）

1）中殿筋の筋力低下がある場合，患側荷重時に骨盤は健側に落下する歩行（Trendelenburg 歩行）．
2）患側荷重時に重心を患側に移動して体全体を患側に倒す歩行（Duchenne 歩行）．

基礎編

◆ 5. 大殿筋歩行

1) 大殿筋の筋力低下がある場合，踵接地の瞬間に体幹を前方に移動することで重心の位置を股関節の前方に置いて安定させる．
2) 踵接地の瞬間に体幹を前屈して安定させる（挨拶動作）．

◆ 6. 大腿四頭筋歩行

1) 大腿四頭筋に筋力低下のある場合，下肢を外旋させながら進行方向に膝関節を向けないようにする．
2) 踵接地の瞬間に膝関節を過伸展することで膝くずれを防ぐ．

◆ 7. 鶏状歩行，分回し歩行，外転歩行

1) 深腓骨神経麻痺で足関節背屈が不可能な場合にみられる．
2) 遊脚期に足指が地面に触れないよう股関節・膝関節を大きく曲げて下肢を高く挙げる．

Ⅲ．歩行補助具と杖歩行

◆ 1. 種類

1) 身体の支持や免荷，バランス維持の補助，歩行パターンの矯正，持久力向上などの目的で用いられる．
2) 歩行補助具には，杖，クラッチ，歩行器の3種類がある（**図4-9，10**）．
3) 多脚杖は安定性を目的に三脚杖，四脚杖などが商品化されている．
4) クラッチには，松葉杖（木製，金属製），ロフストランドクラッチ（前腕での支持型），エルボークラッチ（肘関節屈曲位で用いる），カナディアンクラッチ（上腕三頭筋が弱い場合）などがある．

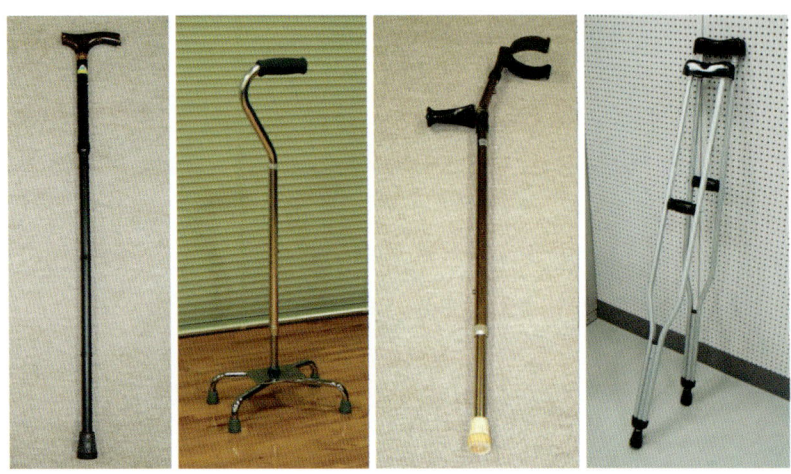

左：杖，中左：四脚杖，中右：ロフストランドクラッチ，右：松葉杖

図4-9　杖の種類

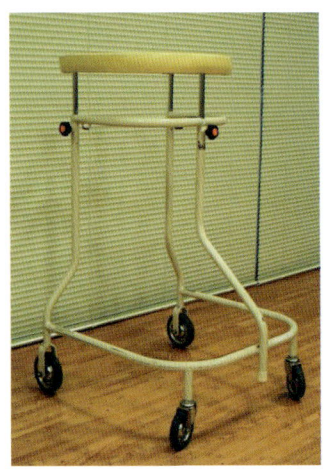

図4-10　歩行器

◆ 2. 杖・松葉杖の長さ（図4-11）

1) 松葉杖の長さは，①身長の74％，②立位で腋窩より2〜3横指下までの長さとする．
2) 握り（グリップ）の位置は，杖の先端を患側のつま先より前方・外方に15cmの位置に置いたときの大転子の高さ，もしくは肘関節30°屈曲位の位置とする（図4-11）．
3) 患者が臥位の場合は，臥位にて腋窩前部〜踵までの長さとする．

◆ 3. 杖歩行

床での歩行には，4点歩行，3点歩行，2点歩行，小振り歩行，大振り歩行がある．一定の規則性をもって足と杖を移動させるものであり，その順番を理解した上で患者さんに説明しなければならない（図は右足を患側としている）．

1) 4点歩行（両松葉杖の場合）（図4-12）
   右杖→左足→左杖→右足の順である．
2) 3点歩行（両松葉杖の場合）（図4-13）
   両松葉杖と患側足→健側足の順である．
3) 2点歩行（図4-14）

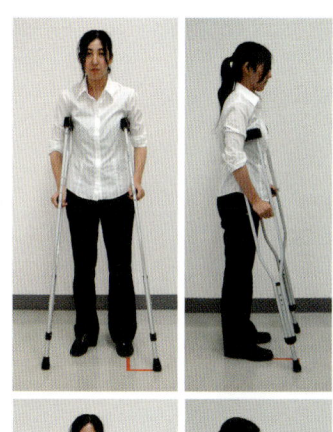
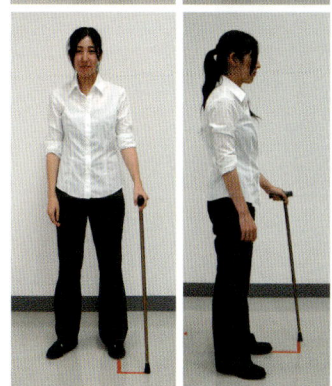

図4-11 松葉杖（上），杖（下）の握りの位置

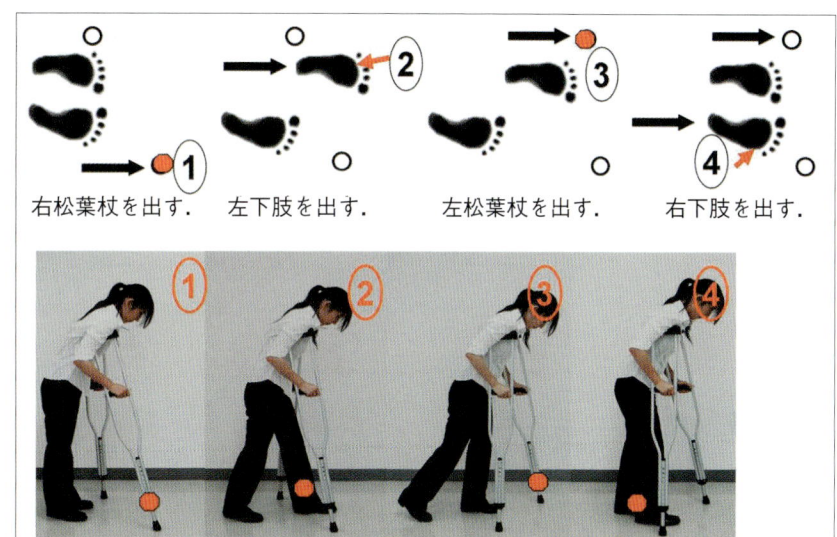

図4-12 4点歩行

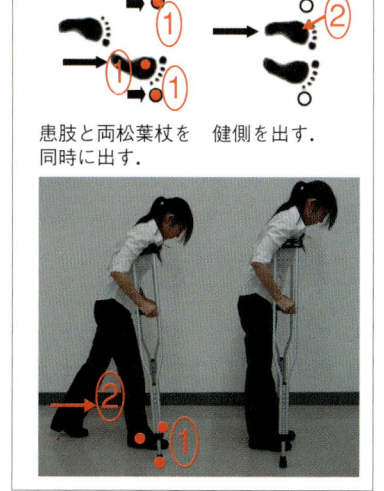

図4-13 3点歩行

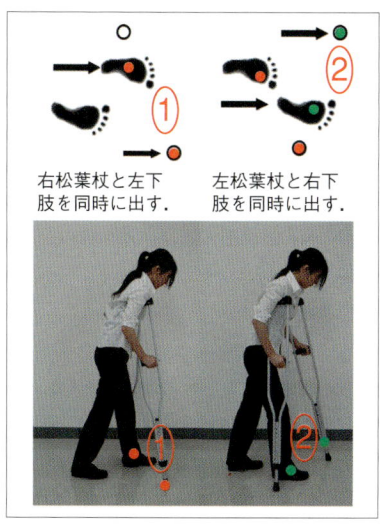

図4-14 2点歩行

基礎編

　　右杖・左足→左杖・右足の順である．
4) 小振り歩行（**図4-15**）
　　両松葉杖→両足をすって杖のラインまで振り出す．
5) 大振り歩行（**図4-16**）
　　両松葉杖→両足を大きく振り出してラインを大きく越える．
6) 階段昇降

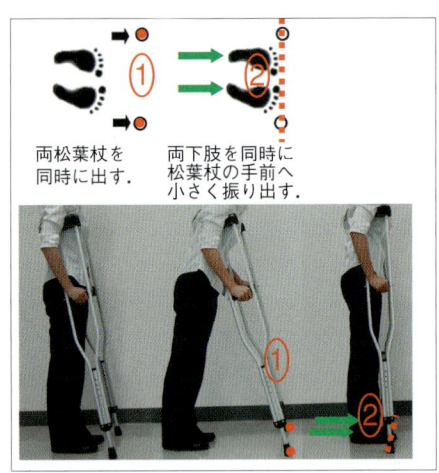

図4-15　小振り歩行

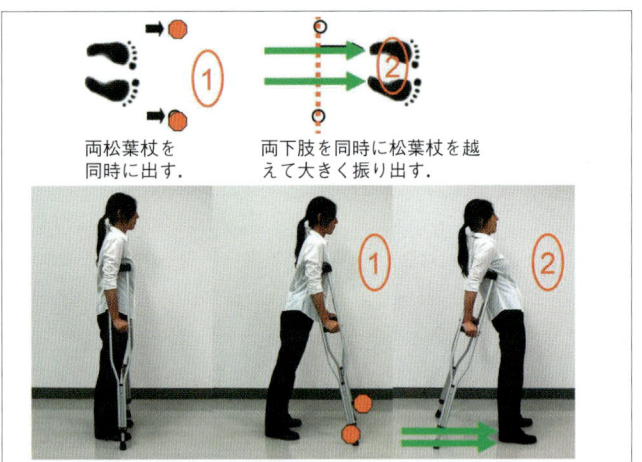

図4-16　大振り歩行

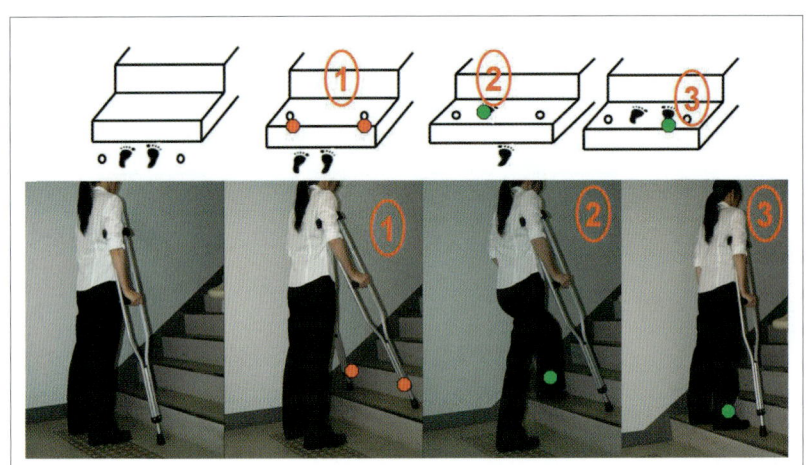

図4-17　松葉杖での階段昇降（昇り）

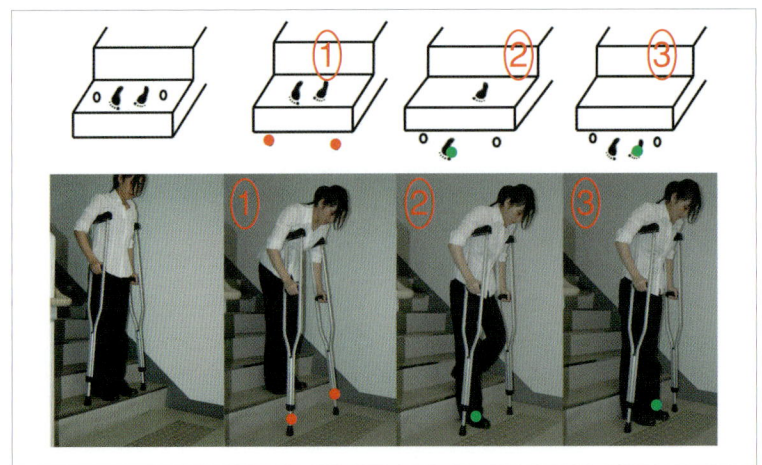

図4-18　松葉杖での階段昇降（降り）

両松葉杖で階段を昇るときは，両杖同時（あるいは，右杖・左杖）→健側足→患側足の順に行う（**図 4-17**）．なお，健側足→患側足→両杖同時（あるいは，一方ずつ）を行う方法もある．

両松葉杖で階段を降りるときは，両杖同時（あるいは，右杖・左杖）→患側足→健側足の順に行う（**図 4-18**）．

運動療法

運動療法は，他動・自動・抵抗運動によって筋力，関節可動域を維持・改善，あるいは心身の健康を目的に行われる．したがって，運動療法には，治療を目的とする狭義の運動療法と，一般的な健康維持・増進のための広義の運動療法がある．

I．他動運動・自動運動

◆ 1．他動運動

1) 治療者（第三者），または機器によって運動を行う方法である．
2) 他動的 ROM 訓練，マッサージ，モビリゼーションなどがそれにあたる．
3) 手術後に用いる持続的他動運動（continuous passive motion：CPM）は他動的 ROM 訓練の一種といえる．

◆ 2．自動運動

1) 徒手筋力テスト（MMT）3 以上，あるいは MMT 2 であっても重力を除いた環境下では可能である．
2) 自動運動は，その目的を明確にし，目的に沿った方法を選択すべきである．

II．運動療法を行う前に

1) 運動療法の注意点として，その必要性を確認し段階的導入を行うことである．
2) 疾患の特性等を考慮した上で禁忌に留意し，その対象者の病態を把握しておくことである．
3) 運動の過負荷や疼痛の発生は症状を悪化させ目的を果たすことはできない．

III．運動連鎖

◆ 1．開放的運動連鎖（open kinetic chain：OKC）

1) 運動時に手や足が床面から離れた状態（非荷重位）で行う運動をいう．

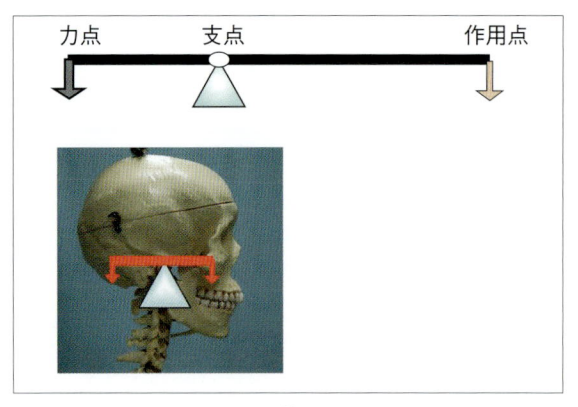

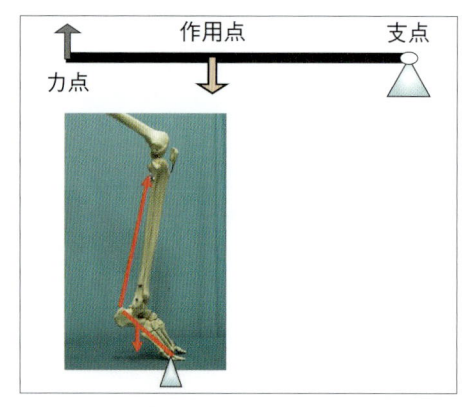

図 4-19　第 1 のてこ

図 4-20　第 2 のてこ

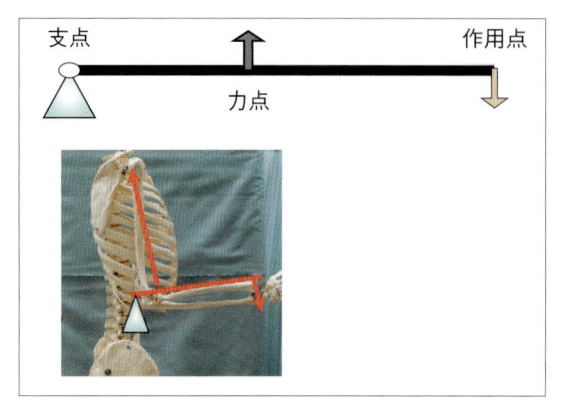

図 4-21　第 3 のてこ

2) 上肢は手を振る運動，下肢では歩行中の遊脚相，ボールを蹴る動作などである．

◆ 2. 閉鎖的運動連鎖（closed kinetic chain：CKC）

1) 手や足を床面につけての運動をいう．
2) 上肢は腕立て伏せ運動，下肢ではスクワット運動などである．

Ⅳ. 運動とてこ

◆ 1. 第 1 のてこ（バランスのてこ）

力点と作用点の間に支点があり，力点と作用点でバランスが取れている状態をいう（図4-19）．

◆ 2. 第 2 のてこ（パワーのてこ）

支点と力点の間に作用点があり，速度を犠牲にして力を獲得した状態をいう（図4-20）．

◆ 3. 第 3 のてこ（スピードのてこ）

支点と作用点の間に力点があり，力を犠牲にして速度を獲得した状態をいう（図4-21）．

臨床編 I．上肢／肩関節

1 肩関節前方脱臼

どうしましたか！
- スケートボードで手を後方に伸ばして転倒し，その後，肩が動きません（**図1**）．
- スキーで転倒したとき，後方に手をつきました．
- 柔道で体から落とされたときに，腕を伸ばしたまま手をつきました．

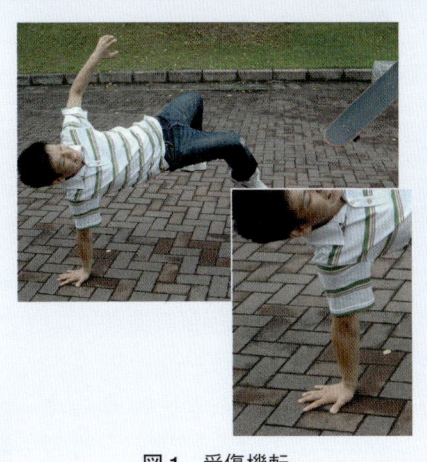

図1　受傷機転

問診・視診・触診のコツ

問診
―いつ，どうしましたか．
―どのような姿勢で転倒しましたか．
―肩は動きますか（挙がりますか）．
―そのとき，痛みはどこにありますか．

視診
1. 来院時の姿勢や上腕の肢位を確認する．
2. 衣服を健側から脱がせ，前方から肩周囲を観察する．
3. 肩峰下（三角筋部）やモーレンハイム窩の外観から骨頭の位置や変形の有無を観察する（**図2**）．

触診
1. 橈骨動脈の拍動と腋窩神経領域の知覚異常の有無を確認する．
2. 肩峰直下（三角筋部）が空虚かどうか，また，モーレンハイム窩に骨頭を触れるかどうかをみる．
3. 脱臼後，軽度外転している上肢を他動的に体幹に押し付け，ばね様の反動を確認する（ばね様固定）．
4. X線写真によって骨頭の位置（**図3**）と，整復前には大結節の裂離骨折の有無を必ず確認する（**図4**）．

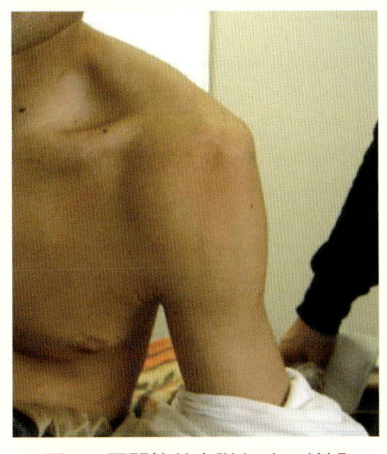

図2　肩関節前方脱臼時の外観

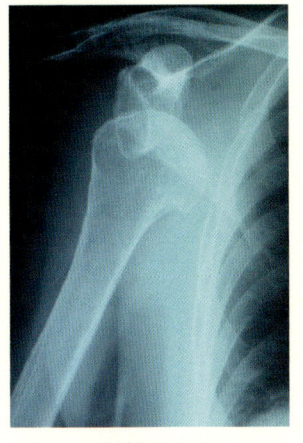

図3　肩関節前方脱臼
（烏口下脱臼，67歳）

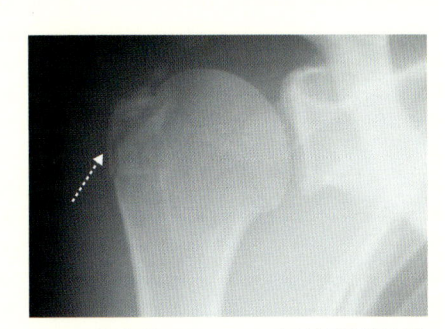

図4　整復後に分かった大結節裂離骨折（矢印）

― 33 ―

I. 発生機序

1) 肩関節に外転・外旋位で外力が加わると骨頭は前面の関節包（関節上腕靱帯；中部線維周辺）を破り（図5），多くは烏口突起下に脱臼し肩甲下筋部に至る．
2) 肩甲下筋を挫滅することもある．
3) そのほか，腱板疎部損傷，大結節裂離骨折，上腕二頭筋長頭腱損傷，時には腋窩動脈・神経損傷をきたす．

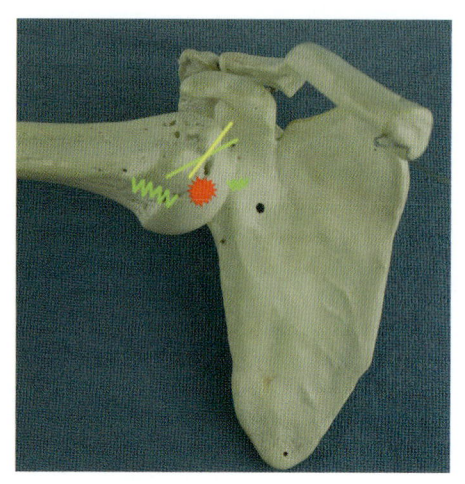

図5　烏口下脱臼時の脱臼経路
中部線維の断裂を示す（●部）．

II. 鑑別診断

1) 上腕骨外科頸・骨幹端骨折との外観がきわめて類似するため（図6），固有症状等を考慮した上で対応する．
2) 腱板損傷，腋窩神経損傷，大結節骨折，小結節骨折，鎖骨骨折，烏口突起骨折，肩鎖関節脱臼，胸鎖関節脱臼，上腕二頭筋長頭腱脱臼，長頭腱損傷などに配慮しながら対応する．

~インフォームド・コンセント~
1. 肩関節が脱臼しています．
2. 整復は可能ですが，周辺に骨折を伴っている可能性があります．その点を了解いただいた上で，応急的に整復を行いますが，よろしいでしょうか．
3. 整復後も肩関節は再脱臼をきたしやすいので固定期間（3週間）は十分に守ってください．
4. 推奨できる固定肢位は外旋位固定[2]，あるいは強内旋位固定[3]があります．

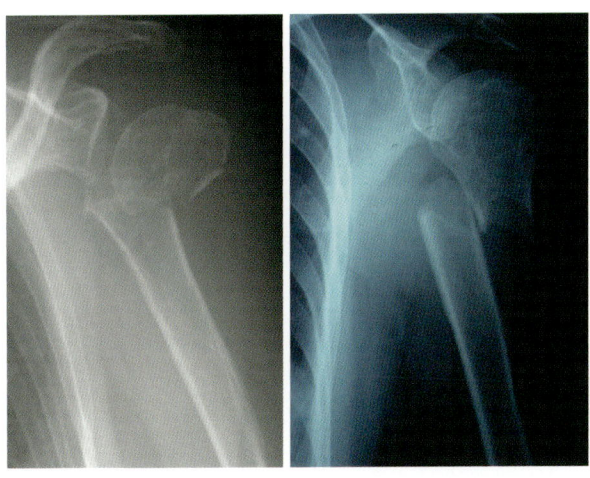

図6 上腕骨外科頸骨折（左）と上腕骨骨幹端骨折（右）

III. 整復法

◆ 1. 外転水平屈曲法

1) 坐位，または背臥位とし，肩甲骨面上でゆっくり牽引を加えながら90°近くまで外転する．
2) 牽引したまま前方から骨頭に圧迫を加え（ここを支点として），上肢を水平屈曲する（図7）．
3) 以上の操作の中で，骨頭は整復される．

◆ 2. ミルチ（Milch）法

1) 背臥位とし，術者の母指（あるいは，小指球部）を骨頭上におき，他方の手で上肢を肩甲骨面上で外転する．
2) 骨頭を押さえ（圧迫），さらに牽引・挙上を加えながら骨頭を外方に圧すると整復される（図8）．

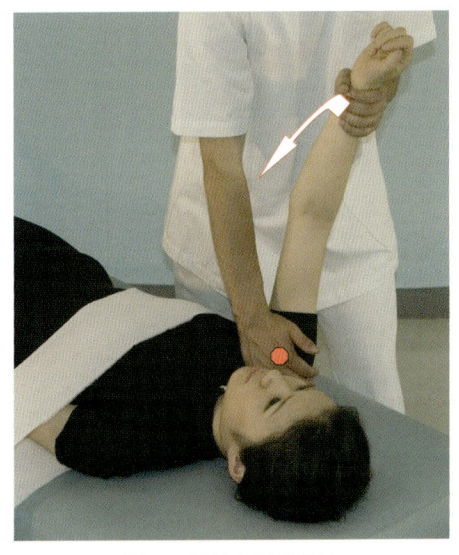

図7 外転水平屈曲法　　図8 Milch法

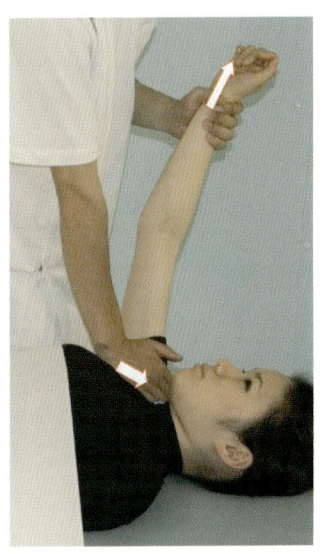

臨床編　Ⅰ．上肢／肩関節

図9　ゼロポジション法

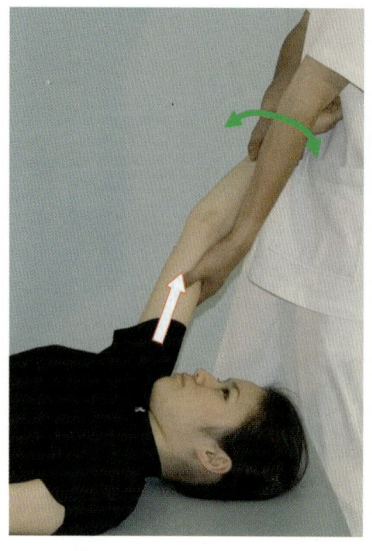

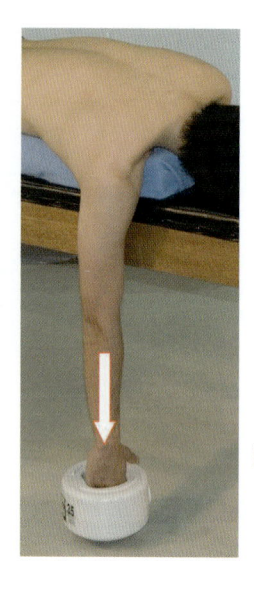

図10　スティムソン法（腹臥位でのゼロポジション法ともいえる）

◆ 3. ゼロポジション（zero position）法

1) 背臥位とし，前腕を回外させ，肩甲骨面上で牽引を加えながら上肢を徐々に挙上していく．
2) このとき，骨頭を同方向に圧すると整復されやすい．
3) 整復の困難な場合，骨頭が臼蓋に陥入していることがあり，牽引中に肩の内・外旋を繰り返す（図9）．

—以上の整復におけるポイントは，体幹（特に肩甲骨）の固定を十分に行うことである．

◆ 4. スティムソン（Stimson）法

1) 腹臥位で患肢腋窩の直下に枕をおき，肩関節をベッドから出して自然下垂させる．
2) 2～3kg程度の重りを握らせてしばらく牽引を加えると整復される（図10）．これらの操作は，人為的に行ってもよい．

◆ 5. ヒポクラテス（Hippocrates）法（参考）

1) 背臥位で術者の足部を患肢腋窩にあて，外転位で末梢牽引する．
2) 術者の足がてこの支点となって整復される．
3) むやみに腋窩を強く圧迫しない．
4) 骨の脆弱な高齢者には適さず，腋窩圧迫による合併症を回避する意味から，近年，あまり用いられない．

<注意事項1>
1. 中年以降で腱板損傷や上腕骨近位端骨折を経験した人，あるいはスポーツ選手で筋肉の発達した人では整復の困難な場合がある．理由として，整復時の安定性（てこによる支点）が得られにくいことにある．
2. 痛みによる反射性筋収縮が強く整復が困難な場合，あるいは原因不明で整復の困難な症例は，専門医を紹介する（柔道整復師の場合）．
3. 整復時，"肩甲骨が固定されている"ことが重要である．

<注意事項2>
1. 整復阻害因子として,
   ①痛みによる高度の筋緊張,
   ②骨頭の一部欠損（ヒルサックス損傷）と関節窩への咬み込み,
   ③脱臼肢位からくる靱帯の過緊張,
   ④肩甲骨の不安定性など,が挙げられる.
2. これらの対策として,
   ①内旋位で烏口上腕靱帯を弛緩させる,
   ②肩甲骨を安定させる（助手による保持）,などの工夫が必要となる.

Ⅳ. 固定法

◆ 1. 外旋位固定法（図11）

上腕下垂位での肩関節外旋位固定が報告されている．これは，初回脱臼時にバンカート（Bankart）損傷が高率に発生すること，その対応策として肩甲下筋が伸張される外旋位は損傷部の関節包が肩甲骨頸部に密着すること，さらに，剥離した関節唇が関節窩縁の解剖学的位置に整復されることなどを挙げている．バンカート損傷部の密着圧は外旋角度に比例して増大することが分かっており，近年，初回脱臼時にはこの肢位が個々の症例に応じて使用されることが多い[1,2]．

◆ 2. 強内旋位固定法（図12）

近年，肩関節の強内旋位固定（前腕を腰部に回す）が報告されている．この肢位は，肩甲下筋腱が関節唇を関節窩縁に押さえ込み密着させる肢位であると説明されており，今後の追試が待たれている[3]．

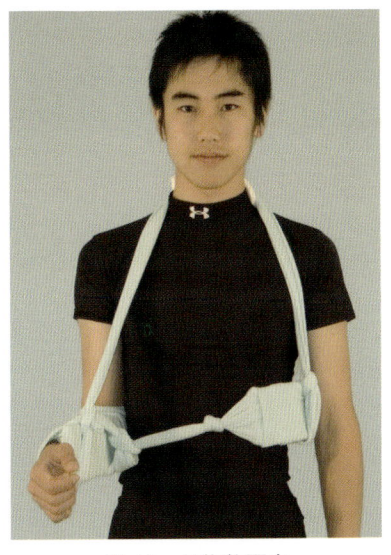

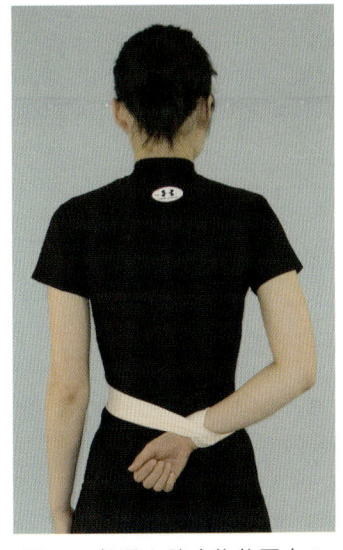

図11　外旋位固定　　図12　簡易な強内旋位固定の一例

<注意事項3>
1. 反復性脱臼の約90％は受傷後の固定が不十分であったことが原因であり，特に10歳代では高率に発生する[1]．
2. 基本的には約3週間の固定が必要である．
3. 固定法はそのときの損傷状況に応じて使い分ける必要がある．たとえば，強内旋位固定は大結節骨折や腱板損傷の合併例には不適当といえる．

V．リハビリテーション

1) 固定しながら，内・外旋の等尺性運動や肩甲骨面でのROM訓練を指導する．
2) 3週間の固定後は，損傷されたと思われる肩甲下筋の筋力トレーニングを行う．
3) そのほかは，肩関節拘縮の予防や腱板損傷のリハビリに準じて行う．

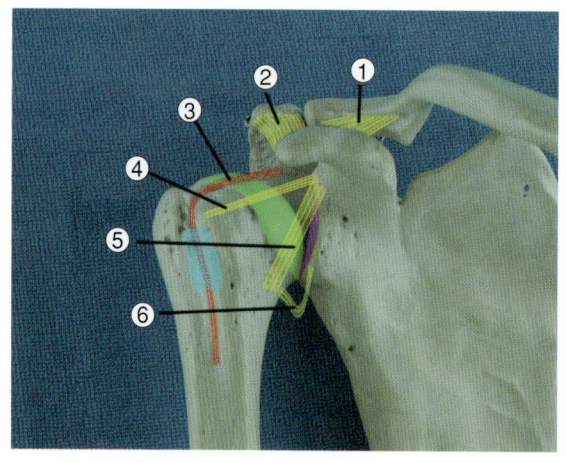

図13　肩関節周囲の靱帯
①烏口鎖骨靱帯，②烏口肩峰靱帯，③上腕二頭筋長頭腱，④関節上腕靱帯（上部線維），⑤関節上腕靱帯（中部線維），⑥関節上腕靱帯（下部線維）

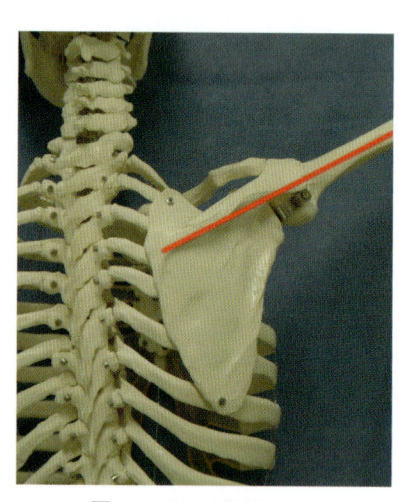

図14　ゼロポジション

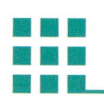

VI．参照事項

◆1．肩甲上腕関節について

1) 上腕骨骨頭と関節窩（臼蓋）の面積における比は約3：1であり，関節唇が窩周辺を補うことで関節窩の深さは約2倍となる．
2) 関節前面には補強のための3本の関節上腕靱帯（上・中・下部線維）が存在している（図13④，⑤，⑥）．

◆2．脱臼のメカニズム

1) 脱臼の解剖学的要因として，臼蓋の前傾，関節包の弛緩などがあり，既往症からは，骨

— 38 —

頭の上後方部欠損（ヒルサックス損傷），臼蓋前下方欠損（バンカート損傷）などが誘因となる．

2) 脱臼時，骨頭によって関節唇・肩甲下筋が損傷され，関節上腕靱帯の断裂，腱板断裂などももたらされる．

3) 若年者（25歳以下）に脱臼の多い理由に，関節唇が脆弱であることがあげられ，年齢とともに関節唇は強靱となって脱臼しにくくなる．

4) 脱臼の病態は，"知恵の輪"にたとえられ，あるポイントでのみ脱臼が生じることを理解しなければならない[4]．

◆ 3．肩関節脱臼の頻度

1) 外傷性関節脱臼の約50％が肩関節脱臼であり，うち約90％が烏口下脱臼（前方脱臼）である[4]．

2) この際，骨頭は肩甲下筋を損傷することが多い．

◆ 4．ゼロポジション（図14）

1) 1958年，サハ（Saha）によって提唱された肢位である[5]．

2) 冠状・矢状面のいずれの面からも挙上時に肩関節の回旋角，関節面でのすべり・回旋が最小になる肢位である．

3) その軸は機能軸が解剖軸に一致した軸であり，個人差はあるが，肩甲骨面上にあって肩関節挙上155°位をゼロポジションと呼んでいる．

文　献

1) 北村歳男・他：10歳代の関節唇損傷に対する外旋位固定の有用性— MRAによる関節唇修復の観察—．肩関節，29：519-522，2005．
2) E itoi et al：A new method of immobilization after traumatic anterior dislocation of the shoulder：A preliminary study. *J Shoulder Elbow Surg*, 12：413-415, 2003.
3) 中村　周・他：初回外傷性肩関節前方脱臼に対する強内旋位固定法．臨整外，42：1091-1095，2007．
4) 信原克哉：肩　その機能と臨床．第3版，医学書院，2001，pp298-306．
5) Saha AK：Zero position of the glenohumeral joint：its recognition and clinical importance. *Ann R Coll Surg Engl*, 22：223-236, 1958.

臨床編　I．上肢／肩関節

2　肩鎖関節脱臼

どうしましたか！
- 柔道で投げられ，肩から落ちたあと，肩が動きません（図1）．
- フットボールで肩に相手の膝がぶつかり，その後，肩が挙がりません．

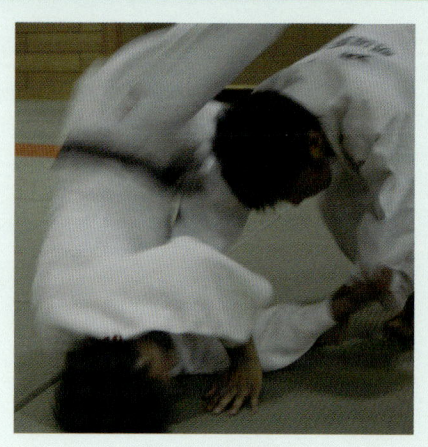

図1　受傷機転

問診・視診・触診のコツ

問　診

―いつ，どうしましたか．
―痛みはどこにありますか，どうすると強くなりますか．
―どのような状態で，転倒されましたか．
―腕は挙がりますか．

視　診（上方脱臼の場合）

1. 疼痛を回避するため，上肢を抱えている．
2. 新鮮例では，鎖骨外側端が上方に転位している（図2）．
3. 肩鎖関節部の変形の程度（大きさ）を確認する．

触　診

1. 鎖骨上縁を胸鎖関節から外方に向かって肩鎖関節部まで指を滑らせ，腫脹や凹凸，圧痛部位を確認する．
2. 肩の運動時に肩鎖関節に雑音を触知する．
3. ピアノキーサインを確認できる．X線像を図3に示す．

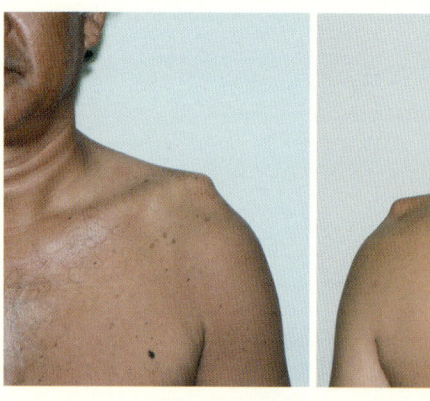

図2　肩鎖関節脱臼の外観

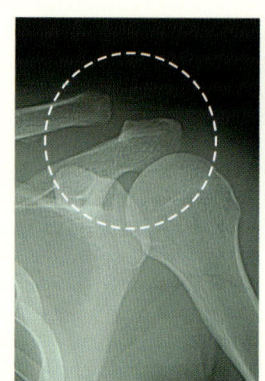

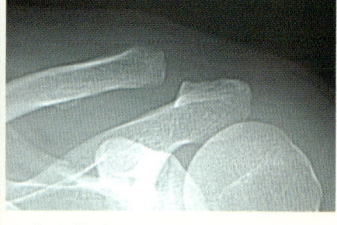

図3　肩鎖関節脱臼のX線像（前後）

左の拡大図

Ⅰ. 発生機序

1) 肩（肩峰）に直達性外力・衝撃を受けた場合，鎖骨に上方への剪断力が働いて肩鎖関節で上方脱臼する．
2) 多くは，転倒・転落，スポーツ・交通事故などで，肩から落ちて強打した，などである．

Ⅱ. 鑑別診断

1) 鎖骨外側端骨折と外観が酷似するため，注意が必要である（図4）．
2) ほかに，腱板損傷，上腕骨近位端骨折，烏口突起骨折などが挙げられる．

> ～インフォームド・コンセント～
> 1. 鎖骨の外側が上方に脱臼しています．
> 2. 通常の生活をするのであれば保存療法で十分です．
> 3. 固定は，約3週間を必要とします．
> 4. 頭上までの動きが必要なスポーツ選手，重いものを持ったり，激しい動きの必要な労働者では手術療法も選択肢の一つとなります．

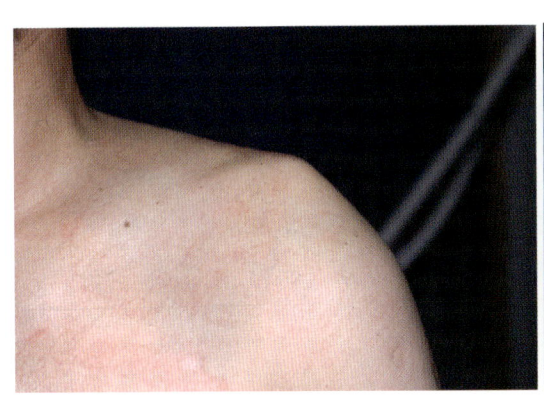

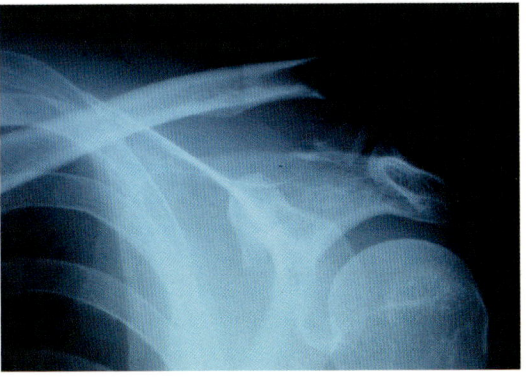

図4　鎖骨外側端骨折の外観とX線像

Ⅲ. 整復法（図5）

1) 坐位で胸を張らせ，鎖骨外側端を押さえながら肘関節屈曲位で上肢を挙上して整復する．
2) 整復後，手を放すと再度転位することが多い．

Ⅳ. 固定法（図6）

◆1. 綿包帯による固定

鎖骨外側端にパッド（包帯の硬さ）をおいて，その上から綿包帯を肘に向かって巻き，鎖

臨床編　I．上肢／肩関節

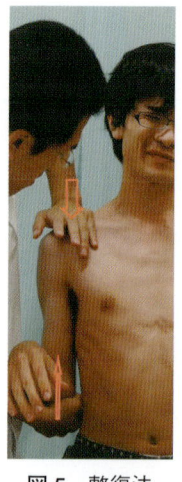

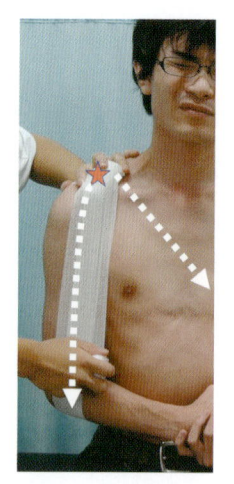

図5　整復法　　図6　綿包帯固定

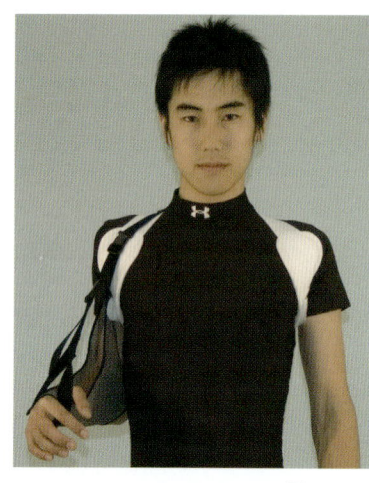

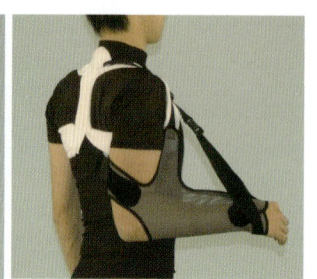

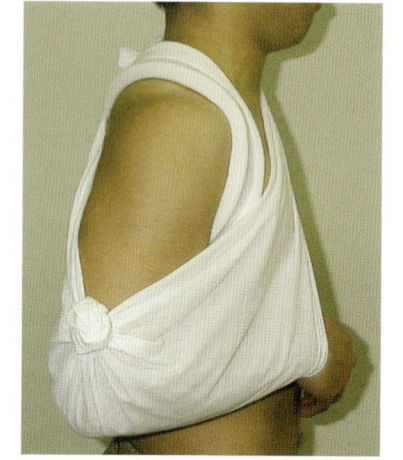

図7　スリングによる提肘　　図8　鎖骨バンドと三角巾による提肘

骨と前腕間の固定を十分に行う．前腕の重みを応用する意識をもって行うことである．次いで，健側腋窩に回してその後，患側上腕を体幹に固定する．

◆ 2. 鎖骨バンドとスリングによる提肘

亜脱臼（タイプI，II）では，鎖骨バンドで固定し，さらにスリングを用いて前腕を矢状面で保持することで鎖骨の上方移動が抑制される（図7）．

◆ 3. 鎖骨バンドと三角巾による提肘（図8）

鎖骨バンドで固定し，さらに三角巾を用いて肩関節をやや伸展位で提肘する．

> <注意事項1>
> 固定のポイントは，鎖骨上部に上肢の重みが加わるようにして鎖骨の上方転位を抑制するとともに，肩甲骨の前傾を防止する（胸を反らせる）ことである．

V．リハビリテーション

1）鎖骨外側端の三角筋前部線維は，収縮によって肩鎖関節に圧迫力を加えることから，等

尺性運動は有効といえる（図9）．
2）受傷8〜12週間は，重量物の持ち上げ，肩へのストレスを与えるコンタクトスポーツなどは禁止する．

<注意事項2>
1. 三角筋や僧帽筋に損傷を認めた場合，筋収縮による肩鎖関節の安定性は困難になる．
2. この場合，観血的療法が選択肢の一つとなる．

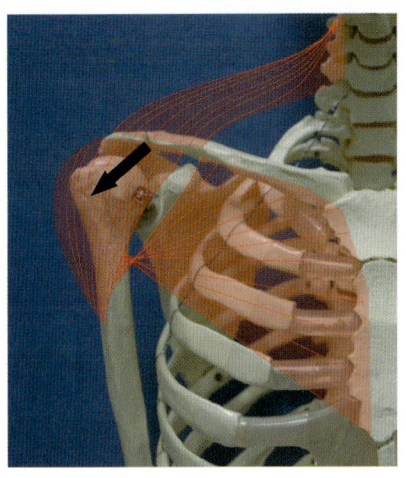

図9 三角筋前部線維・大胸筋の解剖

Ⅵ．参照事項

◆1．観血・保存療法の選択

1) トッシー（Tossy）のタイプⅠ，タイプⅡは整復後約3週間の固定を行う．
2) タイプⅢの中・高齢者では，整復なく固定を行っても（脱臼放置例）約80％（10例のうち8例）に好結果を得ている．観血療法で生じる肩関節の拘縮を考えれば，高齢者に対する観血療法には疑問があるといえる[6]．
3) 保存療法でみられる突出変形が，機能障害を呈することは少ない．しかし，女性では美容上の問題を残すことになる．

◆2．損傷程度の報告

1) 肩鎖靱帯・烏口鎖骨靱帯の断裂，鎖骨外側端での三角筋損傷の有無が脱臼の重症度と関係する．
2) 腱板断裂や烏口突起骨折などの影響も考慮する必要がある．
3) タイプⅠ，タイプⅡの約1/3，タイプⅢのすべてに三角筋前部線維の損傷がみられている[1]．
4) トッシーの分類のⅠ・Ⅱ度損傷は保存療法，Ⅲ度損傷は観血的療法という固定概念は成績に反映されていない[3]．
5) 損傷程度による治療法の選択は，患者の生活様式を考慮して柔軟に対処するべきである[4]．

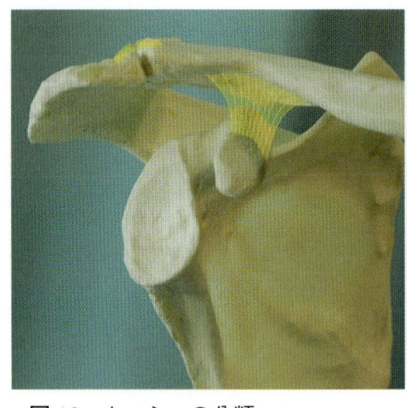

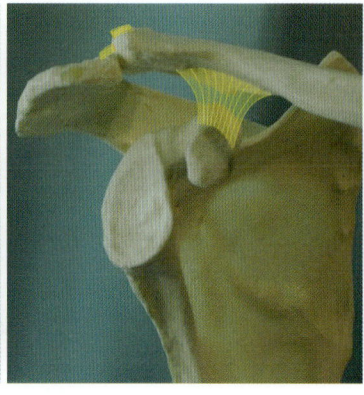

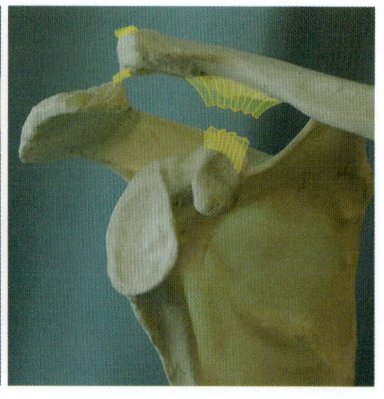

図10 トッシーの分類
左からタイプⅠ（肩鎖靱帯の部分損傷），タイプⅡ（肩鎖靱帯の断裂），タイプⅢ（肩鎖靱帯，烏口鎖骨靱帯の断列）を示す．

> **＜参考事項＞　トッシーの分類（図10）**
> タイプⅠ：肩鎖靱帯の軽微な損傷
> タイプⅡ：肩鎖靱帯の断裂を伴う脱臼
> タイプⅢ：肩鎖・烏口鎖骨靱帯の断裂を伴う脱臼

◆3．その他の考え方

1) ブラッドリー（Bradley JP）[5]らは，職業に関係なくタイプⅢに対しても保存療法を推奨している．
2) 東[6]は，放置と早期運動療法によって（脱臼放置例），患者自身の評価から80％（10例中8例）に満足のいく結果が得られたとしている．
3) パワーズ（Powers）[7]は，脱臼に対して観血療法で（poor 4例/18例中）より保存療法（poor 0例/28例中）が結果がよいとして，タイプⅢでも観血療法は避けるべきであるとしている．
4) ユリスト（Urist）[8]は，80％が保存療法で問題なく治癒し，約20％に変形・疼痛・機能障害が遺残したとしている．

文　献

1) Bannister GC, et al：A classification of acute acromioclavicular dislocation：a clinical, radiological and anatomical study. *Injury*, 23：194-196, 1992.
2) Tossy JD, et al：Acromioclavicular separations：Useful and practical classification for treatment. *Clin orthp*, 28：111-119, 1963.
3) 信原克哉：肩　その機能と臨床．第3版，医学書院，2001, pp345-346．
4) Dias JJ et al：The conservative treatment of acromioclavicular dislocation：*J bone and joint surg*, 69-B：712-719, 1987.
5) Bradley JP, et al：Decision making：operative versus nonoperative treatment of acromioclavicular joint injuries. *Clin Sports Med*, 22：277-290, 2003.
6) 東　博彦：肩鎖関節脱臼の治療方針，とくに放置・早期運動療法．私のすすめる整形外科的保存療法．整形外科MOOK増刊　1-A, 1983, pp 141-144．
7) Powers JA, et al：Acromioclavicular separations. *Clin orthop relat Res*, 104：213-223, 1974.
8) Urist MM：Complete dislocations of the acromioclavicular joint. *J bone and joint Surg*, 28：813-837, 1946.

臨床編　I．上肢／肩関節

3　腱板損傷

どうしましたか！
- 軽いと思って，バケツを持ちあげたとき，意外に重くて肩がねじれたようになりました（図1）．
- 転んで，手をついたとき，肩が突き上げられるような感じがしました．
- 不意に鉄棒にぶら下がり，そのときに肩に痛みを感じました．

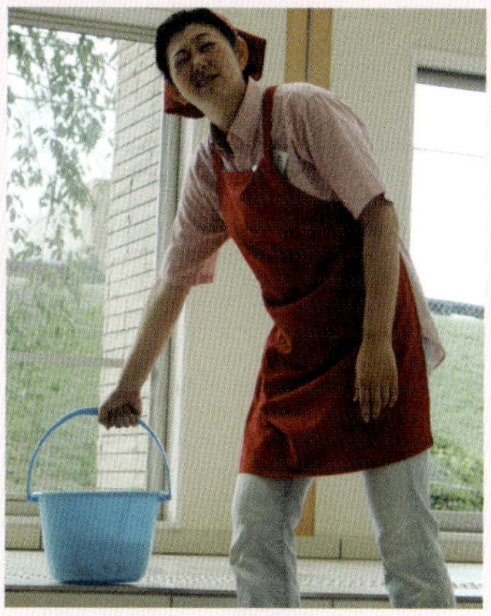

図1　受傷機転

問診・視診・触診のコツ

問診

―いつ，どうしましたか．
―肩は挙がりますか，またそのときに痛みはありますか．
―どのような動作が不自由ですか．

◀問診のポイント▶
①外傷の有無，受傷日の確認，受傷後の経過，夜間痛の有無，外傷の既往歴，利き手などを問診にいれておく．
②患者の主訴は，挙上不能（自動），夜間痛，動作時痛などであり，この点を問診のポイントとする．
③挙上が不可能な場合は，痛みによるものか，単に挙がらないだけなのかを聞く．
④夜間痛はあるのか，あるいは患側を下にすると痛いのかなど，そのときの状態を聞く．
⑤動作時痛は，ハンドルをじっと握っているとき，後ろのものを取るときなど，内容を分けて具体的に聞く．
⑥脇を締めると物が持てるが，体幹から離すと持てなくなる場合，腱板損傷の特徴的症状といえる．

視診

1. 腱板損傷がある場合，上着やシャツは健側から脱ぎ始める．
2. 来院時，患者は無意識下に健側の手で三角筋部を押さえている（図2，レビンサイン Levine's sign）．
3. 肩関節外転時の動きを肩甲上腕リズムを中心に前・後から観察する（図3）．

触診

上肢を他動的に伸展（後方挙上）し，大結節付近を触知しながら内・外旋させると，損傷があれば陥凹を触れる（図4）．

◀視診のポイント▶
①外傷性では，受傷直後の断裂・疼痛や患部出血のため上肢挙上は困難である．
②変性を基盤としているものでは，痛みが少なく可動域も比較的保たれる．
③発症直後に有痛弧や挙上制限がみられる．
④そのほか，結髪・結帯動作，指椎間距離，用便時の始末など，生活動作をチェックする．
⑤陳旧例（受傷2～3週間後）では，棘上筋，棘下筋に筋萎縮がみられる．

臨床編　Ⅰ．上肢／肩関節

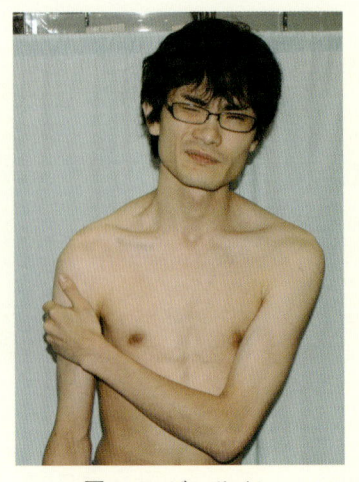

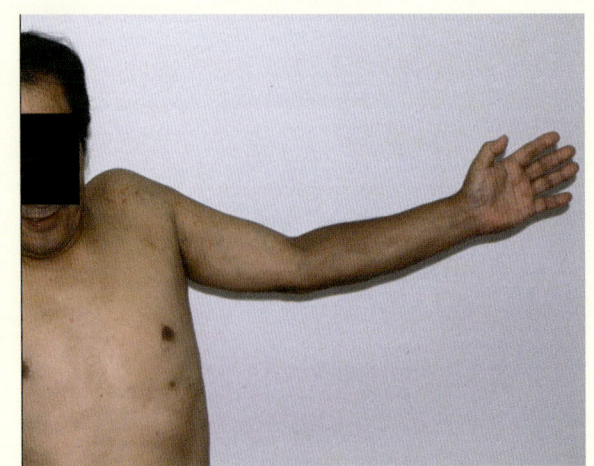

図2　レビンサイン　　　　図3　腱板断裂時の肩関節の動き

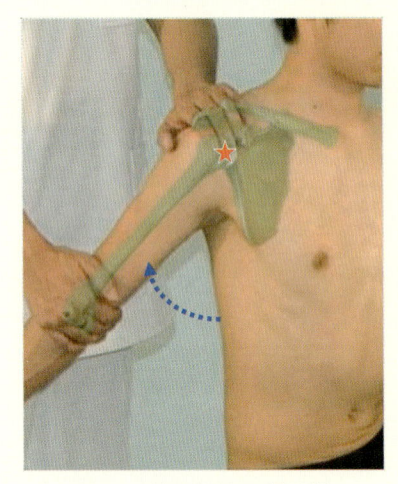

図4　腱板断裂部の触診法　　　　図5　外力の種類

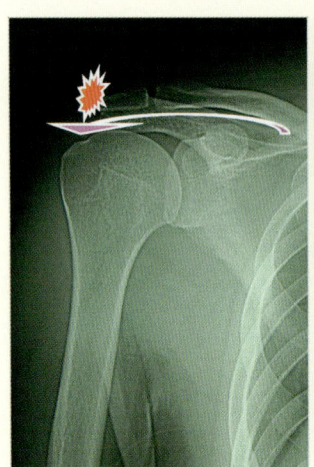

Ⅰ．発生機序

1) 直達・介達性に何らかの外力が加わって発生する（**図5左**）．
2) 中・高齢者の多くは，腱板に退行変性を認める場合が多く，軽微な外力で断裂をきたす．
3) 通常は**図5右**に示すように，直達外力（①），回旋外力（②），牽引外力（③），圧迫外力（④），衝撃力などの外力によって発生している．
4) 退行変性が考えられる場合は，「原因がないのに急に腕が挙がらなくなった」，「手枕していたら肩が痛くなり，その後手が挙がらなくなった」などと表現する．

Ⅱ．原因

1) 腱板損傷は，明らかな外傷のあるもの（スポーツ・肩関節脱臼など），外傷がなく退行変性を基盤とするもの，の2つの発生機序が考えられる．
2) 腱板の構造・強度には個人差があるため，損傷程度と外力の大きさは一致しない．
3) さらに，断裂程度と臨床症状もまったく一致しないので慎重な対応が求められる．

Ⅲ．鑑別診断

　肩関節周囲炎，腱板炎，滑液包炎，石灰性腱炎など，類似疾患は多く存在するので注意が必要である．

＜鑑別のポイント＞
1. 圧痛部位（たとえば，烏口突起）が動きによって移動するかどうかを確認する（烏口突起炎）．
2. 腱板損傷では大結節に圧痛を認め，陳旧例では棘下筋・小円筋に圧痛を認めることがある．
3. いわゆる，五十肩や変形性肩関節症などの陳旧例では自動・他動運動が制限され，新鮮な腱板損傷では自動運動のみが制限される．
4. 腱板損傷が放置されると，腱板と肩峰下滑液包，さらに烏口上腕靱帯の癒着から第2肩関節に機能障害をもたらす．

＜各種の検査＞
1. **肩峰骨頭間距離（AHI：acromio-humeral-interval）**[1]
　　腱板損傷によって上腕骨頭は上方に移動するため，肩峰と大結節間の距離が短くなる．すなわち，健側との比較から両間隙が狭くなっていることから判断できる（図6）．

~インフォームド・コンセント~
1. 肩の深層筋が損傷（断裂）しています．
2. 断裂筋は腱板の一つで，肩関節の細かい動きを調整しています．
3. 基本的には変性を基盤としており，微小外力が加わったために発生したと考えられます（変性を基盤とする症例）．
4. 肩関節の安静・保持を目的に，約2～3週間提肘，または簡単な固定が必要です．
5. 必ずしも観血療法の必要はなく，特に中・高齢者では保存療法で生活動作の回復が得られます．ただし，重労働や激しいスポーツをされる場合は観血療法も選択肢に入れます．

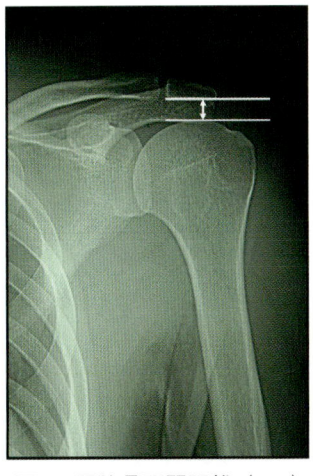

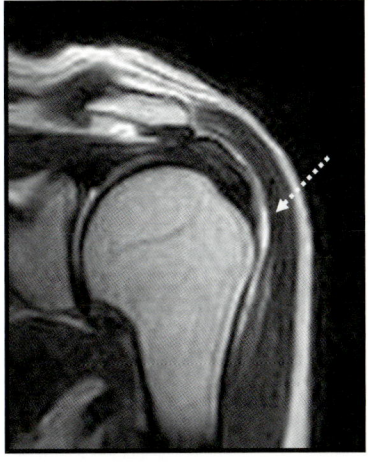

図6　肩峰骨頭間距離（AHI）　　図7　T2強調冠状断像（停止部の滑液包側の断裂による高信号域を認める）　　図8　棘上筋テスト

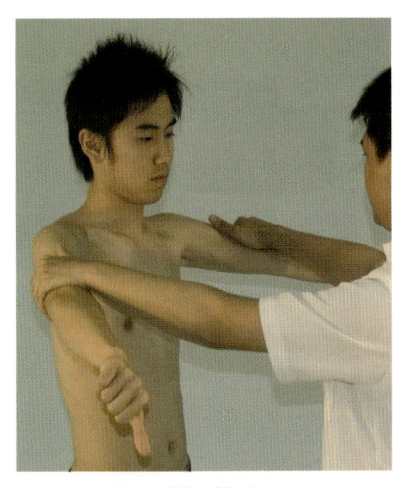

臨床編　Ⅰ．上肢／肩関節

Ⅵ. リハビリテーション

　損傷程度にもよるが，約1～2週間の安静を基本とし，その後は疼痛を生じさせない自動運動を指導する．

◆ 1. セラバンドを用いたカフ運動（cuff exercise）（図13）

　自動運動と並行して，上腕を体幹に固定した肢位で回旋腱板の軽い抵抗運動を行う．

◆ 2. CKC（closed kinetic chain）運動（図14）

1）壁や机などを利用して等尺性運動を指導する（図14左）．
2）また，テーブル上でのサンディング（sanding），壁を用いてのCKC運動をゆっくりと行う（図14右）．
3）挙上運動：肩甲骨の下方回旋によってインピンジメントをきたすため，肩甲骨を保持，あるいは上方回旋を誘導しながら挙上運動を行う．

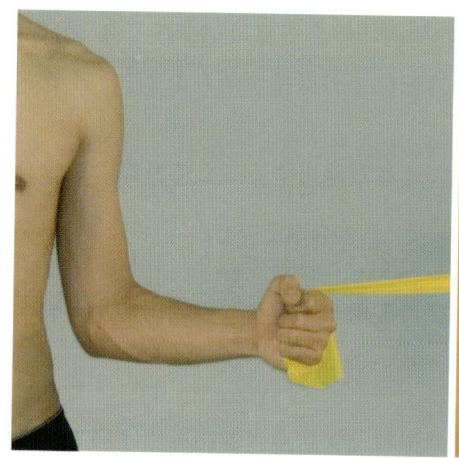

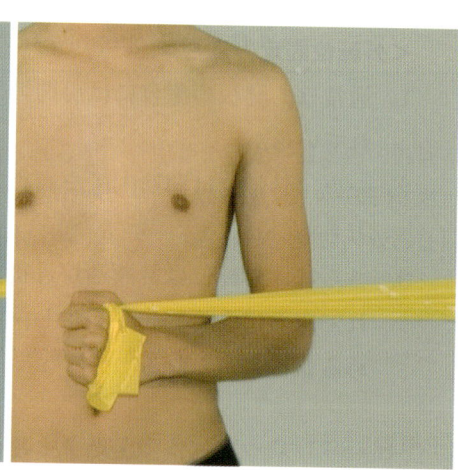

図13　カフ運動
　　　肩甲下筋に対する抵抗運動

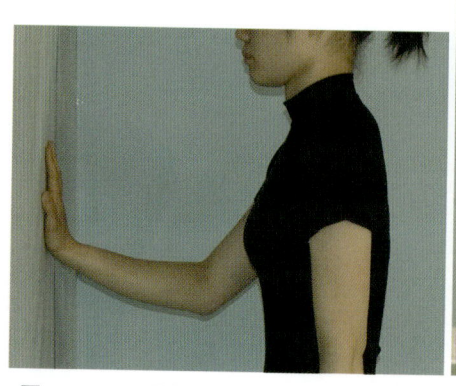

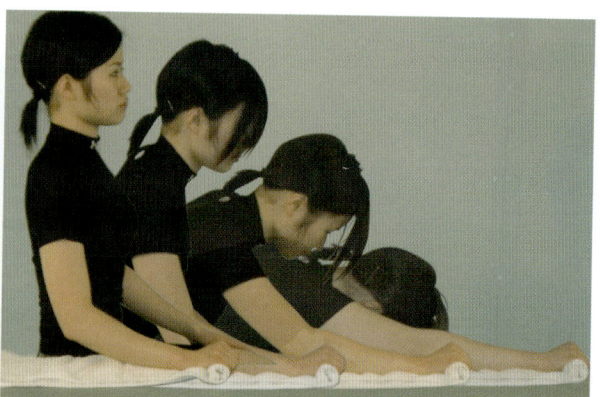

図14　CKC運動
　　　左：壁面に患肢をおいて体幹を前方，または下方に移動し円運動を行う．
　　　右：テーブルサンディング

<参考事項> リハビリ上の知識
1. 腱板損傷では肩甲上腕関節の動きが障害されるため，肩甲骨の正常な動きを誘導する．
2. 肩甲胸郭関節の可動性を確認し，機能低下を認めた場合はこの部分を訓練する．
3. 包内運動に異常がある場合，関節モビリゼーションを併せて用いる．
4. 数カ月の経過観察で，①疼痛が軽減しない，②夜間痛で眠れない，③動作時痛が激しい，④症状が進行している場合，専門医に紹介する．

VII. 参照事項

◆ 1. 損傷筋と断裂の内容

1) 棘上筋が最も多い．
2) 断裂には完全断裂と不全断裂があり，前者は関節腔と滑液包間が貫通したもの，後者は関節面（深層断裂），腱内断裂，滑液包面（浅層断裂）の3つに分類される．
3) 外傷性断裂は全体の約6割を占め，その他は変性を基盤とした微小外力で生じる．

◆ 2. 腱板損傷の分類

1) 完全断裂は，"腱の厚みの全体に断裂が及んだもの"であり，不全断裂は，"腱の一部が断裂したもの"と定義されている．
2) これらとは別に，腱間に断裂の生じたものとして，腱板疎部の断裂（pure longitudinal rents or vertical tear），棘上筋腱と棘下筋腱間の断裂（longitudinal tear）などがある．
3) 腱板疎部損傷には棘下筋断裂を合併する症例（RI-ISP tear, rotator interval-infraspinatus tear 症候群[7]）があり，棘上筋腱と棘下筋間の断裂の多くはスポーツ障害時に発症しやすい．

◆ 3. 保存療法で挙上可能となる理由

信原[8]は，長期放置例では肩峰下・三角筋下滑液包の肥厚によって骨頭が被覆され，筋力は弱いものの関節内圧の上昇・維持によって上肢挙上が可能となることを報告している．

◆ 4. 腱板の機能

1) 腱板は，回旋作用を主としながら，骨頭の上方移動を押さえて肩峰間でクッションの役

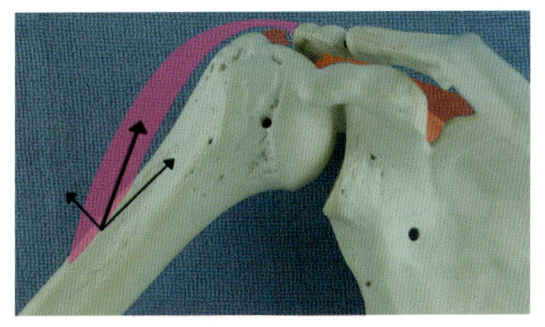

図15 腱板断裂により生じた骨頭の上方移動

割をする．
2) 腱板（特に，棘上筋）は三角筋との協調によって肩関節の外転をスムースに行わせるが，腱板断裂はその機序を破綻させることになる（**図15**）．

文　献

1) Dennis S. et al：Superior migration of the humeral head. *J Bone Joint Surg Br*, 52：524-527, 1970.
2) Neviaser JS, et al：The repair of chronic massive ruptures of the rotator cuff of the shoulder by use of a freeze-dried rotator cuff. *J Bone Joint Surg Am*, 60：681-684, 1978.
3) McLaughlin et al：Lesions of the musculotendinous cuff of the shoulder. IV. Some observations based upon the results of surgical repair. *J Bone Joint Surg Am*, 33：76-86, 1951.
4) Nahoto Takagishi：The new operation for the massive rotator cuff rupture. *J Jap Orthop Ass*, 52：775-780, 1978.
5) Wolfgang GL：Surgical repair of tears of the rotator cuff of the shoulder. Factors influencing the result. *J Bone Joint Surg Am*, 56：14-26, 1974.
6) Bateman JE：The diagnosis and treatment of raptures of the rotator cuff. *Surg Clin North Am*, 43：1523-1530, 1963.
7) 橋本　淳：肩の診療マニュアル．第3版，医歯薬出版．2004, p144.
8) 信原克哉：肩　その機能と臨床．第3版，医学書院．2001, pp211-220.

臨床編 Ⅰ．上肢／肩関節

4 鎖骨骨折

どうしましたか！
- タックルされて転倒し，肩から地面に突っ込みました（図1）．
- 自転車が倒れて，道路に肩から転倒しました．

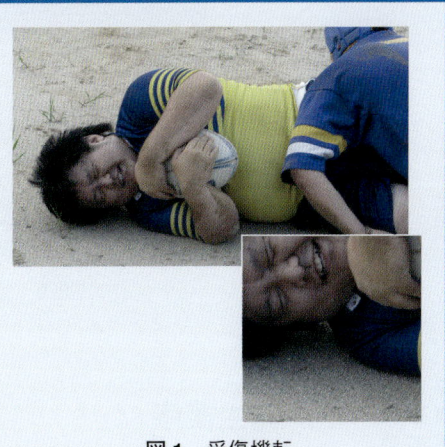

図1 受傷機転

問診・視診・触診のコツ

問 診

—いつ，どうしましたか．
—どのようにして転倒しましたか．
—痛みはどこにありますか．
—肩は挙がりますか．

視 診

1. 来院時の姿勢（疼痛緩和肢位）を確認する（図2）．
2. 鎖骨長軸での変形とその程度を確認する．
3. 骨折部に運動痛，腫脹，皮下出血があるか（図3）．

触 診

1. 鎖骨骨折部の腫脹や変形を指で確認する（図4）．
2. 近位骨折端の上方凸変形，肩幅減少，圧痛部位を確認する（図5左）．小児では，骨折部の彎曲と限局性圧痛を見落とさないようにする（図5右）．確認方法として，両手を脇にいれて子どもを持ち上げると痛がる，あるいは拒絶することから判断できる．
3. 血圧，脈拍等のバイタルサインのチェックと骨片転位による血胸，気胸の有無を確認する．
4. 小児の場合，頭部外傷と神経・血管損傷に伴う皮膚知覚や脈拍を確認する．
5. 第3骨片による皮下組織貫通の有無（開放骨折）を慎重に確認する．

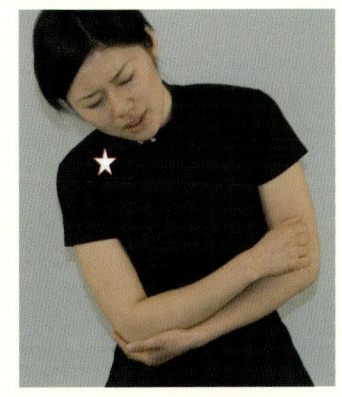

図2 疼痛緩和肢位

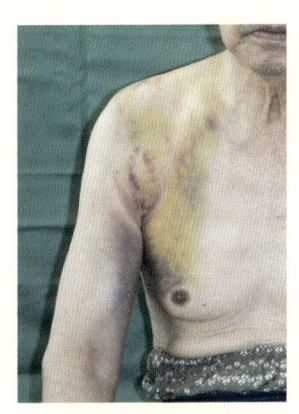

図3 鎖骨の外観

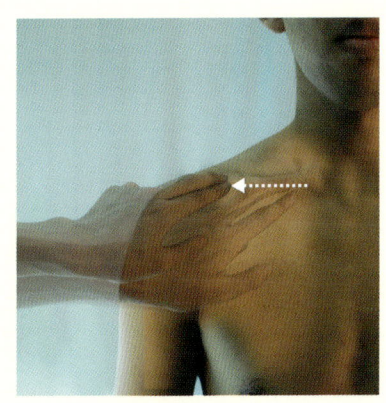

図4 鎖骨の触診
胸骨端より外側に指を滑らせると分かりやすい．

— 53 —

臨床編　Ⅰ．上肢／肩関節

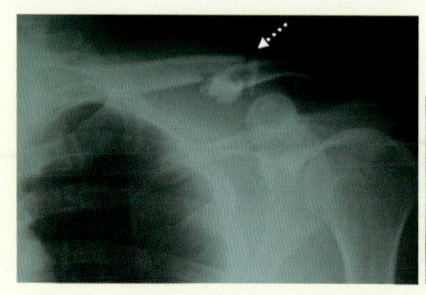

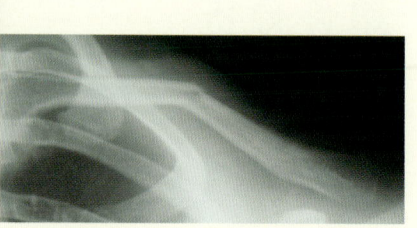

図5　鎖骨骨折のX線像　左：成人，右：小児（7歳）

Ⅰ．発生機序

1) 多くは転倒時に，手あるいは肩から突っ込んで，肩峰と胸骨間に軸圧が加わって彎曲部で折れる．
2) 鎖骨骨折の約80%は中央1/3部の骨折である．
3) 年齢層に差はなく，成人・高齢者では第3骨片を伴うものがある．

Ⅱ．鑑別診断

1) 頸部捻挫，肋骨骨折，肩鎖関節脱臼の有無を確認する．
2) メジャーを用いて肩幅（横径；鎖骨長），上腕周径などを計測するのもよい．
3) 交通事故では他の部位の損傷に注意する．

> ～インフォームド・コンセント～
> 1. 鎖骨が折れています．
> 2. 保存療法での治療が可能ですが，行いますか．
> 3. 固定期間は基本的に5～6週間が必要です．
> 4. 固定はキャスト，あるいは鎖骨バンドを用い，さらに三角巾で肘を安定させます．
> 5. 変形を残さずに治癒することは難しく，変形の残る可能性があります．しかし，生活には支障ありません（小児，高齢者の場合）．
> 6. 固定中は指・手首・肘を頻繁に動かしてください．早期からのROM訓練が必要です．
> 7. 12週間した後に仮骨形成が認められないときは観血療法となります．ただし，その確率は極めて低いといえます．

Ⅲ．整復法

　整復には，坐位と背臥位の2通りがあり，いずれも胸郭を拡大して患側上肢を引き上げ，遠位骨片を近位骨片に近づけることである．整復後は鎖骨バンドなどの固定具を用いて再転位を予防する．

4．鎖骨骨折

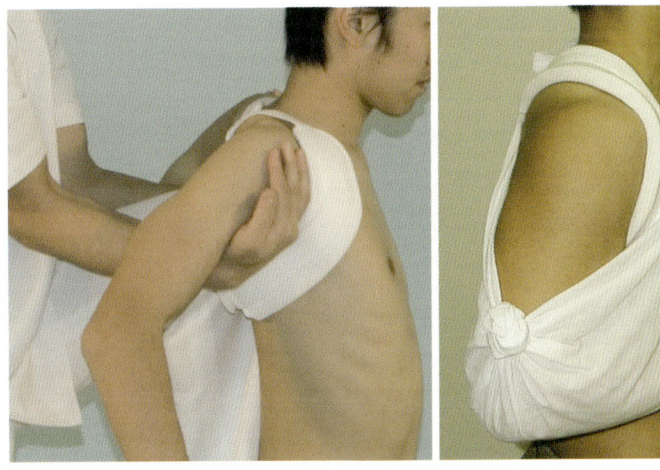

図6 坐位整復法（左：整復肢位，右：整復後の固定肢位）

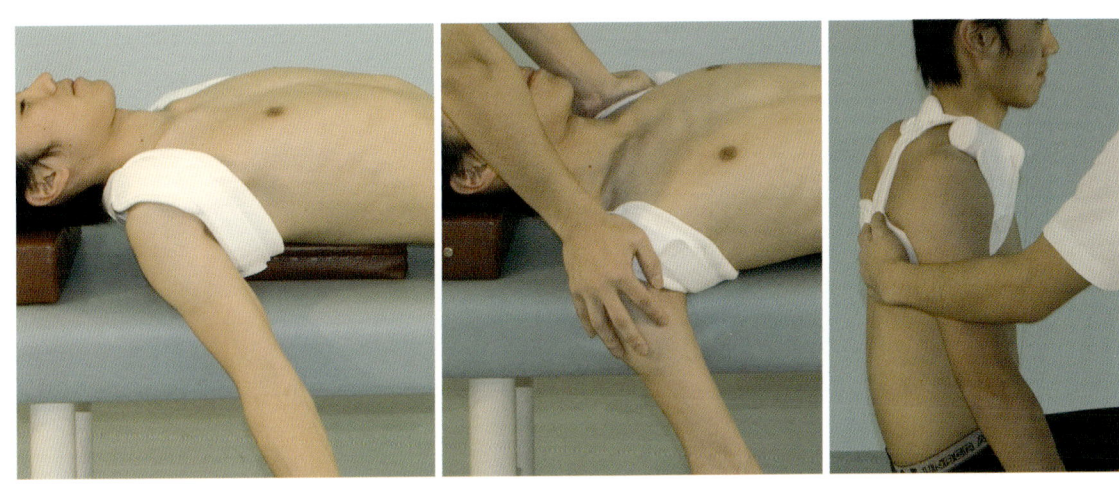

図7 背臥位整復法
　　　左：鎖骨バンドを挿入して寝かせる．中：整復を行う．右：介助しながら起き上がる．

◆ 1．坐位整復法（図6）

1) 患者に衣服を脱いでもらい，椅子の上で胸を反らせる．
2) 腋窩にパッドを入れ，さらに骨折部に直圧用のパッドをおいて鎖骨バンドで仮固定する．
3) 背中に第1助手の膝をあて脇の下に手を置き，ゆっくりと胸郭を反らせる（**図6左**）．同時に肩をゆっくり引き上げ，第2助手は上肢の位置を調整しながら固定肢位を保持する．
4) 術者は，助手に対して胸郭の拡大や上肢の位置を指示して最後に骨片のずれを整復した後に鎖骨バンドを締める．
5) 患者は胸を張った姿勢となり，術者はさらに，左右のバンドを交互に調整しながら固定を終える．
6) 体幹側壁に上肢を沿わせ，肩関節軽度伸展位で三角巾による提肘を行う（**図6右**）．

◆ 2．背臥位整復法（図7）

1) 前もって鎖骨バンドを装着し，脊柱下に枕を挿入した上で患者を背臥位とする（**図7左**）．
2) 両腕をベッドから垂らし胸郭を自然に拡大させて，ゆっくりと"整復肢位"を取らせる．このとき，骨折部に直圧用のパッド（包帯等）を挿入しておく．
3) その肢位で患側上肢を外転させて，骨折部を整復する（**図7中**）．

4）整復と同時に鎖骨バンドを左右バランスよく締め直し，術者は再度骨片のずれを整復する．再転位に注意しながら患肢を保持して患者さんが起きるのを介助する（**図7右**）．

> **＜参考事項＞　背臥位整復法に関する事項**
> 1. 背臥位となって，整復されるまでに約5〜10分安静にする．
> 2. この時間内でいくぶん整復されるが，整復できない場合，患者さんの緊張によるものか，他の要因（骨折部への介在物）によるものかを考える．
> 3. この整復法の利点は整復時のショックによる血圧の低下に対応でき，整復時の痛みが少なく，整復肢位のままで固定でき，再転位の防止に都合がよいことである．

Ⅳ. 固定法

整復と同時に固定を終えるため，前もって固定法を決定しておく．

◆1. 鎖骨バンドによる固定

整復の項参照．

> **＜注意事項1＞**
> 再転位の可能性があるときは，鎖骨バンド直下で近位骨片上に直圧用のパッドを挿入し，近位骨片の上方転位を予防することである[1,3]．

> **＜参考事項＞　鎖骨バンドのメリット**（一部改変）[2]
> ①骨折整復後の患部の固定が容易
> ②装着・脱着が容易
> ③受傷部位の観察・処置が容易

◆2. キャストによるフィギュアエイト固定（図8）

1) 除圧目的で腋窩にパッドを挿入し，胸を張らせて肩を後方に引くようにキャストを巻く．
2) 鎖骨にかかる部分は，広範囲に広げて扇状に巻くが，巻いた後にキャストが後方に抜けやすいため，前もって前方を連結しておくとよい（**図8**）．
3) 固定後はしばらく時間をおいてから，橈骨動脈の拍動，腋窩神経領域の知覚，手指のし

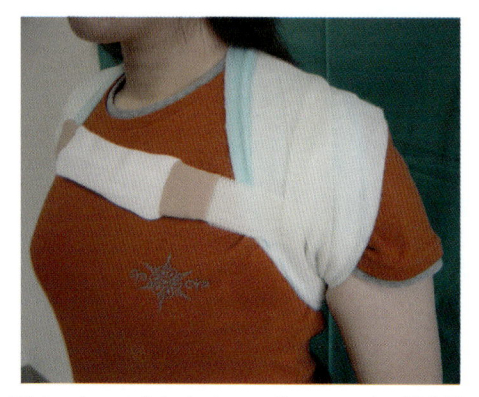

図8　キャストによるフィギュアエイト固定法

びれを確認，圧迫症状があれば直ちに固定を除去する．
4) 経過観察時に弛みがあればキャストの巻き直し（調整）を行う．

V. リハビリテーション

1. 受傷～1週間
1) 整復後1週間は肩関節を動かさず，バンドの上から三角巾を用いて患肢を体幹に安定させる．
2) 就寝中は背中に適当な高さのバスタオルを挿入し，バンドの弛みに対してはいくぶん締めるように指導する．指・手関節は頻繁に積極的に動かす．

2. 1～3週間
1) 鎖骨バンドの上から（図中省略）三角巾で提肘したまま，体幹を前傾して肘を前後に軽く振る（図9）．
2) 初期の肩関節可動の許容範囲は，屈曲60°，外転30°（鎖骨の回旋が加わらない：setting phase）の自動運動とする．
3) 時間の経過とともに，圧痛と運動痛，X線上の仮骨形成を確認しながら運動の角度を増やしていく．

3. 3～6週間
1) 自動運動を主体とし，痛みの出ない範囲で抗重力での運動（肩関節60°～90°）を行う．
2) 上腕を固定して，肘関節屈曲・伸展の軽い抵抗運動を開始する．

4. 6週間以降
1) 個々の骨癒合の状態によって異なるが，6～12週間でバンドを除去，自動運動を主体として抵抗運動を加えていく．
2) 小児では3～4週間が固定除去の目安となる．

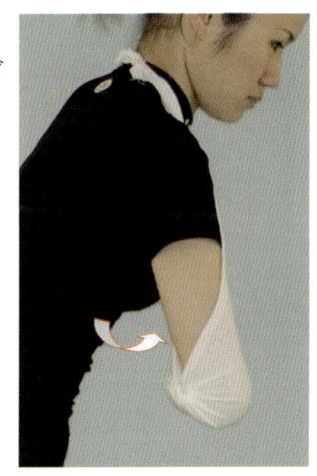

図9 三角巾装着での自動運動（鎖骨バンド省略）

VI. 参照事項

1) 鎖骨骨折の分類にオールマン（Allman）の分類（タイプⅠ：中央1/3，タイプⅡ：外側端1/3，タイプⅢ：内側端1/3の骨折）があり，さらに外側端骨折（タイプⅡ：図10）は，

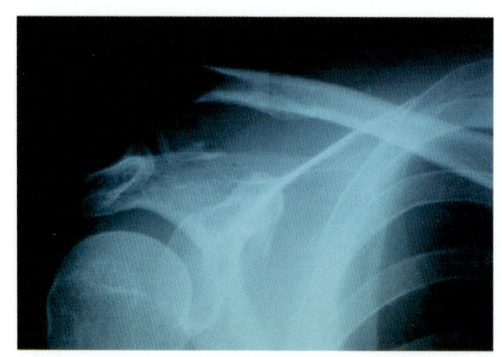

図10　鎖骨外側端骨折のX線像

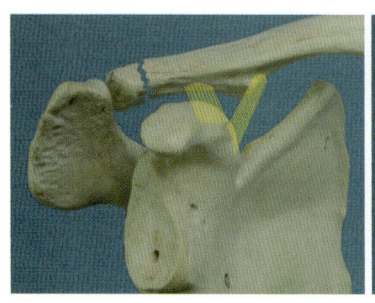

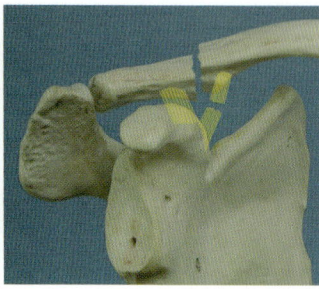

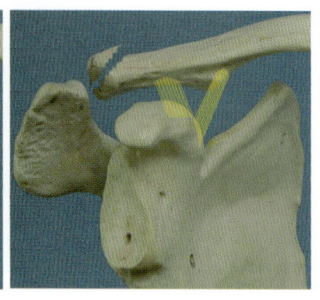

図11　ニアの分類
　左から，タイプⅠ，Ⅱ，Ⅲ
　タイプⅠ：烏口鎖骨靱帯は無傷，タイプⅡ：烏口鎖骨靱帯（円錐靱帯）が内側骨片より剥がれる，タイプⅢ：肩鎖関節内に骨折を認める．

　Neerによってさらに3型に分けられている[4]（図11）．
2) オールマンの分類のタイプⅠ（中央1/3の骨折）の多くは，保存療法の対象としてよい[2]．
3) 外側端骨折における保存療法は，ニア（Neer）の分類Ⅰ・Ⅲ型が適応といわれ，Ⅱ型についてもその対象とするケースが多い[1,6]．
4) 外側端骨折に対して，クレイグ（Craig）はさらに詳細な分類をしており，治療方針を決定する一つの指標となっている[5]．
5) 外側端骨折のⅡ型で，烏口鎖骨靱帯が断裂している例（図11，中央）では観血療法の適応とされているが，近年，保存療法との比較から成績に有意差は少なく，保存療法が選択されることがある[1,6]．
6) 鎖骨は膜性骨化を行い，骨の癒合に骨膜の存在は重要である．
7) 幼少児では不全骨折（急性塑性変形，若木）となりやすく，その変形は自家矯正により修復される．

文　献

1) 西堀靖広・他：鎖骨遠位端骨折 type Ⅱに対する新しい保存療法．*MB Orthop*, 20：29-34, 2007.
2) 蜂谷將史・他：鎖骨骨幹部骨折に対する保存療法．*MB Orthop*, 20：1-7, 2007.
3) 田久保興徳・他：鎖骨遠位端骨折の治療成績．整形外科, 54：125-129, 2003.
4) Neer, CS：Fracture of the distal clavicle with detachment of the coracoclavicular ligaments in adults. *J Trauma*, 3：99-110, 1963.
5) Craig, EV：Fracture of the clavicle. In Rockwood, C.A. Jr., Matsen, F.A.：The Soulder. 3 eds, WB Saunders, Philadelphia, 1990, pp367-412
6) 渡辺航太・他：鎖骨遠位端骨折（Neer分類 type Ⅱ）の治療成績の検討．整形外科, 52：1180-1181, 2001.

臨床編　Ⅰ．上肢／肘関節

5 肘関節後方脱臼

どうしましたか！

- 転倒して後方に手をついたとき，肘に体重がかかりました（図1）．
- スキーで転倒したとき，肘が反った感じになりました．
- 柔道で頭から落ち，肘が伸びたままで手を突きました．

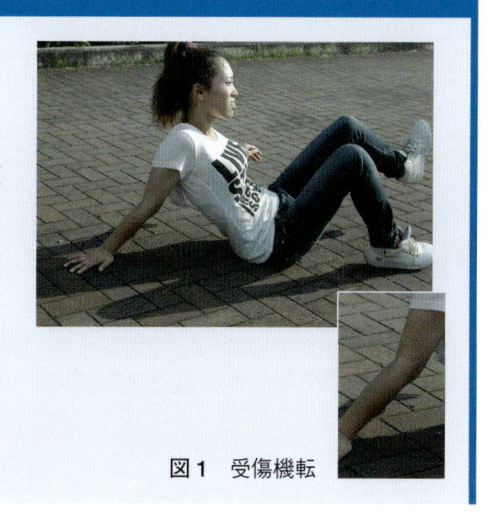

図1　受傷機転

問診・視診・触診のコツ

問診

―いつ，どうしましたか．
―（スポーツで発生した場合）その種類は何ですか．
―そのときの様子はどうでしたか（手をついたのか，肘をついて倒れたのか）．
―肘は曲がりますか．
―痛む部位を指で示してください．

視診

1. 患部を十分に露出して，肘関節の変形と前腕長を確認する（短縮）．肘関節は軽度屈曲位か，伸展位か．
2. 変形を認めた場合は肘頭の位置を確認する（図2）．
3. 肘頭の後方突出の有無を確認する．
4. ヒューター線・三角を考慮して，肘周囲の外観を観察する．
5. 外傷直後は骨の突出部が明瞭であるが，時間とともに腫脹によって骨性の輪郭が不明瞭となる．

触診

1. まず，橈骨動脈，尺骨動脈の拍動の有無を確認する（血管損傷の有無を調べる）．
2. さらに，手背部，手掌部の皮膚知覚を確認する（神経損傷の有無を調べる）．
3. 肘頭の後方突出と上腕三頭筋停止部での索状物を確認する（図3）．

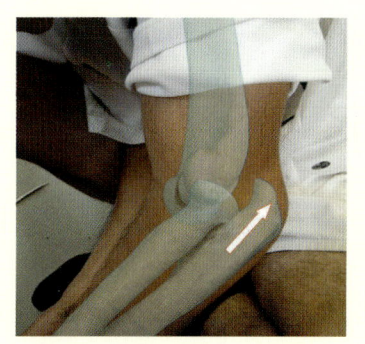

図2　肘関節後方脱臼の外観

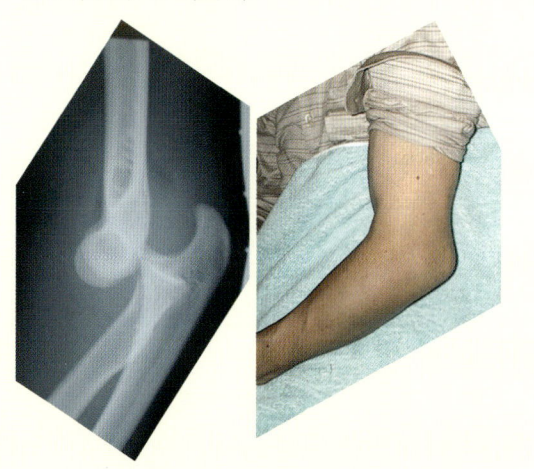

図3　肘関節後方脱臼のX線像とその外観

> ◀触診のポイント▶
> 橈骨・尺骨動脈の拍動を確認する．橈骨動脈は側副動脈が多いため，左右差から減弱の程度を確かめる．また，各神経知覚領域の異常（主にシビレ感）を確認する．

I．発生機序

発生肢位には2通りある．

◆1．肘関節伸展位（ほとんどを占める）

1) 肘関節過伸展位で骨の長軸方向に外力が加わる．
2) 肘頭窩上方が支点となって上腕骨遠位端は前方に，前腕はその反動で後方移動し，さらに上腕三頭筋の牽引力が加わる．
3) 生理的外偏に外反力が加わって内側側副靱帯（MCL）が損傷（断裂）され，上腕三頭筋の牽引力で脱臼する．
4) 脱臼時，上腕骨遠位端は関節包前面を突き破り，上腕筋を損傷する．
5) 52症例で，利き手・非利き手の差はなく，100％後方脱臼であり，そのうち後外側脱臼が90％との報告[1,2]がみられる．

◆2．肘関節屈曲位

1) 肘関節屈曲位で手をつき，前腕長軸方向に外力が加わる．
2) 長軸圧は，鈎状突起，滑車切痕から上腕骨滑車に伝達される．
3) 滑車が外方に傾斜することから，長軸圧は外反力として作用し，後方脱臼をもたらす．
4) このさい，内側側副靱帯の断裂に続いて外側側副靱帯（LCL）による外側顆の裂離骨折が報告されている[2]．

II．鑑別診断

1. 主な疾患に上腕骨顆上骨折（伸展型）がある（図4）．外観，発生機序など類似しているため注意が必要である．
2. そのほか，上腕骨内側・外側上顆骨折，尺骨鈎状突起骨折，橈骨頭骨折，上腕骨小頭・滑車骨折，肘頭骨折などに注意する．また，内側側副靱帯の断裂を認めることがある．

III．整復法

◆1．一般的な整復法

1) ベッド上，あるいは上肢台上で，術者は一方の手で上腕部下端を把持，他方の手で前腕の中央から遠位を握る．

2) 上腕を固定したまま，前腕回外位で肘関節に遠位方向の牽引を加え，同時に屈曲していく（図5）．

> ~インフォームド・コンセント~
> 1. 肘関節が脱臼しています．
> 2. 整復を行う必要がありますが，よろしいでしょうか．
> 3. 整復後は，医院・病院での診察をお願いします（柔道整復師の場合）．
> 4. 専門医の承諾後，治療を継続させていただきます（柔道整復師の場合）．
> 5. 1～2週間程度の固定を必要とし，その後，並行してリハビリが必要となります．

◆ 2. ラビン（Lavine）法[3]（小児の場合）

1) 患児を椅子に座らせ，椅子から患肢を下垂させる．
2) 上腕部を把握し，他方の手で前腕を把持してやさしく牽引を加えながら，肘頭を母指で押しながら整復する（図6）．

> ＜注意事項1＞
> 1. 肘外偏角（carrying angle）の大きい場合（健側から判断），前腕回外位で肘を外反させながら牽引し，同時に屈曲すると整復されやすい．
> 2. 整復後は軟部組織（多くは側副靱帯）の損傷レベルをチェックしなければならない（側副靱帯の損傷程度を調べるテスト法 p 63 を参照）．

＜整復の制限因子＞
1. 関節内骨折，軟骨骨折，橈骨頭骨折，上腕骨内側上顆骨折を合併した場合．
2. 鉤状突起骨折や腕橈関節滑膜ひだの関節内嵌入がある．
3. 整復困難な症例は無理しないで専門医に紹介する（柔道整復師の場合）．

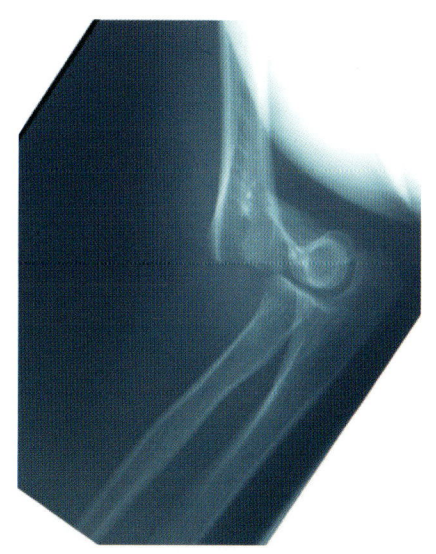

図4　上腕骨顆上骨折（伸展型）

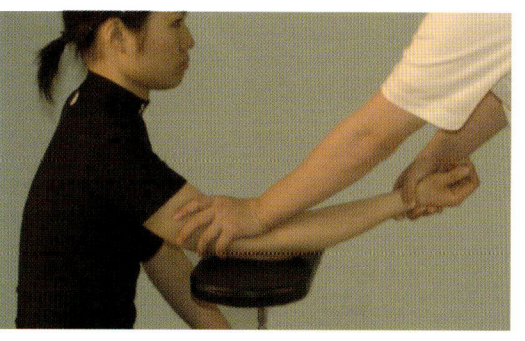

図5　肘関節脱臼の整復法

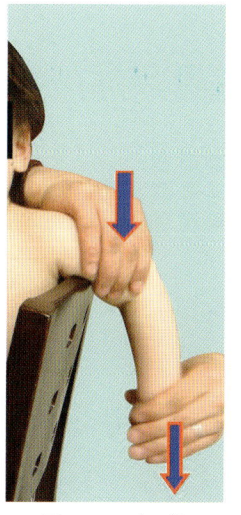

図6　ラビン法

Ⅳ．固定法

1) 整復後は腫脹を考慮し，肘関節軽度屈曲・前腕中間位で固定する．
2) 腫脹が減少するに従って肘屈曲90°位に近づける．
3) 固定はシーネ固定，シャーレ固定などを必要に応じて用いる．

◆ U字型副子固定

1) 肘関節90°屈曲位でストッキネットを巻き，上腕中央から肘頭までの長さで折り返したシーネを用意する．
2) 上腕の前後を挟むようにシーネをU字状にあて，上から包帯を巻いて硬化をまつ（**図7左**）．
3) 三角巾で提肘を行い，固定を終える（**図7右**）．

> <注意事項2>
> 1. 長期の固定は，肘関節に屈曲拘縮と持続した痛みを残すことになり，無意味である[1]．
> 2. 固定のポイントは，脱臼時に生じた内側・外側側副靱帯損傷を修復させることである．
> 3. 固定除去後の暴力的他動運動は，上腕筋に骨化性筋炎をもたらすことから禁忌である．特に，小児では行わない．
> 4. 肘関節後方脱臼は反復性脱臼に移行することが少ない．

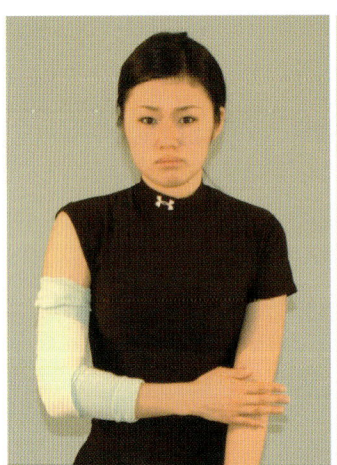

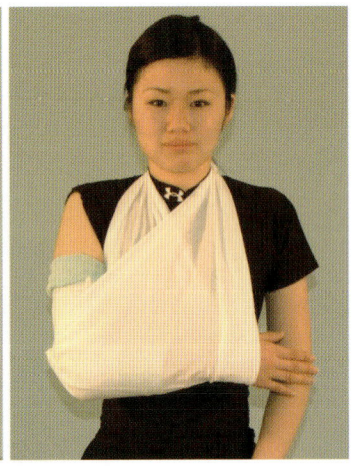

図7　U字型副子による固定

Ⅴ．リハビリテーション

1. 受傷〜1週間
1) 安静目的に固定を行う．
2) 固定の範囲内で手指・手関節の自動運動を行う．

2. 1〜3週間
1) 固定を除去し，可動範囲内での軽い自動運動を行う．
2) 拘縮予防と筋の回復を図ることが目的である（無理な他動運動は絶対禁忌）．

3. 3週間以降
1) 早期からの自動運動に加えて，肘の屈曲・伸展自動運動を積極的に指導する．
2) 肘関節は他の関節と比べて拘縮をきたしやすく，特に上腕筋にその影響が及びやすい．

VI. 参照事項

◆ 1. 内側側副靱帯（MCL）の解剖

MCL の構成（図8）

　内側側副靱帯（medial collateral ligament：MCL）は3本の線維から構成される．
　①前斜走線維（anterior oblique ligament：AOL），②後斜走線維（posterior oblique ligament：POL），③横走線維（transverse ligament：TL）がある．肘関節伸展時は前斜走線維が，屈曲時は後斜走線維が伸張される（図8）．

◆ 2. MCL 損傷のテスト法

　脱臼の合併症に，内側上顆・外側顆・鈎状突起骨折，さらに内側側副靱帯（MCL）損傷が挙げられる．損傷程度を確認するための代表的テスト法を示しておく．

1. 外反ストレステスト
1) 骨性制限を避けるため，肘関節約30°屈曲位で外反し，動揺性と疼痛の有無を確認する．
2) 外反時に，終末感（end feel）を感知する（図9）．

2. ミルキングテスト[4]（milking test：O'Brien）
　前斜走線維損傷の診断に有用である．本靱帯は，肘外反ストレスに最も抗する重要な線維であり，このテストは損傷度合いの特定を可能とする．
1) 坐位で，検者は母指を握って外側に牽引しつつ肘関節を最大屈曲させる．
2) このとき，肘関節には回外・外反力が加わっており，肘内側に疼痛を訴えれば前斜走線

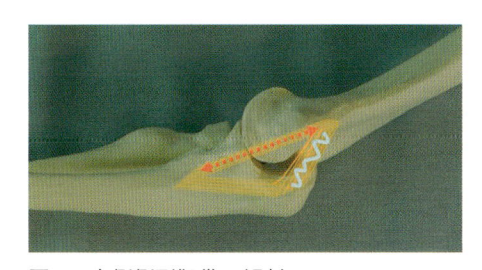

図8　内側側副靱帯の解剖
正常なMCLの位置を示す．伸展によって伸張される前斜走線維（上矢印），弛緩する後斜走線維（右ライン），両線維を連結する横走線維（下ライン）を示す．

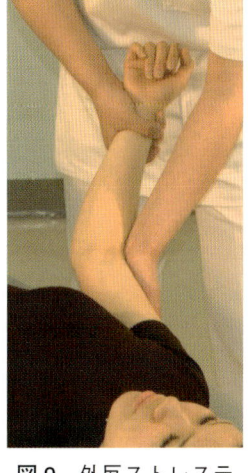

図9　外反ストレステスト

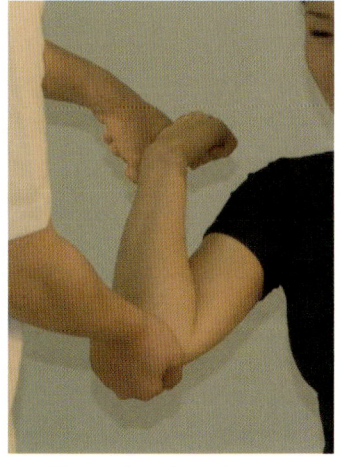

図10　ミルキングテスト

維の損傷が考えられる（図10）.

◆ 3. MCL 損傷と固定肢位

1) 脱臼時には，前斜走線維が損傷されやすい．肘屈曲時に前斜走線維は弛緩，後斜走線維は伸張されることから，固定にあたっては，肘関節を軽度屈曲位から徐々に90°に近づけるのがよい．
2) 肘関節屈伸時に前斜走線維にもたらされる長さの変化は数mm程度であるが，後斜走線維はそれ以上の長さの変化が求められる．したがって，肘伸展位での固定は肘関節に屈曲制限をもたらす．

◆ 4. LCL 損傷

1) 肘関節脱臼時の靱帯損傷にLCL損傷も考えられる．これは，前腕回旋時に橈骨頭の不安定性で証明される．
2) LCLは，外側上顆より尺骨（回外筋稜）と輪状靱帯に線維を連結させていることによる．

1. LCL 損傷の概念

後外側回旋不安定症（PLRI：post-lateral rotatory instability）[5)]

1) 外側側副靱帯（尺骨線維）に機能不全があると，手を後方について躯幹を後方に倒すと（肘伸展・前腕回外位），肘関節外方に亜脱臼感・引っかかり感（catching, locking, snapping）を自覚する．
2) 患者は，"肘がはずれる感じ"といい，誘発テストとして用いられる．

2. LCL 損傷のテスト法

lateral pivot shift test（post-lateral rotatory instability test）[5)]

1) この検査は，外側側副靱帯（尺骨線維）の損傷による不安定性をみるものである．
2) 背臥位とし，検者は頭側に立って患肢を頭上で保持する．肘完全伸展位で，上腕外旋・前腕回外位で手関節部に外反を加えつつ軸圧を加えて屈曲させていくと，患者は脱臼不安感を訴える（図11）．

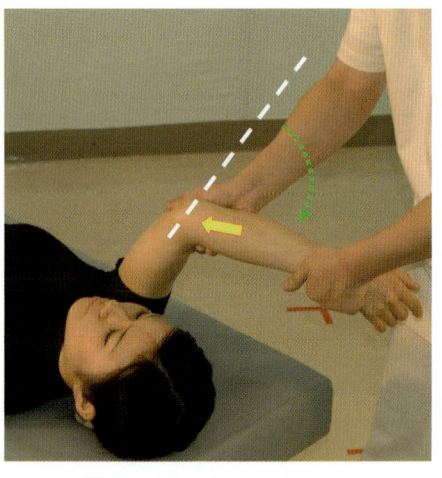

図11　lateral pivot shift test

文　献

1) Mehlhoff TL, et al：Simple dislocation of the elbow in the adult. *J. Bone Joint Surg Am*, 70：244-249, 1988.
2) Osborne G, et al：Recurrent dislocation of the elbow. *J Bone Joint Surg*, 48-B：340-346, 1966.
3) Lavine LS：A simple method of reducing dislocations of the elbow joint. *J Bone Joint Surg Am*, 35-A：785-786, 1953.
4) Jobe FW, et al：The elbow and its disorders. In Morrey BF ed.：Diagnosis and treatment of ulnar collateral ligament in athletes. 3rd ed, WB Saunders, Philadelphia, 2000, pp549-555.
5) O'Driscoll SW et al：Posterolateral rotatory Instability of the elbow. *J Bone Joint Surg*, 73-A：440-446, 1991.

臨床編 Ⅰ．上肢／肘関節

6 肘内障

どうしましたか！

（母親の言葉として）
- 手を引っ張ったら，その後，手を動かさなくなりました（図1）．
- 両手を持ち上げたら，その後，手を動かさなくなりました．

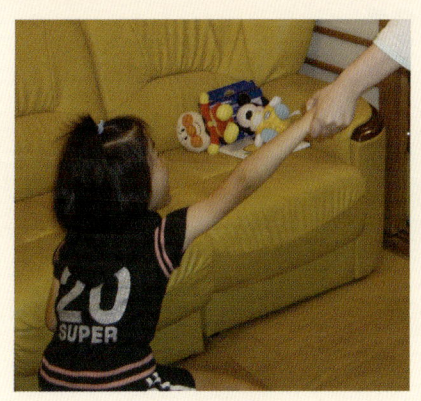

図1　受傷機転

問診・視診・触診のコツ

問診

―どうしましたか．
（子どもの反応をみながら母親に聞くことになる）

視診

1. 患肢を下垂し，麻痺したかのようにみえる（図2）．
2. 腫脹・変形はまったくみられない．
3. 前腕は回内位，肘は軽度屈曲位である．

触診

恐怖心（疼痛）のため，患肢に触れられるのを嫌がって号泣する．肘内障と判断できた時点で迷わずに整復操作に入る．むやみに触れない方がよい．このときのX線像を示すが，骨構造に異常はみられない（図3）．

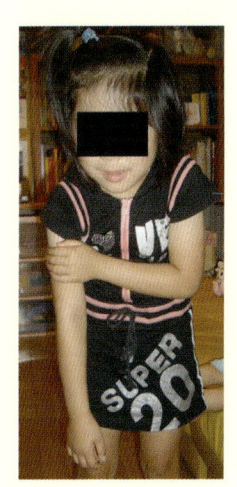

図2　肘内障の肢位（4歳）

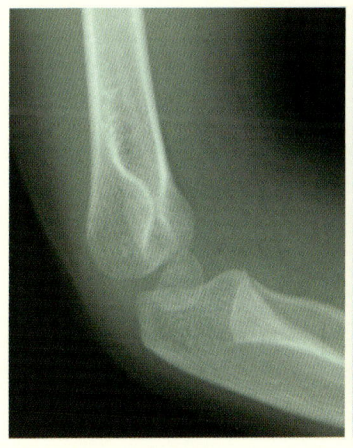

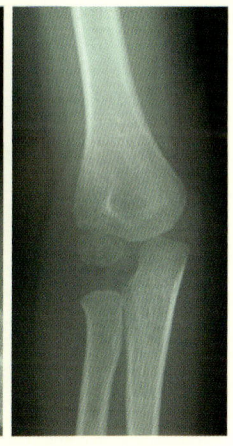

図3　肘内障を伴った男児のX線写真（4歳）

I. 発生機序

1) 母親が子どもの手を回内位で不意に引っ張って発症する．
2) 骨形成の未発達な3～4歳までに発生し，5～6歳以降に発生することは少ない．
3) 解剖学的には，腕を引っ張ったさいに橈骨頭が遠位・掌側方向に移動して輪状靱帯中に嵌入すると考えられている（**図4**）．
4) 橈骨頭と橈骨頸部を取り巻く輪状靱帯の一部が断裂するという考え方もある．

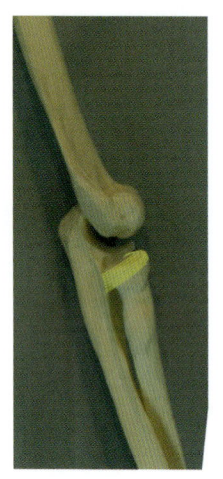

図4 橈骨頭の輪状靱帯内への嵌入（想像図）

II. 鑑別診断

肘関節捻挫，肘関節周辺の不全骨折を考慮する．

<注意事項1>
1. 整復操作時に整復音がなく泣きやまない場合，肘関節捻挫を疑う．
2. この場合，むやみに整復を行わず，肘にシーネなどで簡単な固定を行って，翌日まで様子をみる．多くの場合，翌日に肘を動かし，捻挫と断定できることが多い．

～インフォームド・コンセント～
1. 手を引っ張られたため肘が抜けています．簡単な操作で終わりますので整復してもよいでしょうか．
2. 整復と同時に手を動かしますから安心してください．
3. しばらくの間は手を引っ張らないようにしてください．
4. 再脱臼する可能性がありますが，通常，5～6歳頃までには発生しなくなります．

III. 整復法[1]

1) 母親に子どもを抱いてもらう．

2) 相対して，幼児の上腕遠位部（肘頭部）を軽く握り，橈骨頭に母指をあてて他側の手で患児の前腕を軽く回外する（**図5上**）．
3) ゆっくりと肘を曲げていくと，"クチュ"という音とともに整復される（**図5下**）．
4) 整復後，前腕を回内・回外して確認する．
5) 整復直後から，小児は上肢を使い始める．

　多くの場合，これで整復されるが，整復音を感じないときは前腕回内位で再度肘関節を屈曲するとよい．

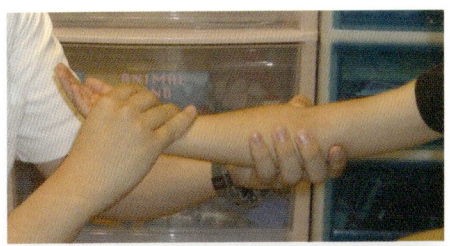

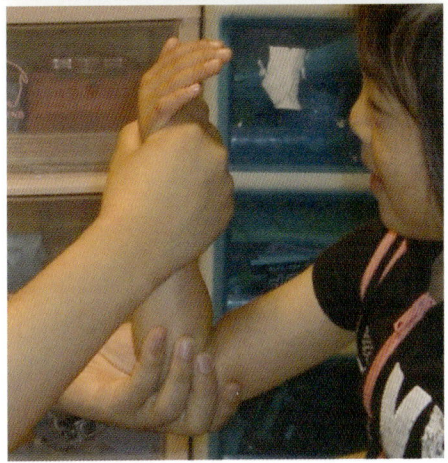

図5　整復法
（上：整復前の肢位，下：整復時の肢位）

＜注意事項2＞
1. 患児は恐怖心から触れられることを極端に嫌がるため，母親が抱きかかえたままで整復を行う．
2. 母親に玩具を持たせて患児をあやす工夫も必要である．
3. 来院時に自然整復されていることもあり，その場合は整復音を認めない．したがって，むやみに整復操作を繰り返さない．

Ⅳ. 固定法

1) 通常，固定の必要性はない．
2) 母親への安心感から，市販のシップを貼り伸縮性包帯を巻いて2～3日を目安に外してもらう．

Ⅴ. 参照事項

◆1. 肘内障と輪状靱帯

1) 肘内障は，橈骨頭が遠位に引っ張られることで遠位・掌側に移動，輪状靱帯内に嵌入したものと考えられている[1]．
2) 橈骨頭の一部が輪状靱帯から逸脱したとの考え方もある．
3) 成人では，解剖学的に輪状靱帯の関節面側は，滑膜ひだを有して橈骨頸部の周囲をハンモック様に巻いている[2]（**図6**）．

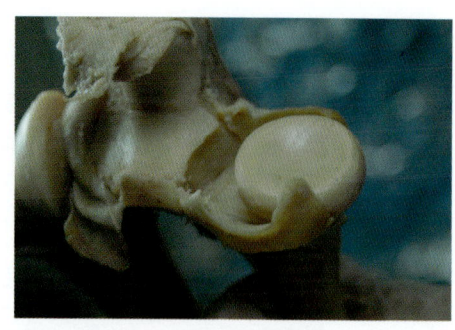

図6 輪状靱帯と骨頭の位置関係（成人の場合）

4) 幼児では骨頭全体にまで及んでいて，橈骨頭骨化核が成長するに従って両者の関係は安定する．

◆ 2．肘内障の説

1) 肘内障は，輪状靱帯の横断裂によって「帽子が脱げるよう」に橈骨頭が逸脱するという説がある．しかし，整復直後10分程度で幼児が"手を使い出す"ことから靱帯の横断裂という考え方は否定される．
2) 輪状靱帯は柔軟性があり，前方より後方が肥厚していることから一時的な前方への亜脱臼との考え方が肯定される．
3) 脱臼方向は，前腕回内位での牽引力によって，ハンモック様の輪状靱帯前方の薄い部分，いわゆる"タメ"の部分に骨頭が前方移動したと考えられる．
4) 腕橈関節内の滑膜ひだは後方で半月様構造を，前方では絨毛様をなしている[1,2]ことから，前方が脆弱部位となって脱臼すると推察される．

◆ 3．肘内障の病名[3]

わが国では，"肘内障"が一般的な病名である．手を引っ張ることが直接的要因であることを考慮すると，pulled elbowがその状況を表していると考えられる．

その発生状況から諸外国では様々な呼び方がある．参考までに紹介する[3]．

① nursemaid's elbow, ② supermarket elbow, ③ temper tantrum elbow, ④ elbow strain, ⑤ slipped elbow, ⑥ baby-sitter's elbow, ⑦ rotation syndrome, ⑧ Goyrand's injury, ⑨ Malgaigne's injury, ⑩ internal derangement of the elbow, ⑪ subluxation of the head of the radius, ⑫ partial dislocation of the radial head, ⑬ dislocation of the head of the radius downward, ⑭ subluxation of the radius by elongation, ⑮ anterior isolated subluxation of the radial head, ⑯ subluxation of the annular ligament at the proximal radio-ulnar joint, ⑰ partial epiphyseal separation of the radial head, ⑱ painful pronation, ⑲ painful paralysis of young infants

文 献

1) Robert E, et al：Recurrent Nursemaid's Elbow (Annular Ligament Displacement). *Pediatrics*, 110：171-174, 2002.
2) Isogai S, et al：Which morphologies of synovial folds result from degeneration and/or aging of the radiohumeral joint：anatomic study with cadavers and embryos. *J Shoulder Elbow Surg*, 10：169-181, 2001.
3) Sankar NS：Pulled elbow. *J R Soc Med*, 92：462-464, 1999.

臨床編　I．上肢／肘関節

7 上腕骨外側上顆炎

どうしましたか！

- テニスで，バックハンドを打つと，肘外側に痛みがでます（図1）．
- ゴルフのスウィング時に，肘外側に痛みがでます．
- 手の使い方が片寄っている仕事のため，手を使うと肘外側に痛みがでます．

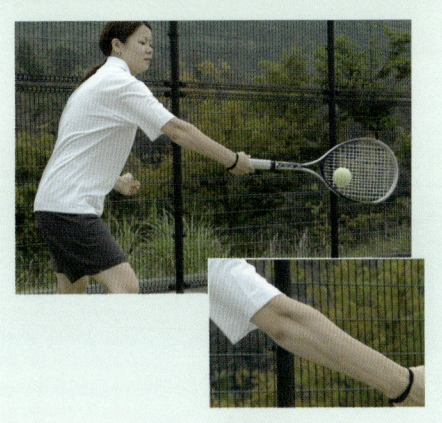

図1　受傷機転

問診・視診・触診のコツ

問　診

―いつから，どのようにすると（使い方），どこに痛みがでますか（指一本で示してもらう）．
―痛みは継続しますか，運動時に限られますか．
―スポーツ歴はどのくらいで，利き手はどちらですか．

視　診

1. 肘のアライメントを確認する（肘角，あるいは肘外偏角）．
2. 外側上顆部に限局した肥厚・膨隆があるかどうかを，左右差から判断する（図2）．

触　診

1. 外側上顆に限局した圧痛，熱感を確認する（図3上）．
2. 原因と考えられる伸筋群（短橈側手根伸筋など）の全長にわたりその緊張を調べる（図3上）．
3. 腕橈関節部の機能障害について確認する（図3下）．
4. 神経性（橈骨神経；後骨間神経，図4）疾患を疑い，関連領域の知覚異常の有無を確認する．
5. トムゼンテスト（Thomsen test）
  肘関節伸展・前腕回内位から手関節背屈に抵抗を与え，外側上顆に疼痛を誘発させる（図5）．

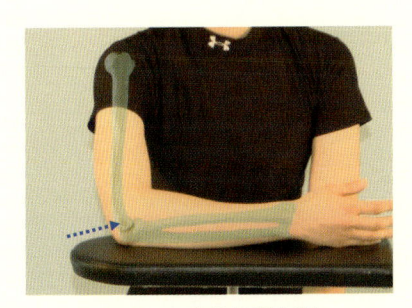

図2　上腕骨外側上顆

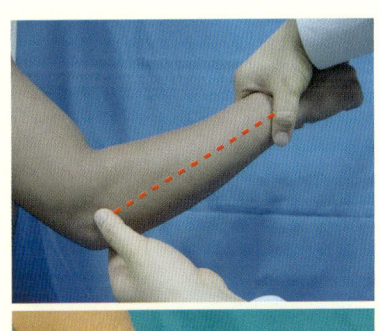

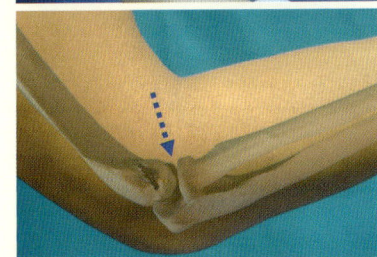

図3　腕橈関節の圧痛部位（上）とそのイメージ図（下）
上図の点線は短橈側手根伸筋を示す．

— 69 —

臨床編　I．上肢／肘関節

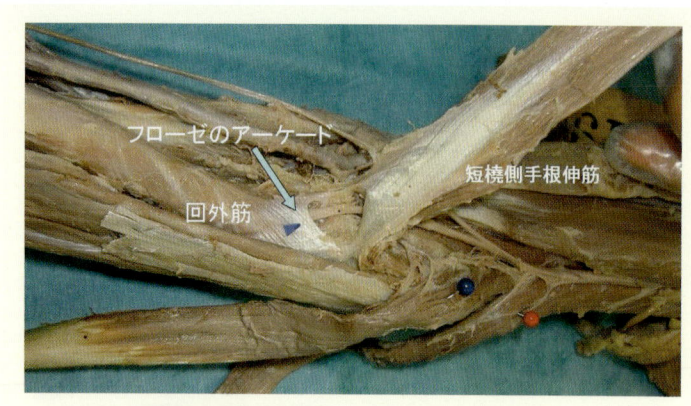

図4　後骨間神経の絞扼部位（左肘周辺）

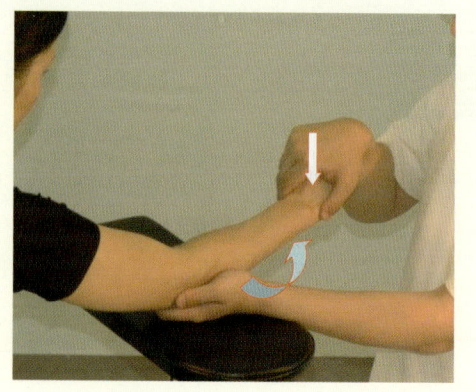

図5　トムゼンテスト

I．発生機序

1) "テニス肘"と呼称され，肘関節伸展・前腕回内位で伸筋群に高エネルギーの負荷，あるいは反復負荷が加わって発生する．
2) 病態の一つは，過使用（overuse）による短橈側伸筋腱起始部の付着部炎（enthesopathy）であり[1]，難治性では，膠原線維の変性・肥厚化と非炎症性線維芽細胞と毛細血管の増生が原因との報告がある[2]．
3) 腕橈関節内滑膜ひだを原因とする報告もみられる[3]．
4) 好発年齢は30〜50歳に多く，男女差はみられない．

II．鑑別診断

　橈骨神経管症候群（主に，フローゼのアーケード arcade of Frohse が影響，**図4**），変形性肘関節症，関節リウマチ，頸椎症性神経根症などが挙げられる．

> 〜インフォームド・コンセント〜
> 1. テニス肘ともいわれ，手首の使い過ぎで肘に痛みが出ています．
> 2. スポーツや仕事での片寄った使い方は控えてください．
> 3. 手を使うときは，肘用のバンドをお勧めいたします．
> 4. 保存的治療が主となりますが，時間を必要といたします．

III．固定法

1) 基本的には，筋の走行に対して直角にテニスバンド（**図6左**）を装着する方法があり，発症初期の治療としては有効との報告がみられる[4]．
2) コックアップスプリントの応用として，手関節背屈力を前腕の圧迫力にかえるテニスバンドの使用も考案されている（**図6右**）．

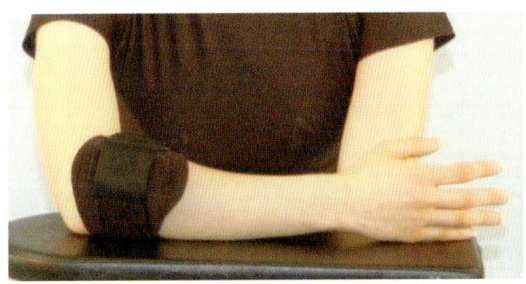

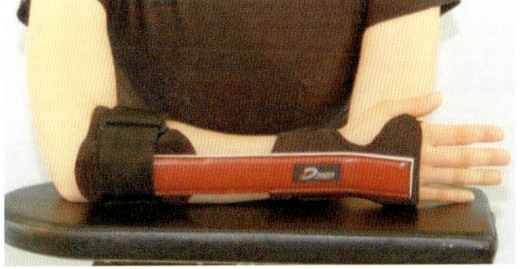

図6　左：テニスバンド，右：コックアップスプリント付きテニスバンド

Ⅳ. リハビリテーション

1) 運動を継続する者が多く，長期に至ることが多い．
2) 罹患筋のストレッチング（**図7**），周囲筋群の筋力増強訓練などを基本に行う．
3) テニスでのバックハンドや肘伸展位での強いグリップ動作は控えるように生活指導する．
4) 日常生活動作（ADL）上は，タオルを絞る動作に工夫を加える必要があり，本疾患を理解する上でも"縦絞り"の方法を説明しておく（**図8**）．

＜タオル絞りの理論＞
1. タオルを絞るとき，手関節伸展位での回内を強制される．
2. この動作は，罹患筋に遠心性収縮を強要するため，疼痛を誘発する．
3. 一方，"縦絞り"は，手関節背屈位・前腕中間位での筋収縮となるため，罹患筋に与える影響は少ない．

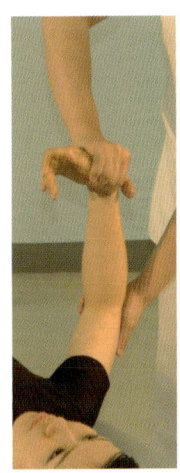

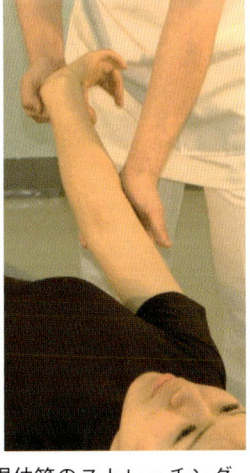

図7　短橈側手根伸筋のストレッチング
　　肘屈曲・前腕中間位をスタート肢位とし，次第に肘伸展しながら前腕を回内し，完全伸展と同時に手関節を掌屈・尺屈する．

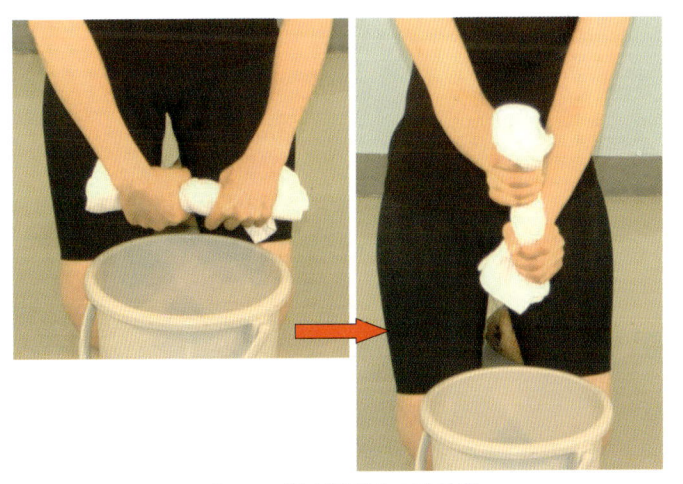

図8　日常生活動作の改善例

V. 参照事項

1) この病態について，二見ら[1]は，保存療法によって約90％が6カ月以内に改善するとの報告[5]から，多くの症例で，放置しても手術に至る症例が少なく，「いわゆる自然に治癒する自己制御型の病気：self-limiting disease」の考え方を肯定している．
2) 短橈側手根伸筋腱起始部と滑膜ひだは組織学的にまじり合っているとの報告がみられる[3]．

文　献

1) 二見俊郎・他：上腕骨外側上顆炎の病態．関節外科，25：55-59，2006．
2) 青木光広・他：難治性上腕骨外側上顆炎の画像診断．整形・災害外科，48：1019-1024，2005．
3) 辻　英樹・他：上腕骨外側上顆炎に対する鏡視下手術．臨整外，43：451-456，2008．
4) Struijs PAA, et al：Conservative treatment of lateral epicondylitis. *The Am J of Sports Med*, 32：462-469, 2004.
5) Smidt N, et al：Corticosteroid injection, physiotherapy, or wait-and-see policy for lateral epicondylitis：a randomized controlled trial. *Lancet*, 359：657-662, 2002.

＜参考事項＞　前腕部掌側の解剖図

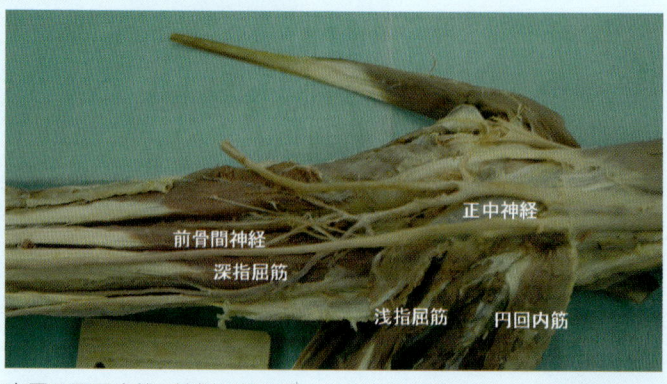

表層の円回内筋・橈側手根屈筋・尺側手根屈筋を開いて深層をみる．
円回内筋・屈筋群による絞扼障害も考えられる．

臨床編　Ⅰ．上肢／肘関節

8　上腕骨内側上顆炎

どうしましたか！
- 野球部の投手ですが，ボールを投げると肘内側に痛みがでます（図1）．
- テニスをしていますが，フォアハンドで打つと肘内側が痛みます．
- ゴルフをしていますが，スウィング時に，利き腕の肘内側が痛みます．

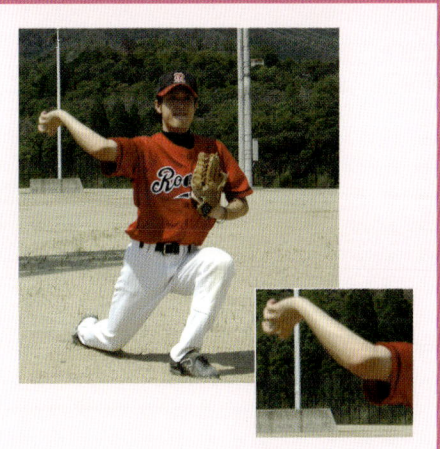

図1　受傷機転

問診・視診・触診のコツ

問　診

―いつ，どうしましたか．
―（スポーツにおいて），どのような動作で痛みますか．
―痛みはいつ頃から続いていますか．
―痛みの部位を指一本で示してください．

視　診

1. 外反肘などの変形はないか．
2. 肘内側に腫脹・膨隆，発赤を認めないか（図2），左右差を確認する．

触　診

1. 肘内側で圧痛部位を触り，さらに上腕骨内側上顆部における組織の肥大・膨隆，屈筋群の短縮・緊張を確認する．
2. 圧痛部位は，筋起始部の遠位2.5〜5.0cmのところにみられることが多い[1]．
3. 末梢での知覚異常（正中・尺骨神経）の有無を確認する．
4. 圧痛部位は円回内筋，橈側手根屈筋の起始部となる（参考事項p72，図）．
5. 手関節屈曲・尺屈・回内位での抵抗ストレステスト，または肘伸展・前腕回外位から他動的に手関節背屈方向に伸張して発痛の有無を確認する．

◀触診のポイント▶
内側上顆は，円回内筋，橈側手根屈筋をはじめとして長掌筋，尺側手根屈筋，浅指屈筋などの起始部となる．骨突起部のX線を示す（図3）．

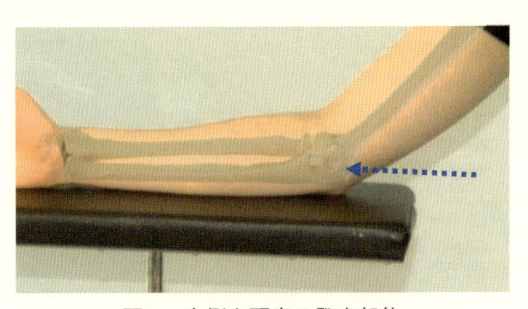

図2　内側上顆炎の発症部位

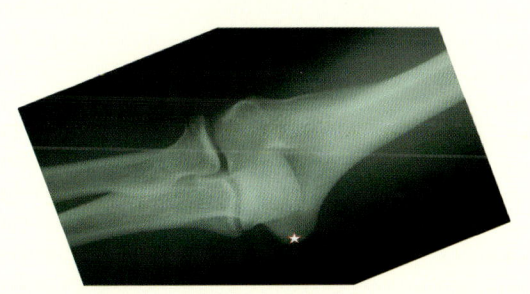

図3　突出した内側上顆の形態（左肘を後方から撮影）

I. 発生機序

1) 肘関節伸展回外位で，手関節屈筋群の瞬間的，あるいは持続的収縮によって生じる．
2) 前腕屈筋群付着部の内側上顆に外力が加わり，急性，あるいは慢性的炎症が生じたものである．

II. 鑑別診断

1) 内側側副靱帯損傷，離断性骨軟骨炎，滑車障害，頸椎症との鑑別が必要である．
2) 骨軟骨障害が疑われる疾患については，さらに専門医を紹介する．
3) 頸椎症性神経根症は頸椎の圧迫・牽引検査の陽性反応から推測する．

> 〜インフォームド・コンセント〜
> 1. 肘内側の骨付着部炎です．主に，使いすぎが原因となっていますのでしばらくの安静を必要とします．
> 2. 手首の過剰な使用で屈筋群の起始部，骨膜に炎症をきたしています．使いすぎは控えてください．
> 3. 内側側副靱帯の強化を併せて行うことが必要です[2]．

III. 固定法

安静が第一の治療法であり，特に固定の必要性はない．エルボーバンドを内側に用いることもあるが，その効果は明らかでない．

IV. リハビリテーション

1) 運動前には前腕屈筋群を十分に伸張し，練習後は患部にアイシングを行う．
2) 屈筋と相対する前腕の伸筋群を鍛え，屈筋とのバランスを保つ．
3) 内側側副靱帯の強化は，本疾患の予防として効果的である．
4) ストレッチング（図4），筋力増強訓練を継続し，痛みが減少するまで患部へのストレスを減らす．
5) スポーツ時に痛みを訴える場合，そのフォームの改善等を考慮する．

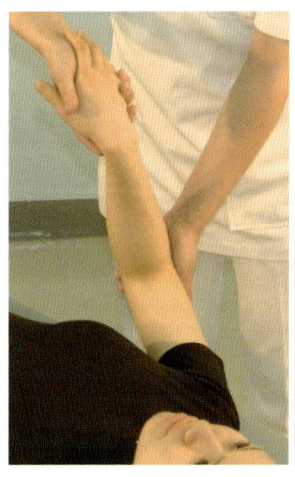

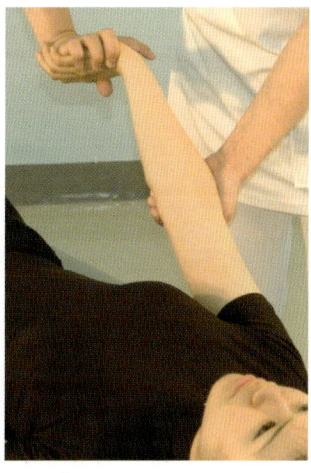

図4 前腕屈筋群のストレッチング
肘屈曲・前腕回内・手関節掌屈・尺屈位から徐々に
肘伸展・前腕回外・手関節背屈・橈屈を行う．
左：スタートポジション, 右：フィニッシュポジション

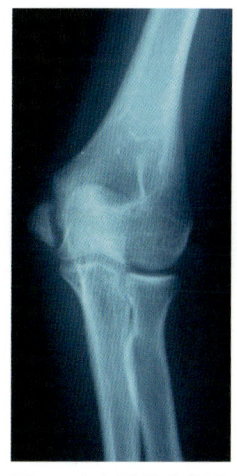

図5 右上腕骨内側上顆のX線像
後方からみる．
10歳男子

V. 参照事項

◆ 1. 上腕骨内側・外側上顆炎の特徴

1) 内側上顆炎は，外側上顆炎と比べて屈筋群の付着する骨表面積が大きく，また，屈筋群は筋容積が大きいことから外力が限局しにくいと考えられる．少年期の肘周辺のX線画像を示す（図5）．
2) 内側上顆は上記のように限局して外力を受けにくいため，重篤な症状とはなりえず，"テニスバンド"等の効果も得られにくい．

◆ 2. 絞扼神経障害の可能性

1) 内側上顆炎に続発する疾患として，正中神経の絞扼が挙げられる．
2) "円回内筋症候群"は，正中神経が円回内筋や上腕二頭筋腱膜，あるいは浅指屈筋起始部の腱弓で絞扼されたものであり（参考事項p72，図），橈側手根屈筋・長掌筋・浅指屈筋麻痺や該当領域に知覚障害を呈する[4]．
3) 長母指屈筋・方形回内筋・第2, 3指深指屈筋に限局した運動麻痺は，前骨間神経麻痺として正中神経麻痺とは区別される．

◆ 3. 上腕骨内側・外側骨軟骨障害の比較

スポーツ障害においては，内側上顆の骨軟骨障害は肘障害の約90%を占める[2,3]．

文　献

1) 赤坂清和・他（監訳）：理学療法のクリティカルパス（上巻）．エンゼビア・ジャパン，2004．
2) 鈴江直人・他：成長期のスポーツ肘障害．関節外科，25：65-67，2006．
3) 柏口新二・他：スポーツによる骨軟骨障害の予防．The Bone, 19：407-412，2005．
4) 田尻康人・他：回内筋症候群．整形・災害外科，51：513-518，2008．

臨床編　Ⅰ．上肢／手関節

9　橈骨遠位端骨折（特に，コーレス骨折）

どうしましたか！
- 転倒して手をついた後に，手首が動かなくなりました（図1）．
- 子どもがすべり台から落ちてから，手首に痛みを訴えます．

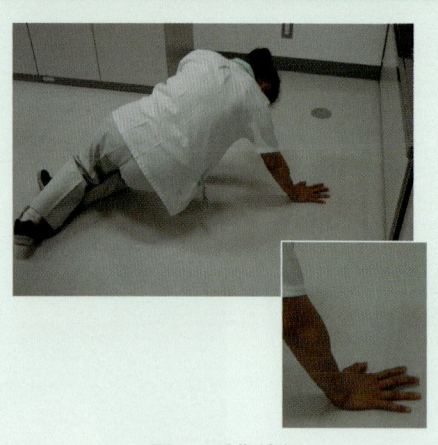

図1　受傷機転

問診・視診・触診のコツ

問診

―いつ，どのようにして倒れましたか．
―手のどの辺りが痛いですか，動かせますか．

<注意事項1>
1. 橈骨遠位端骨折の転位は，受傷肢位が影響する．
2. 手をどのようについたのか，そのときの手の肢位が背屈・掌屈のいずれかを確認する．

<注意事項2>
患者の指輪などは早急にはずす．浮腫のために指に壊死を生じる可能性がある．

視診

1. 患者の顔色，身体の冷汗などをチェックする．
2. 橈骨遠位から指にかけての腫脹，変形，皮下出血を確認する．
3. 変形のある場合，転位方向とその程度を確認する（図2）．
4. X線像から転位の方向を確認する（図3）．

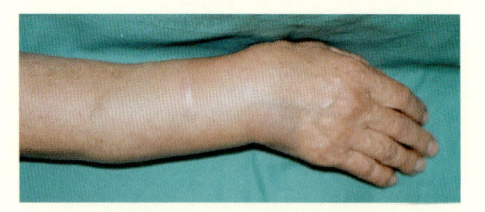

図2　コーレス骨折の外観

触診

1. 皮膚の知覚障害と脈拍の確認をする．
2. 骨折部に限局した圧痛（マルゲーニュの圧痛）を確認する．
3. 骨折線の触診と骨片転位を確認する（図2）．

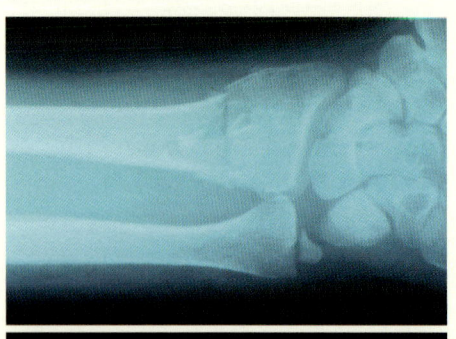

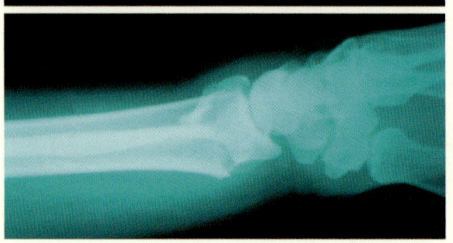

図3　コーレス骨折のX線像（上：正面，下：側面）

I. 発生機序[1]

1) 手関節背屈・前腕回内位で手をついた場合，橈骨端からの長軸圧によって橈骨骨幹端の脆弱部位（ultradistal radius：UDR）[8]に外力が集中して骨折をきたす（**図4**）．
2) 転倒時に，橈骨が舟状骨，月状骨間でロックされ，その外力の約80％が橈骨に伝達されてUDRで骨折することが多い[1]．

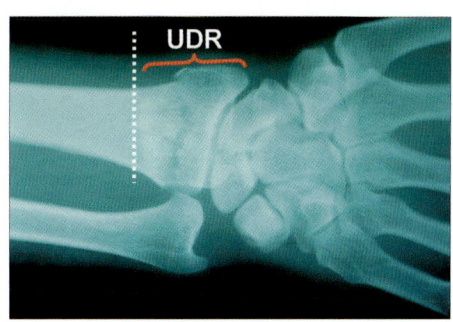

図4 橈骨の遠位端部（UDR）[8]
橈骨全長で遠位端から10％の領域をUDRとよぶ．

＜注意事項3＞
1. 年齢にかかわらず好発する．
2. 小児では若木骨折となるが，25°前後の角状変形は自家矯正される．
3. 青壮年では転位の大きな関節内粉砕型になることが多い．
4. 高齢者では骨粗鬆症のため，軽微な外力で発生し，粉砕骨折となることがある．

II. 鑑別診断

1) 手関節周辺の損傷，すなわち三角線維軟骨複合体（triangular fibrocartilage complex：TFCC）損傷，尺骨茎状突起骨折，手根骨（特に舟状骨）骨折，遠位橈・尺骨の脱臼（ガレアッチ骨折を含む），手根管症候群を考える．
2) 複合性局所疼痛症候群（complex regional pain syndrome：CRPS 1型），反射性交感神経性ジストロフィー（reflex sympathetic dystrophy：RSD）を考慮する．

～インフォームド・コンセント～
1. 手首の骨（橈骨）が折れています．
2. 整復と固定が必要になりますが，整復を行ってもよろしいでしょうか．
3. 固定期間は小児で2～3週間，成人で5～6週間を必要とし，その間，指の運動などを積極的に行います．
4. 症例によっては，観血療法の必要性があります．

＜観血療法の適応＞
1. 不安定型コーレスに該当するもの．
2. 整復後に再転位のあるもの．
3. 関節内に重度の粉砕を伴うもの．
4. 循環障害や正中神経麻痺を認めたもの．

III. 整復法

整復法には，牽引直圧法，屈曲整復法，フィンガートラクションによる整復法などがある[2]．

臨床編　Ⅰ．上肢／手関節

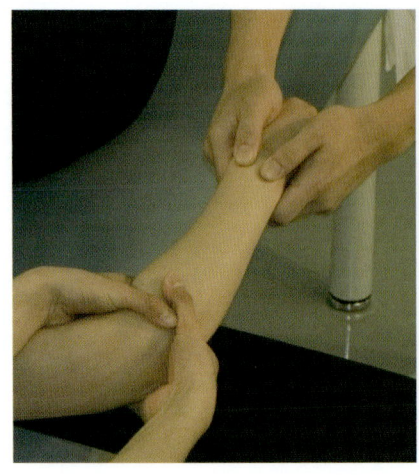

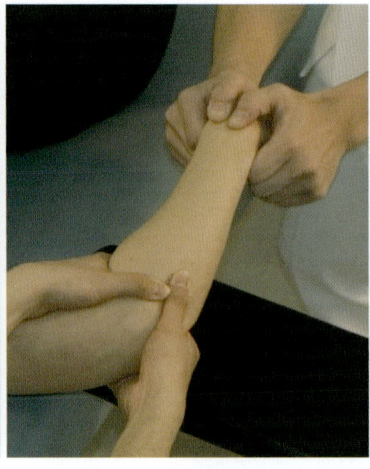

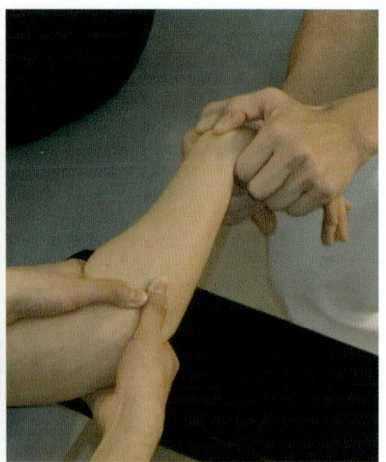

図5　牽引直圧法

　原則として，健側との比較から，①橈骨の短縮は4mm以内を保つ，②関節面でのstep offは，若年者で1mm以内，高齢者で2mm以内を保つ，③さらに，掌側傾斜角（volar tilt），橈骨傾斜角（radial tilt）を考慮して行う[2]．

◆1．牽引直圧法（図5）

1) 肘関節を90°屈曲・前腕回内位で橈骨遠位骨片を長軸方向にしばらく牽引する（図5左）．
2) そのまま牽引を緩めず両母指で遠位骨片に背側から掌側に圧迫を加え，同時に他の指で近位骨片を掌側から押し上げる（図5中）．
3) さらに，手関節を掌屈・尺屈し，回内を行って整復を終える（図5右）．

◆2．フィンガートラクションによる整復と固定法（図6）

1) 蛇腹（指を挿入すると抜けなくなる）に指2～3本（多くは，母指・示指・中指）を挿入する．
2) 背臥位で，上腕を水平に，前腕は中間位から回外位で垂直にして上腕部に2～3kgの重りを下げて反対牽引（countertraction）をかけながら牽引を行う（図6左）．
3) 3～4分間の持続牽引である程度自然整復されるが，不足については徒手的整復を行う（図6中央左）．

図6　フィンガートラクションによる整復

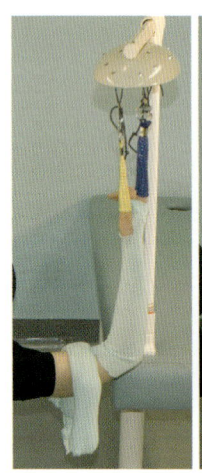

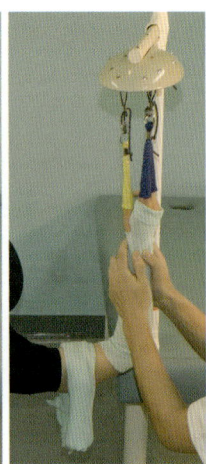

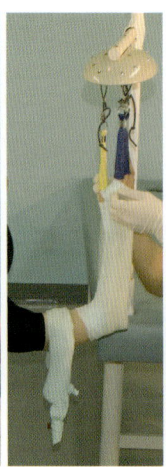

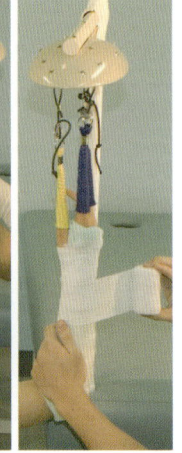

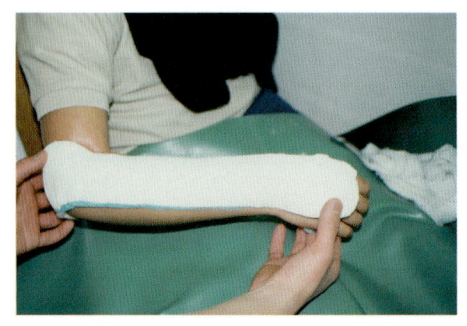

図7　U字型のシュガートング

4) 次に，プラスチックキャストをU字型に折り曲げて肘部からMP関節間にあて（**図6中央右**），その上から包帯で巻いて固定を終える（**図6右**）．
5) このU字型固定はシュガートング（**図7**）ともいい，牽引したままで固定できるメリットがある．
6) 整復時の痛みが少ないことから，この肢位での整復・固定が好まれる．

IV．固定法

◆1．回内位固定 [3, 4]

1) 手関節軽度掌屈・前腕回内位で固定する方法である．
2) 骨折部が安定している症例では，前腕中央からMP関節まで固定する．
3) 骨折部の不安定なものでは，2〜3週間は上腕部下端からMP関節までを固定し（**図8**），その後，前腕からMP関節までの固定とする．
4) 現在は，中間位あるいはやや回外位での固定が多い．

◆2．回外位固定

1) 手関節軽度掌屈・前腕回外位固定のメリットは，回外位整復のまま固定を行えることである（**図9**）．
2) 回外位はマイナスバリアント（minus valiant）となり [2]，さらに腕橈骨筋の背側への作用を弱めることから遠位骨片の背側転位を予防できる [3]．
3) 手関節の掌屈を強めると（いわゆるコットンローダー肢位），手根管内圧を高め，拘縮の発生も早いことから避ける方がよい．

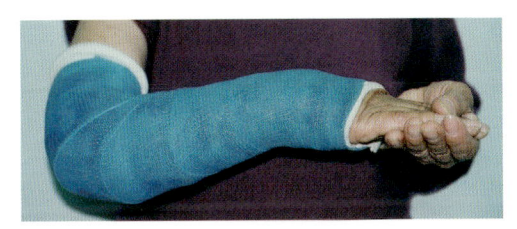

図8　前腕回内位固定　　　　図9　回外位固定

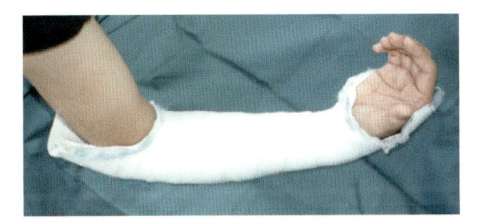

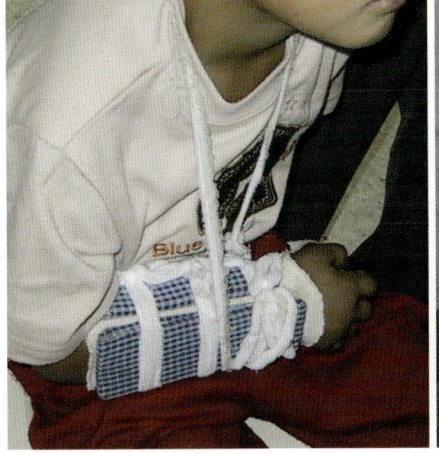

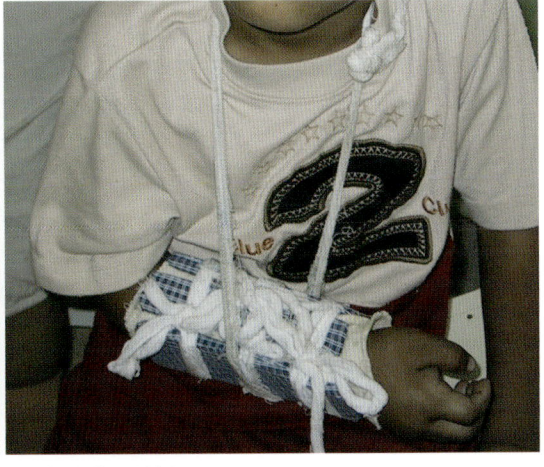

図10　夾板固定の外観

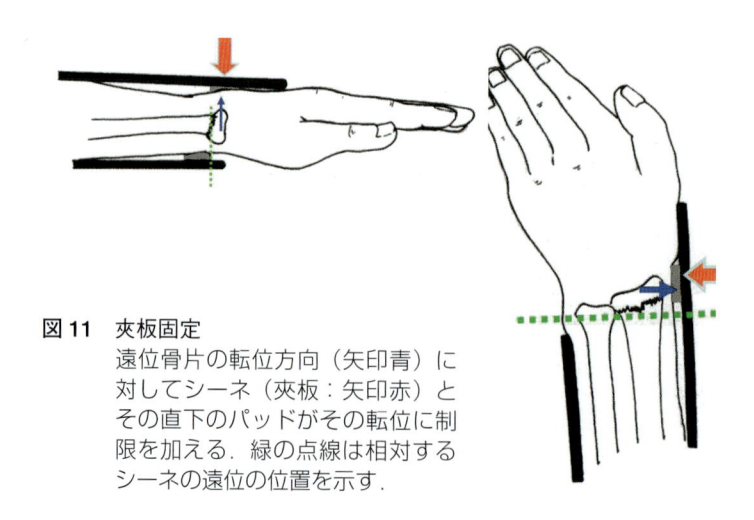

図11 夾板固定
遠位骨片の転位方向（矢印青）に対してシーネ（夾板：矢印赤）とその直下のパッドがその転位に制限を加える．緑の点線は相対するシーネの遠位の位置を示す．

◆ 3. 夾板固定[5]（中国式外固定法：図10），またはシーネを用いた三点固定

1) 骨折部の周囲を長さの異なる4本のシーネを用いて固定するものである（図10）．
2) 長さは，前腕の長さの2/3～1/2を用い，背側・橈側シーネは長く，掌側・尺側シーネは短いものを用いる．
3) 遠位骨片の転位方向である背側・橈側は遠位までの固定を行い，掌側・尺側は手関節までの固定として手の動きを制限しないことである（図11）．
4) 以上の固定は骨片の転位を抑制することになり，さらに手の使用によってこれらの固定は整復を促す方向のベクトルをもたらす．

◆ 4. 背屈位ギプス

手関節背屈位でのギプス固定が報告されており，整復位保持に優れて関節拘縮の発生も少ない[3]．改良型ギプス固定に関する報告[4]もみられている．
1) フィンガートラップを用いて整復後，ギプスを前腕近位からMP関節まで巻く．
2) 巻き終わったら牽引を除去し，硬化する前に徐々に手関節を背屈する．このさい，手掌と前腕中央を掌側から圧迫，さらに遠位骨片の背側を掌側に押して，三点固定の応用により支持性を得る．
3) 術者は患部をモールディングし，硬化まで保持する．
4) 最後に，母指球部分をカットして露出する．

V. リハビリテーション

早期から，手指，肩関節の自動運動を指導し，指と肩関節の拘縮発生を予防する．

1. 受傷～3週間
1) 高齢者では，早期より指の運動（100～500回／日），肩関節の自動・振り子運動，屈曲・伸展，内旋・外旋運動40～50回／日を積極的に行う[6]．
2) 指の内在筋の等尺性運動を含む．

2. 4～5週間
シリンダーキャストであれば，シャーレ，あるいは副子固定として積極的に自動運動を行う．

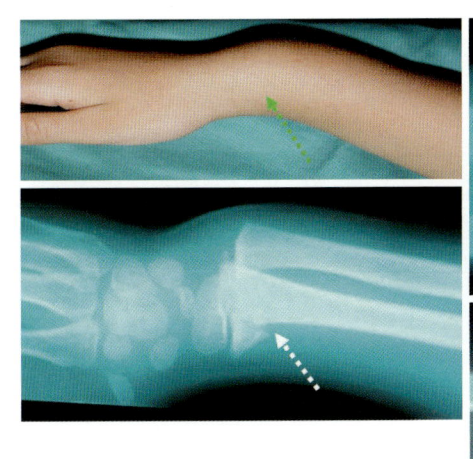

図12　関節内骨折のX線像
　　　左：掌側バートン（トーマスⅡ型），
　　　右上：ショフール骨折，
　　　右下：粉砕骨折

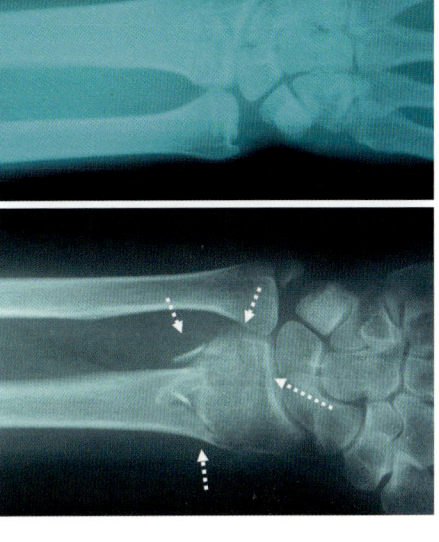

3. 5〜7週間
固定を除去して，手関節の屈曲・伸展運動，前腕の回内・回外自動運動を行う．

4. 8週以降
1) 手関節の適度な抵抗運動と握力向上を意識させる．
2) また，身辺動作や日常生活に対して積極的に使用するよう指導をする．

Ⅵ．参照事項

◆ 橈骨遠位端関節内骨折の分類

1) 橈骨遠位端骨折の古典的分類法として，転位方向から伸展型（コーレス骨折）と屈曲型（スミス骨折）に分けられ，コーレス骨折が約70％を占める[7]．
2) 関節内骨折の分類としては，背側バートン，掌側バートン（**図12左**），ショフール骨折（**図12右上**），粉砕骨折（**図12右下**）などに分類されている[7]．

文　献

1) 武田　功・他：上肢骨折の保存療法．医歯薬出版，2005．
2) 梁瀬義章：上肢骨折に対する保存療法とその限界，橈骨遠位端骨折．関節外科，21：41-48，2002．
3) Gupta A：The treatment of Colles' fracture；immobilisation with the wrist dorsiflexed. *J Bone Joint Surg Br*, 73：312-315, 1991.
4) 高畑智嗣：橈骨遠位端骨折のプライマリケア　手関節背屈位ギプスの成績．臨床整形外科，39：23-29，2004．
5) 松下　隆・訳：カラーアトラス骨折徒手整復術．南江堂，2005．
6) 佐々木孝：橈骨遠位端骨折の保存的治療法とその限界—特に不安定型骨折に対する保存的治療の限界症例について—．臨床整形外科，37：1029-1039，2002．
7) 斉藤英彦：橈骨遠位端骨折—粉砕骨折の分類と治療—．*MB Orthop*, 13：71-80，1989．
8) Eastell R：Forearm fracture. *Bone*, 18（3 Suppl）：203S-207S, 1996.

臨床編　I．上肢／指関節

10 マレットフィンガー（槌指）

どうしましたか！
- バスケットボールで，指先に球が当たり，その後，指先の関節が伸ばせません．
- 野球をしていてボールが指先に当たり，その後，指先の関節が伸びなくなりました．

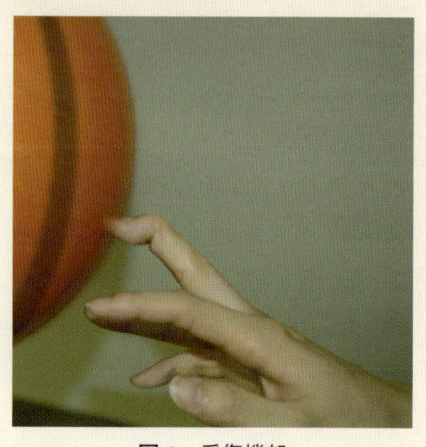

図1　受傷機転

問診・視診・触診のコツ

問　診
―いつ，どうしましたか．
―受傷時の様子を覚えていますか．
―指先を伸ばすことができますか．
―そのさい，痛みはどこにありますか．

視　診
1. 外観から，指先が屈曲位を呈している（図2）．
2. 受傷部（末節骨背側面）に腫脹や発赤を認める（図3）．

触　診
1. 損傷部に熱感・腫脹と圧痛を認める．
2. DIP関節の伸展障害，疼痛などを認める．
3. タイプIIIは関節内骨折であり（図4），遠位骨片の掌側脱臼を認めることがある．

＜注意事項＞
触診時に，むやみにDIP関節を屈曲，過伸展位とすると，骨折部の転位を助長することから注意が必要である（図4，9参照）．

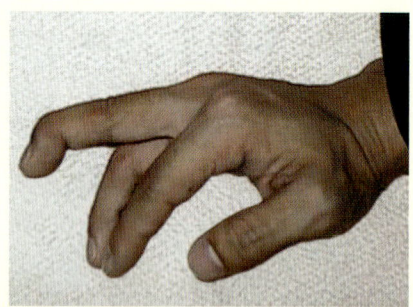

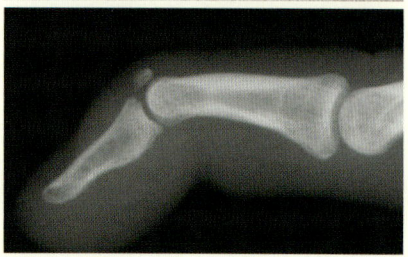

図2　マレットフィンガー（タイプII）の外観（上）とX線像（下）

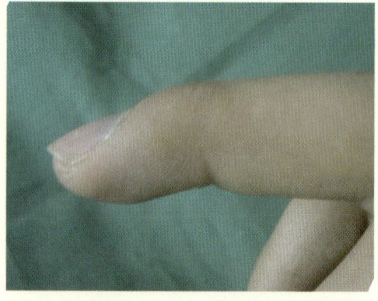

図3　受傷時，末節骨背側面の腫脹と発赤

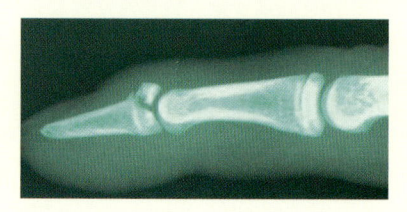

図4　マレットフィンガー（タイプIII）

10. マレットフィンガー（槌指）

I. 発生機序

1) 指先に外力が加わった結果，DIP 関節が屈曲位（タイプ I，II），あるいは伸展位（タイプ III）を強制されたものである．
2) 末節骨の基部背側には指伸筋の終止腱が付着しており，外力によって腱自体の断裂，あるいは基部裂離骨折をきたしたものである．
3) 骨折に遠位骨片の掌側脱臼を伴うものもある（タイプ III）．
4) 指伸展機構が障害されて自動伸展が不能になる．
5) 野球時，指先にボールが当たってしばしば発生するため，ベースボールフィンガーとも呼ばれる．

＜特徴＞
マレット（mallet）とは，小槌の意味で，その外観から DIP 関節が屈曲位となり，伸展不能に陥ったものをいう．小槌のような変形に陥りやすいことがうかがえ，元の状態にもどすのが困難であることを示している．

II. 鑑別診断

末節骨骨折，中節骨骨頭骨折，DIP 関節背側脱臼（図5）などに注意する．

~インフォームド・コンセント~
1. 指先の腱が切れている，あるいは骨が折れています．
2. 放置すれば，指先は曲がって伸びなくなります．
3. 長期の固定が必要であり，その間，固定をはずしてはいけません．
4. 指先が伸ばせないという後遺症をもたらす可能性が強いため（図6），必要があれば観血療法の選択肢もあります．

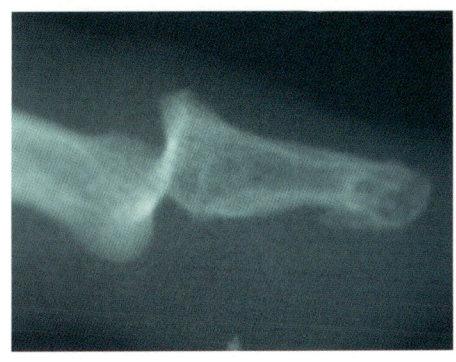

図5　DIP 関節の背側脱臼

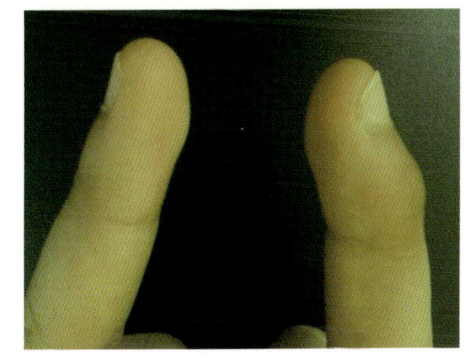

図6　DIP 関節が伸展不能（右患肢）

III. 整復法

1) 損傷分類のタイプ I とタイプ II で転位の有無にかかわらず，DIP 関節軽度伸展位で手背・

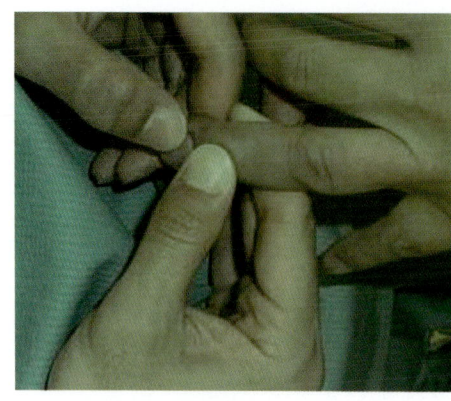

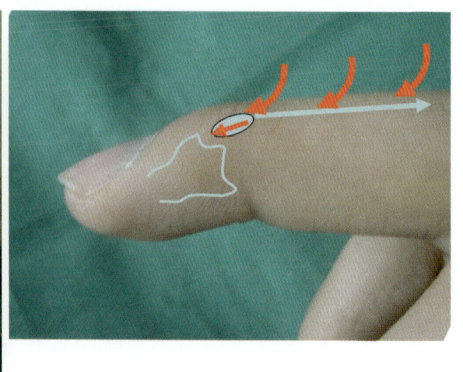

図7　整復法
DIP 関節軽度伸展位で伸筋腱を指背から末梢にたぐり寄せる．

　指背から伸筋腱を末梢にたぐり寄せ，最後に骨片を圧迫して整復を行う（**図7左・右**）．
2) タイプⅢは，末節骨遠位骨片の掌側脱臼を伴うことがあり（**図4**），中節骨骨頭の背側を押さえながら遠位骨片を関節面の方向に持ち上げ，骨片との適合性を図る．ただし，骨片の安定性は得られにくく，後遺症を残存しやすい．

Ⅳ．固定法

　ギプス包帯や水硬化性キャスト材による固定は，DIP 関節の安定性が得られにくく，むしろ皮膚の観察が可能で，形成を行いやすいアルミニウム副子がよく使用される．長さは，PIP 関節から指先までの範囲で十分な固定力が得られる [1, 2, 3]．

◆1．タイプⅠ，タイプⅡの固定

1) タイプⅠの腱性マレット，タイプⅡの骨性マレットはいずれも伸展，あるいは軽度伸展位で固定する（**図8左**）．
2) 固定範囲は，中節骨から末梢まででよい（**図8右**）．

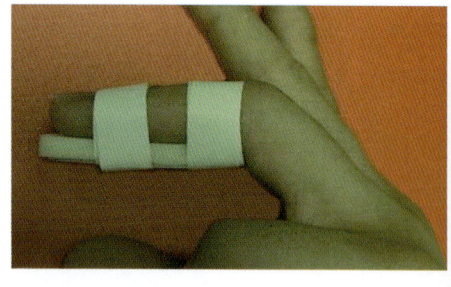

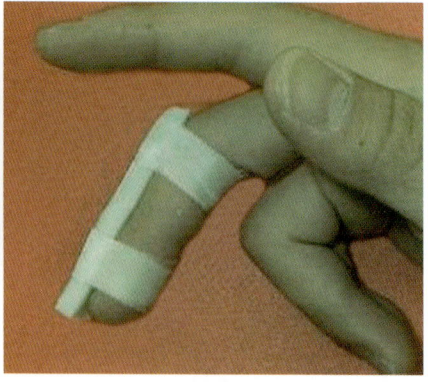

図8　掌側（左）・背側アルミ副子（右）による固定

<参考事項>
1. 腱性マレットは骨性マレットよりも固定期間を長くする．
2. 固定期間は，タイプⅠで6〜8週間，タイプⅡでは，5〜6週間を目安とし，指伸展力の回復状況をみながら期間を判断する．

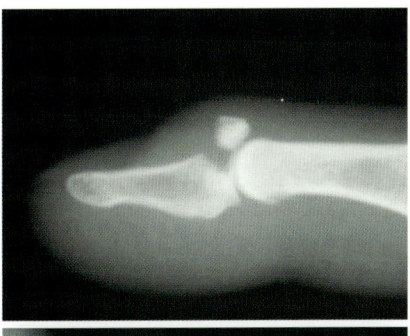

図9 タイプⅢの固定肢位と骨片の移動
（上：中間位，中：伸展位，下：屈曲位での位置）
上・中図は近位骨片を不安定にする．下図は近位骨片が安定する肢位といえる．

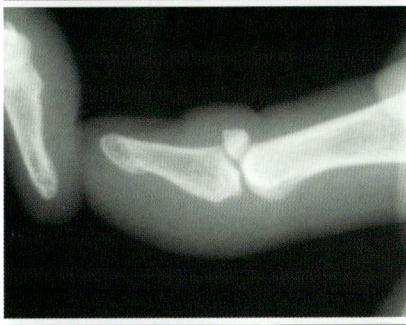

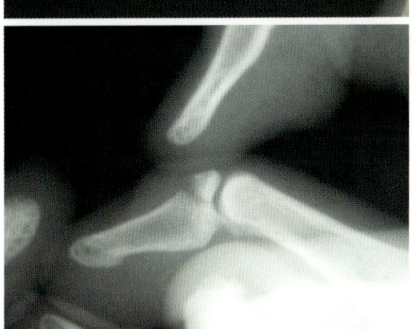

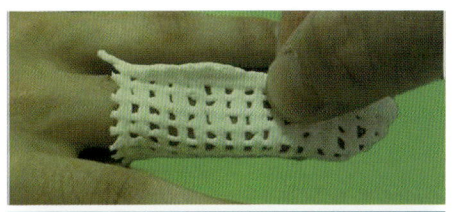

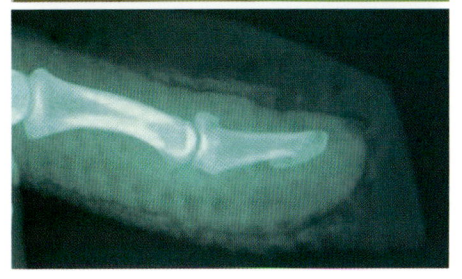

図10 プライトンによる包み込み固定
（上：外観，下：そのときのX線像）

◆ 2. タイプⅢの固定

1) DIP 関節を軽度屈曲位とする．
2) 末節骨の近位端を掌側より押しあげ，中節骨または末節骨伸筋腱付着部の骨片を背側より圧迫して骨片の間隙が埋まるようにする（図9）．

◆ 3. プライトン固定

1) プライトンを用いて，基節骨中央から末梢までを包み込む固定を行う．
2) 指用ストッキネットの上から，DIP 関節伸展位として，指全体をプライトンで包みあげ，指腹側を台上において遠位骨片の掌側脱臼を安定させながら背側の骨折部を軽く圧迫する（図10）．

<参考事項>
1. スタック（Stack）分類のタイプⅠタイプⅡは，原則的に保存療法の適応，タイプⅢは観血療法の適応といわれている．しかし，タイプⅢについても，整復と固定の安定性（骨片が安定）が得られれば保存療法を試みる．
2. 初診時，時間の経過とともに予後が悪くなるので速やかに対応する．
3. 放置例は，スワンネック変形（p.86）を呈する．
4. タイプⅢで，固定除去後もしばらく夜間副子を装着する．

V. リハビリテーション

1) 外傷後の腫脹を放置しておくと，関節内は滲出液で浸潤され，滑膜ひだや腱と腱鞘間，靱帯や筋肉周囲に線維素が沈着して拘縮が発生してくる．
2) 拘縮を防止するためには，初期は患部を冷やし適切な圧迫を加え，他の指をできるだけ早期に運動させる．
3) 固定除去後に，まず自動運動を指導し，他動運動による介入は控える．

VI. 参照事項

◆1. スワンネック変形（白鳥のくび変形）（swan-neck deformity）

1) DIP 関節屈曲位，PIP 関節過伸展位での変形をいう．
2) マレットフィンガーを放置すると，終止腱断裂による DIP 関節の伸展不能と，中央索（正中索）による PIP 関節伸展力によってスワンネック変形を呈する．
3) その他に，手内筋の拘縮や伸筋腱と屈筋腱のインバランスによって起こりうる．

◆2. マレットフィンガーの分類

マレットフィンガーは伸筋腱付着部の腱断裂（腱性マレット）と裂離骨折（骨性マレット）に大きく分類され，小児においては末節骨骨端線離開が含まれる（図11）．

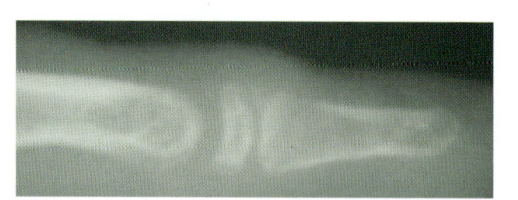

図11 小児のマレット指（末節骨骨端線離開）

＜スタック分類[2]＞
タイプⅠ　終止腱の断裂
タイプⅡ　終止腱での裂離骨折
タイプⅢ　末節骨の関節面に至る裂離骨折

発生機序は，タイプⅠとタイプⅡがDIP関節屈曲を強制（図12上），タイプⅢは伸展位を強制されて発生する（図12下：長軸方向からの外力による伸展強制）．

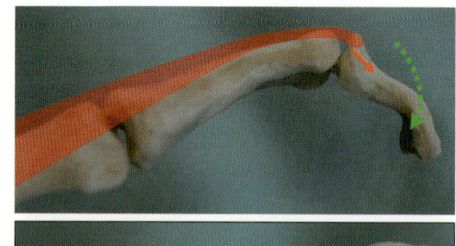

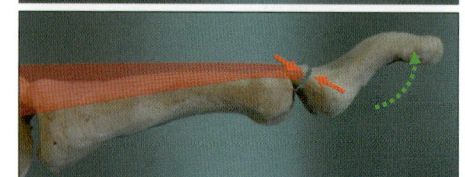

図12 外力の加わり方

文　献

1) 田口大輔・他：Mallet finger に対する固定の意義―長さの異なる2種類のアルミ副子―．柔道整復接骨医学，16：14-20, 2007.
2) Stark HH, et al：Mallet finger. *J Bone Joint. Surg*, 44：1061-1068, 1962.
3) Abouna JM, et al：The treatment of mallet finger. *Br J Surg*, 55：653-666, 1968.

臨床編 Ⅰ．上肢／指関節

11 中手骨骨折
（中手骨頸部骨折，ボクサー骨折）

どうしましたか！

- 壁を拳で強打した後，小指側の甲が腫れてきて指を動かすことができなくなりました（図1）．
- 素手でボクシングを終えた後，小指の付け根が痛くて動かせません．

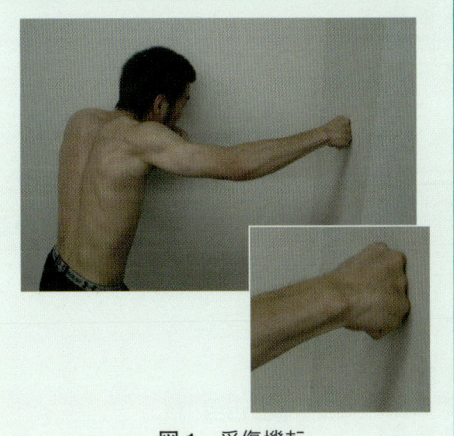

図1 受傷機転

問診・視診・触診のコツ

問 診

―いつ，どうしましたか．
―手はどのように強打しましたか．
―最も痛い部位はどこですか．
―指を閉じたり開いたりできますか．

視 診

1. 右手の第4, 5指MP関節周囲に腫脹と皮下出血が認められる（図2上）．
2. 骨折部に腫脹，発赤と明らかな変形を認める（図2下）．

触 診

1. 骨折部に変形・軋音・圧痛，腫脹が認められる．
2. 中手骨の長軸方向への軸圧痛が顕著である．
3. MP関節部に腫脹と屈伸障害がある．
4. MP関節での脱臼の有無をチェックする．
5. X線像で中手骨頭の掌側転位がみられる（図3）．

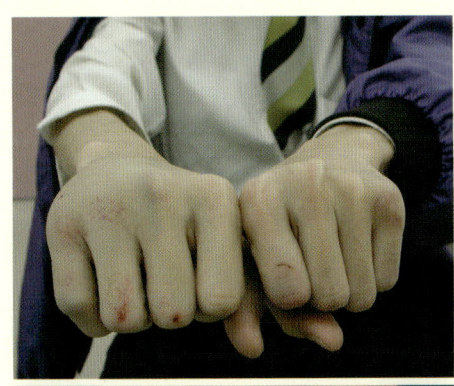

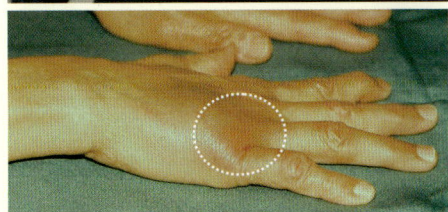

図2 右中手骨頸部骨折の外観
上：32歳男性．第4, 5指に腫脹と皮下出血斑がみられる．下：60歳女性．骨折部の腫脹と発赤（○部分）

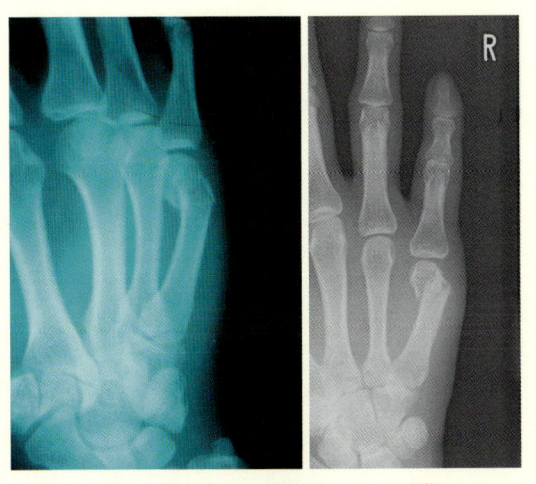

図3 第5中手骨頸部骨折のX線像

臨床編　Ⅰ．上肢／指関節

Ⅰ．発生機序

1) 拳をつくりパンチをしたときに中手骨頭部に外力が加わり，中手骨彎曲部（頸部）に骨折が発生する．
2) 中手骨頸部骨折は，骨間筋・虫様筋によって骨頭が掌側に引かれ，定形的な背側凸の屈曲変形を呈する．

Ⅱ．鑑別診断

中手指節関節脱臼，基節骨骨折，中手骨骨頭骨折などを考慮する．

～インフォームド・コンセント～
1. 小指の骨が折れています（中手骨頸部骨折）．
2. 整復後，少なくとも4～5週間の固定が必要です．
3. 観血療法も選択肢にありますが，保存療法と比べて機能上の差はほとんどないといわれています[1]．

Ⅲ．整復法

◆ 1．通常の整復法（図4）

近位骨片を固定し，指を牽引しながらMP関節90°屈曲位として，骨折部を背側に押し込み整復する．MP関節90°屈曲位のままで固定に移る（図4）．

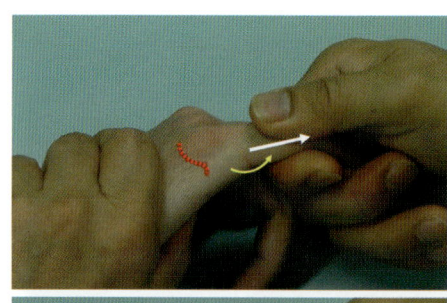

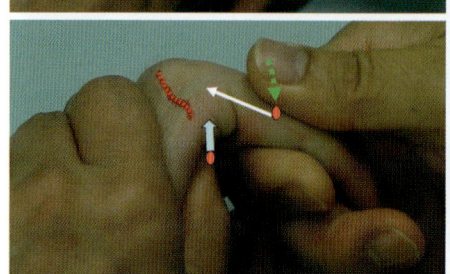

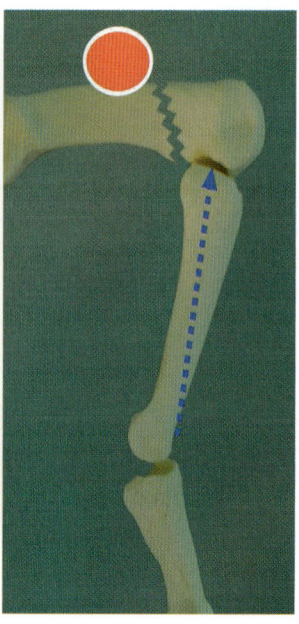

＜注意事項1＞
1. MP関節脱臼を合併すると，その多くは背側脱臼となり整復が困難となることが多い．
2. 整復困難な場合，観血療法の適応を考慮する．

図4　通常の整復法
左上図：赤点線：骨折線，矢印白：牽引方向，矢印黄色：回転ぎみに牽引する．
左下図：赤点線：骨折線，矢印白：圧迫方向，矢印水色：下から押し上げる，矢印緑：下へ押さえ込む．
右図：○は固定部，矢印方向に押して整復する．

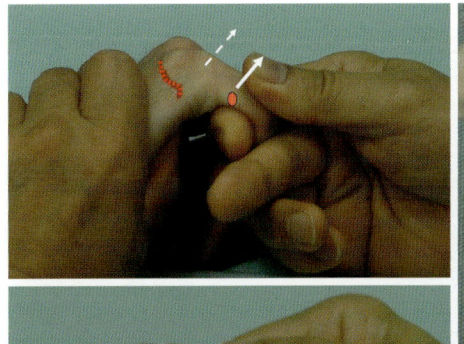

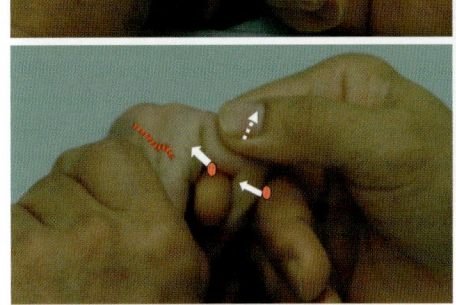

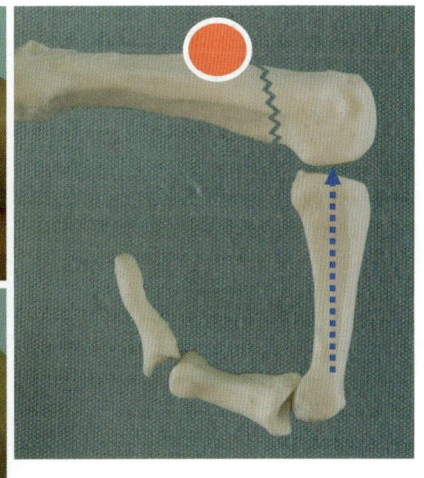

図5　ジャスの 90°―90°整復法
左上図：赤点線：骨折線，矢印白：牽引方向，赤点：力のポイント．
左下図：牽引（白点線）を加えながら背側に押し上げる（白実線）．
右図：○は固定部，矢印方向に押して整復する．

◆ 2. ジャス（Jahss）の 90°―90°整復法（図5）

最もよく用いられる整復法である．

1) 患肢の手関節を軽度背屈位で保持，患指の MP 関節 90°・PIP 関節 90°屈曲位とする．
2) 近位骨片の背側を固定し，この肢位で中手骨の長軸方向に牽引しながら基節骨で遠位骨片を掌側から背側につきあげる．
3) MP 関節 90°屈曲位は，側副靱帯や関節包を緊張させるため，安定性が増して牽引力が伝わりやすくなる．
4) MP 関節 90°屈曲位は，骨間筋，虫様筋を弛緩させることから，遠位骨片の背側への整復を可能とする．

Ⅳ. 固定法

◆ 1. 通常の固定法（図6）

1) プラスチックキャスト，ブライトンを用いて前腕から指先までの背側，あるいは掌側を固定する．手関節軽度伸展位，MP 関節 80°～90°屈曲位，IP 関節軽度屈曲位で固定を行う．
2) 比較的軽度の場合に有効である．

◆ 2. 包み込み固定（図7）

1) 整復後に，MP・PIP 関節を 90°屈曲位として患指と隣接指をストッキネットで包み込む．そのさい，指先が舟状骨に向いていることを確認する[2]．
2) この肢位で，さらに余分なストッキネットを手掌に丸めて挿入し，その上から水硬化性キャスト材で固定する．
3) 巻き終わったら，硬化する前に遠位骨片が背側に向くように PIP 関節を背側方向に，一方，

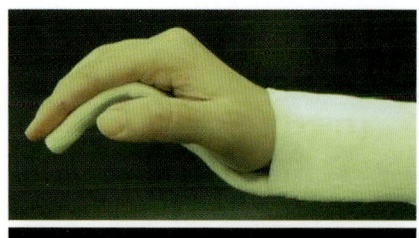

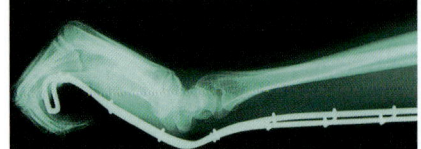

図6 通常の固定法（上）とそのX線像（下）

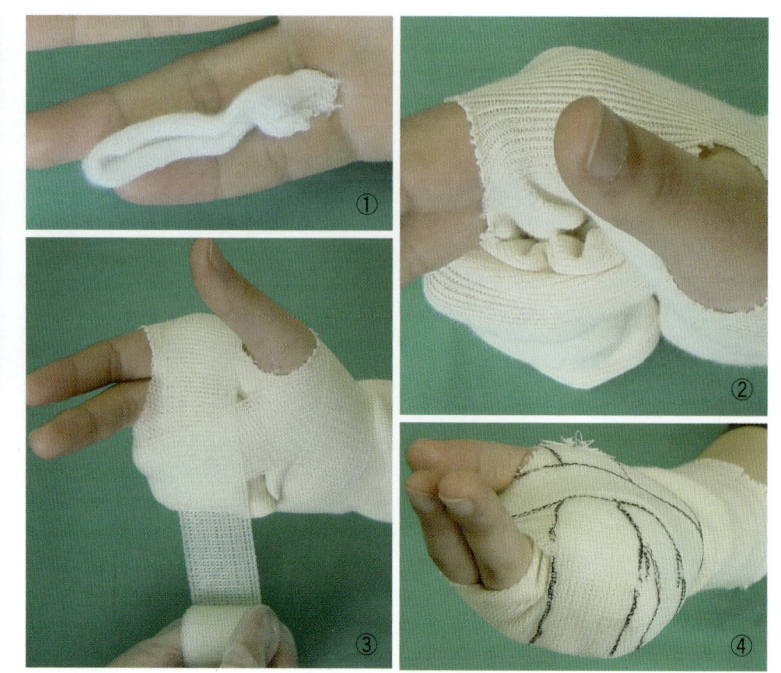

図7 包み込み固定

　中手骨を掌側方向に圧しながらモールディングしておくことがポイントである（図7）．

＜包み込み固定の意義＞
1) MP・PIP・DIP関節を屈曲位で固定することで，骨折部の安定性（虫様筋・骨間筋が弛緩）が得られる．
2) 他の指は，自由に動かせることから，指自体の拘縮の発生を減らすことができる．
3) 機能的固定として，他の中手骨周囲の骨折にも応用でき，転位も少ない．

＜注意事項2＞
1. 指関節背側の皮膚は薄いため，MP関節屈曲位での固定は皮膚血流に影響を与えやすい．したがって，皮膚潰瘍や皮膚壊死に十分注意する．
2. 高齢者では，屈曲拘縮を起こしやすいことから，できるだけ経過観察を怠らない．
3. X線での確認が必要であり，固定したままで放置しない．

◆ 3. バディーテープ（buddy tape）による固定

　バディーテープは，転位がなく，安定性のある嵌入骨折や末節骨骨折を含む安定骨折に適用される（図8）．方法は，患指と隣接した指を一緒にテーピングするもので，早期の運動が可能という利点がある．

V. リハビリテーション

1. 受傷から4週間
　絶対安静が必要である．固定を行っていない手指に関しては自動運動を指導する．

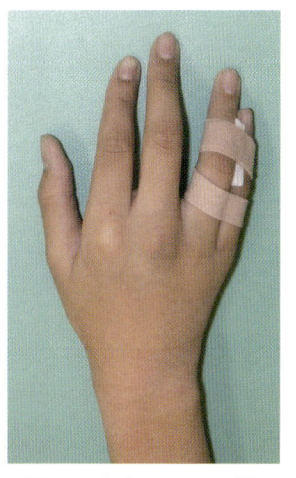

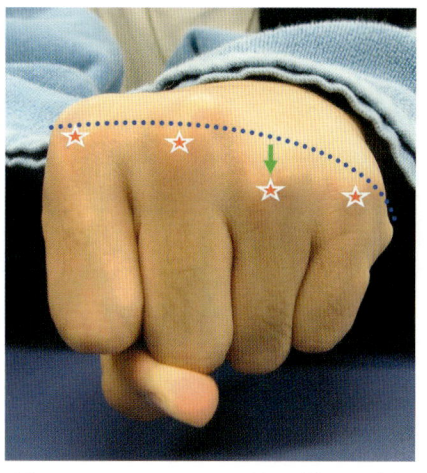

図8　バディーテープ法　　図9　ナックルアーチの消失（第4,5指）

2. 4週間以降

1) 仮骨形成を確認した後，固定を除去し，徐々に機能回復を図る．
2) 積極的な自動運動が重要であることを説明しておく．
3) 固定除去後も，隣接指とバディーテープで固定し自動運動するのもよい．

Ⅵ. 参照事項

◆1. オーバーラッピングフィンガー（overlapping finger）

1) 機能解剖学的に，指先は屈曲時に舟状骨結節に向かう．
2) 中手骨，および基節骨骨折に回旋転位を残すと，屈曲時に隣接指と交叉する．これをオーバーラッピングフィンガーと呼ぶ．
3) 隣接指と交叉するため，把持障害をきたす．
4) 中手骨骨折でのオーバーラッピングフィンガーは第2，5中手骨で発生しやすく，第3，4中手骨では少ない．その理由は，深横中手靭帯が第3，4中手骨では橈側・尺側の両方に存在するが，第2中手骨では尺側のみ，第5中手骨では橈側にしか存在しないためである．

◆2. ナックルアーチ（knuckle arch）の消失

1) ナックルアーチとは，第2～5中手骨骨頭（knuckle part）で形成される上方凸のカーブをいう．
2) 骨折時に中手骨頭が掌屈したままで治癒した場合，骨頭の連続性が消失し，骨頭がさがってラインが乱れた状態をいう（図9）．

文　献

1) Braakman M, et al：Functional taping of fracture of the 5th metacarpal results in a quicker recovery. *Injury*, 29：5-9, 1998.
2) Basmajian JV：Grant method of anatomy. 9th ed., Asian ed., Igakushoin, 1975.

臨床編　I．上肢／指関節

12 ばね指（弾発指）

どうしましたか！

● 特に思い当たる節はないのですが，指を曲げた後に伸ばしにくいです．
● 指を頻繁に使う仕事のため，以前から指を伸ばすときにひっかかりがありました．

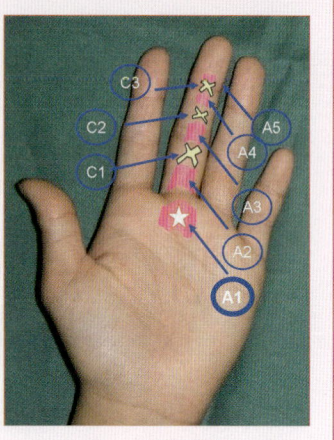

図1　受傷機転

問診・視診・触診のコツ

問　診

―どうしましたか．
―いつからひっかかりを感じますか．
―その動作を実際にやってみてください．
―現在までに，治療はされていますか．

視　診

1. ひっかかりの原因となる MP 関節掌側輪状部：A1（annular 1，図1）に膨隆を確認する．
2. それ以外に，目立った外観上の特徴はない．

触　診

1. A1 の圧痛を確認する．
2. A1 に指屈曲位から伸展するときにクリック音（弾発現象）を触れるか．
3. A1 に肥厚・腫瘤を触診できるか（図2）．

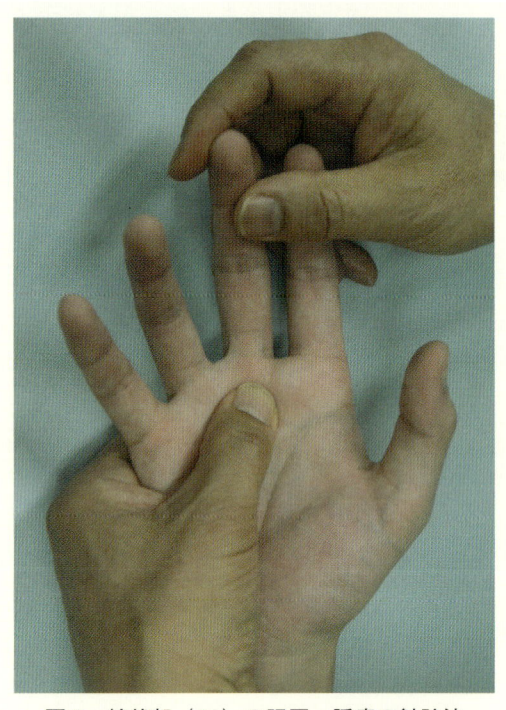

図2　輪状部（A1）の肥厚・腫瘤の触診法

I. 発生機序

1) 発生機序には，①腱鞘の肥厚・狭小化が原因となって屈筋腱の滑動が障害されたもの，②屈筋腱自体の肥厚・硬結によって腱が滑動障害を受けているものの2つがある．
2) 屈筋腱自体の原因と腱鞘内腔の相対的サイズの物理的変化が発生要因として考えられている．
3) 好発部位は，母指のA1領域である．

II. 鑑別診断

中手指節関節炎，リウマチ様関節炎など．

> ～インフォームド・コンセント～
> 1. 指の腱がひっかかっています．
> 2. 指を頻繁に使用する人に多く発生します．
> 3. しばらく保存的に治療しますか，あるいは，観血療法を希望されますか．
> 4. 保存療法では，指を深く曲げないようにすること，また，治癒までにはかなりの時間がかかります．
> 5. 治療を急ぐ場合は腱鞘内注射，あるいは観血療法の選択肢もあります．そのメリットは短時間でひっかかりが取れること，デメリットは，術後の手掌腱膜の肥厚，腱の癒着，関節拘縮の発生などが考えられます[1]．

III. 治療法

1) MP・PIP・DIP関節部の個々で屈筋腱の愛護的伸張運動を行う．
2) MP関節の屈曲・伸展でひっかかることは少なく，多くはPIP・DIPの屈曲から伸展時にひっかかる．したがって，MP関節より末梢での固定を行う（図3）．

> ＜注意事項＞
> 1. 治療には，観血療法と非観血療法の2つがあり，そのメリットとデメリットを説明した上，患者さんに選択権を与える．
> 2. むやみに保存療法で時間を消費しない．

IV. 固定法・リハビリテーション

固定法は上述の治療法に準じ，あわせてリハビリテーションを行う．
1) 固定中は拘縮を防ぐため，定期的にPIP・DIP関節の固定を除去し，各関節の他動運動を行う．

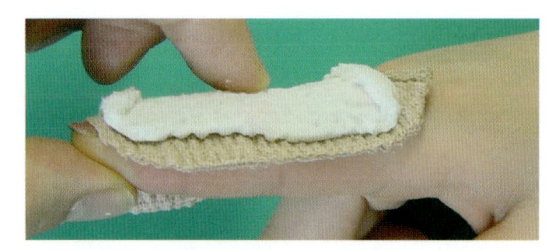

図3 MP関節より末梢を固定
PIP, DIP屈曲運動を制限することで,浅指屈筋・深指屈筋の滑動作用を減らすのが本固定の目的である.

2) MP関節の自動運動は積極的に行わせ,屈筋群の筋萎縮の予防に努める.

V. 参照事項

◆ 1. 屈筋腱の腱鞘（図4）

1) 指の屈筋腱は,中手骨頭より末梢の8カ所で腱鞘によって被覆されている（輪状部 annular；A：5カ所,十字部 cruciform；C：3カ所）.
2) ばね指はこのうち中手骨遠位のA1が障害されたものである（図1）.
3) この部位（A1）が治療対象となる.
4) 腱鞘の基本構造を示す（図4）

◆ 2. ロッキング指（locking of the MP joint）

1) グリップの後,指のMP関節に伸展障害（ロッキング）を発生したものである.
2) 示指・中指に多く,思い当たる原因がなく,急に指の伸展が不可能となる.
3) 原因は,MP関節屈曲時に中手骨頭の橈側・尺側のいずれかの顆部突出部に掌側板からの副靱帯（掌側支持機構）が引っかかったものと考えられている（図5）.
4) 整復方法は,MP関節屈曲位のまま軽く牽引し,ひっかかりの部分を緩めるように側屈（橈側であれば橈屈）させながら,骨突出部でのひっかかりをはずすようにゆっくりとMP関節を回しながら伸展する.

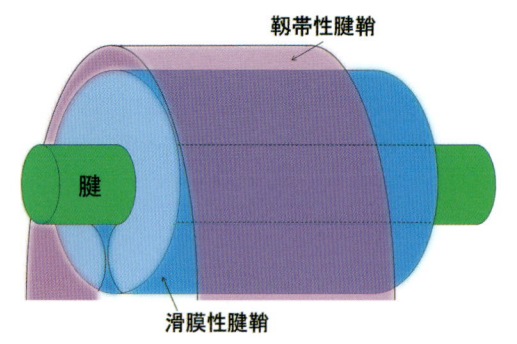

図4 腱鞘の基本構造

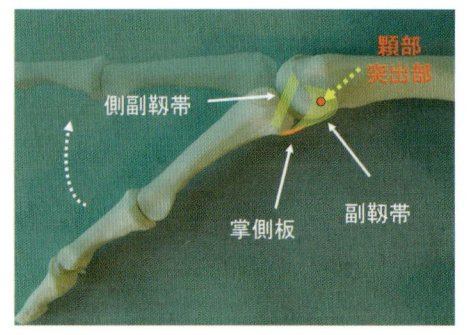

図5 ロッキングの発生機序
指の伸展（矢印白）方向の運動が不可能となる.

文 献

1) 高橋正憲：皮下腱鞘切開によるばね指の治療. *J MIOS*, 34：11-17, 2005.

臨床編　I．上肢／指関節

13　指捻挫

どうしましたか！
- 柔道着に指が巻き込まれ，指がねじれました（図1）．
- ボールが指先に当たり，関節を強くねじりました．

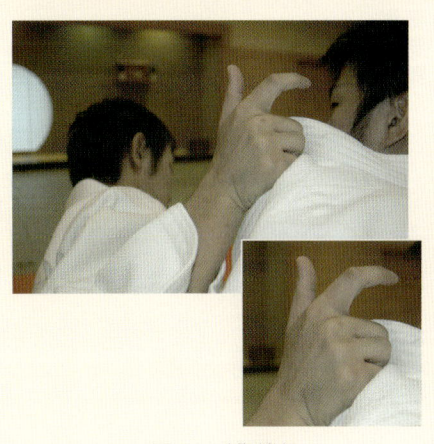

図1　受傷機転

問診・視診・触診のコツ

問　診

—いつ，どうしましたか．
—指のどの部位が痛みますか．
—指はどの程度曲がりますか，また，そのときの痛みはどうですか．

視　診

　関節周囲で発生するため，損傷された関節包や靱帯に限局した皮下出血，腫脹（図2, 3）を確認する．

触　診

1. 腫脹・熱感や変形について健側と比較する．
2. 腫脹の部位（損傷靱帯）を正確に把握する．
3. 関節を中心に側方動揺の有無をみる（図4）．

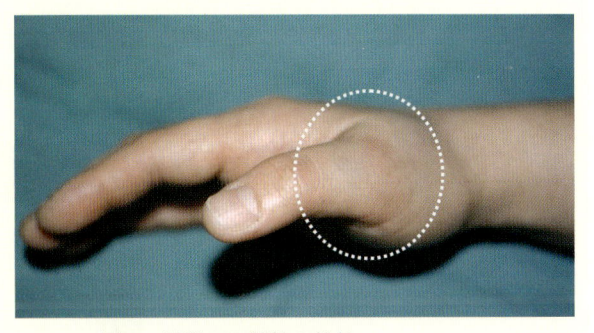

図3　母指MP関節の捻挫
　　　MP関節全体に腫脹がみられる．

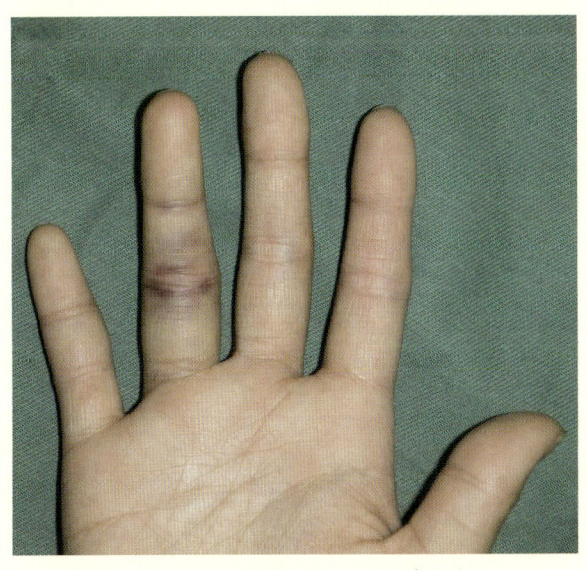

図2　第4指PIP関節にみられる皮下出血

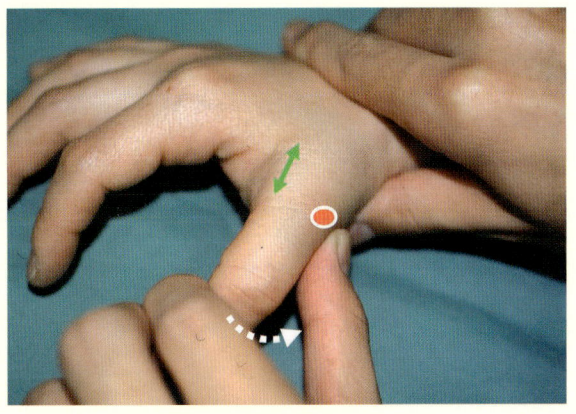

図4　側方動揺テスト

I. 発生機序

1) 外力により，正常な関節の位置関係が一時崩れた短時間内での脱臼といえる．
2) 多くの場合，関節に外反・内反を強制されるが，いわゆる"突き指"などでは掌側板の損傷を合併することがある．

II. 鑑別診断

指骨骨折，掌側板裂離骨折（**図5**）などを疑う．

＜X線像とMRI所見＞
1. できれば2方向からのX線像で骨折の有無を確認する．
2. 重度の捻挫においては，MRI画像から骨挫傷（bone bruise）が観察でき，その場合は海綿骨部分からの出血や微小骨折が考えられる．しかし，骨挫傷の存在が治療法に影響を与えるものではないため，通常の固定で十分である．

> 〜インフォームド・コンセント〜
> 1. 指の捻挫です．
> 2. 外力によって関節の位置関係が崩れたものであり，関節包・靱帯が損傷されています．
> 3. 1〜2週間の固定を必要といたしますが，よろしいでしょうか．
> 4. 固定によって指が少々曲がりにくくなりますが，その後は指の運動によって回復します．

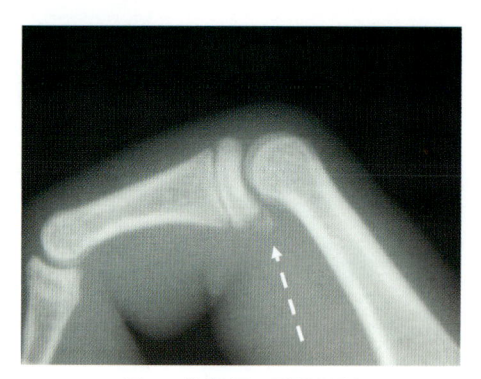

図5 掌側板の裂離骨折

III. 整復法

解剖を理解し，関節のアライメントを整える目的で関節を軽く牽引，さらに関節可動域を確認する．

<注意事項>
1. 基本的に捻挫に対する整復法はなく，むやみに他動的な動きを与えることは損傷を広げることになる．
2. 俗にいう，素人の"関節の引っ張り"は，損傷部位に新たな傷をもたらし，絶対禁忌である．

IV. 固定法

◆ 1. アルミ副子固定

いろいろな材料（アルミ副子，水硬化性プラスチック材，熱可塑性材など）が用いられるが，アルミ副子による固定がよく用いられる（図6）．

◆ 2. プライトンによる固定

母指MP関節捻挫を例にその固定法を示す．固定肢位と，固定範囲を考慮してプライトンをモールディングする（図7）．

◆ 3. バディーテープ（buddy tape）による固定

母指以外の指捻挫では，患肢を含めた隣接する2本の指を同時に1～2週間固定する（図8）．

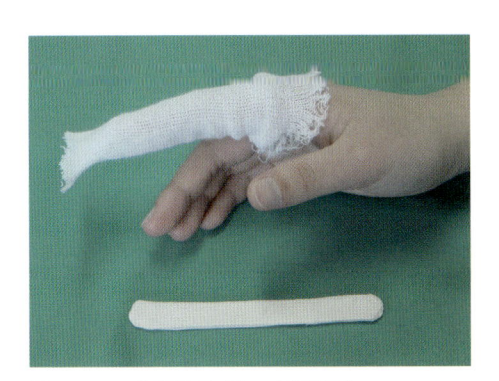

図6 アルミ副子を用いた固定法
必要な長さのアルミ副子を用意して，固定肢位に沿った角度で折り曲げる．この場合，必要に応じて，アルミ副子にも回旋（ねじれ）を加える．

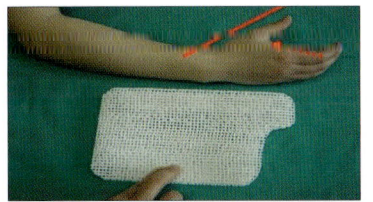

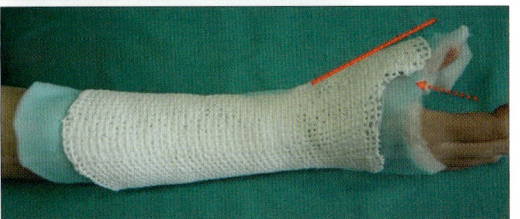

図7 プライトンによる母指MP関節の固定法

V. リハビリテーション

1) 1週間は完全固定を行う．その後，ケースによって1～2週間固定を延長する．
2) 指の拘縮予防を目的に，順次軽いROM自動運動を行わせる．
3) 損傷した関節以外の指は，早期から自動運動を指導する．
4) 運動痛の程度は治癒の目安となり，特に第3度損傷では関節の不安定性と関節包・靱帯の癒着の両者のバランスを考慮する．

臨床編　I．上肢／指関節

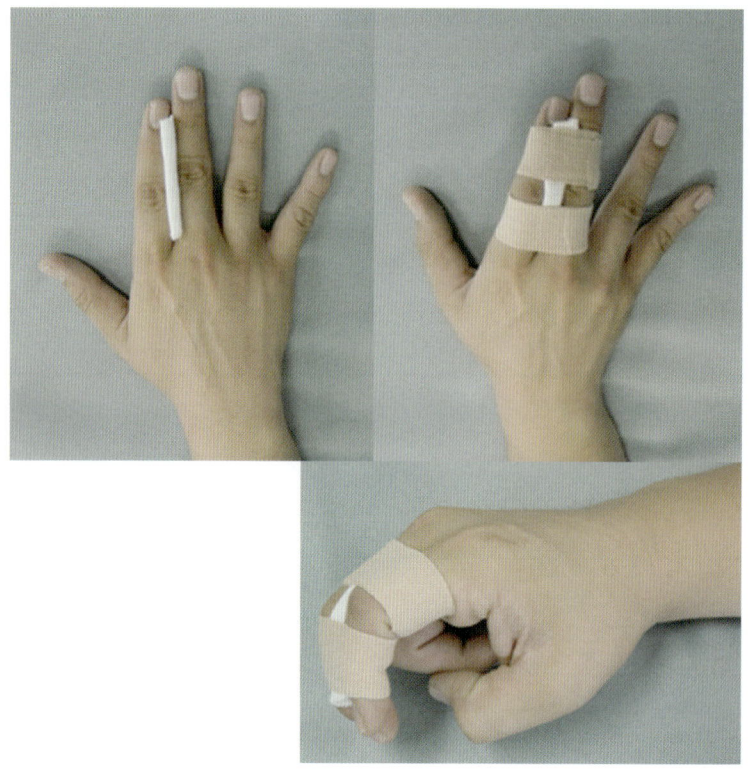

図8　バディーテープによる固定法
　　　隣接指がシーネの役割を果たした機能的固定法といえる．

VI. 参照事項

◆1. 捻挫の分類　＜オドノグ（O'Donoghue）分類＞

第1度：靱帯の線維が一部損傷されたもので，関節包は温存されている．
第2度：靱帯の部分断裂であり，関節包も損傷されて軽度の不安定性が生じる．
第3度：靱帯の完全断裂であり関節包の断裂も伴う．関節の不安定性は著明である．

◆2. 骨端線のチェック

1) 小児の場合，骨端線損傷の確認が必要である（図9）．

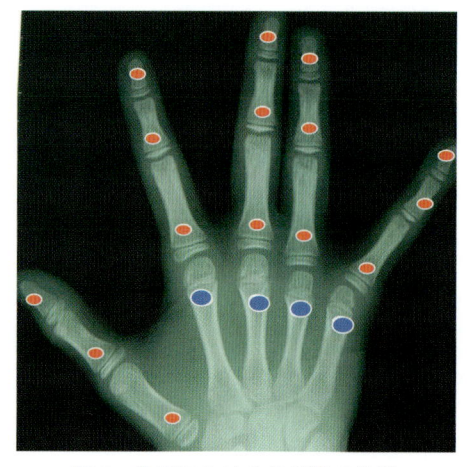

図9　各指における骨端線の位置

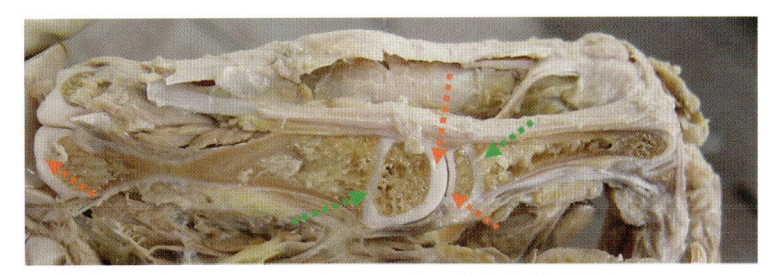

図10　関節軟骨（矢印赤）と骨端線（矢印緑）

2) 指の骨端線は，第2，3，4，5中手骨では骨頭（遠位，青○）側に，それ以外はすべて骨底（近位，赤○）にあることを理解する（**図9，10**）．

◆ 3．指の骨形態

1) MP関節とPIP・DIP関節の骨形態をみると，側面からみて，中手骨頭は縦長となってその曲率は異なっており（**図11上**），一方，基節骨頭・中節骨頭はほぼ同じ長さである．したがって，前者では，MP屈曲時に側副靱帯は伸張される．
2) 水平面で中手骨頭の関節面は上下で横径が同じである（**図12左**）のに対して，基節骨頭・中節骨頭では下縁が長く上縁が短い形態となっている（**図12右**）．このことにより，後者は，関節屈曲時に側副靱帯が伸張されることになる．
3) 固定にあたっては，これらの点を理解しておくことが重要である．

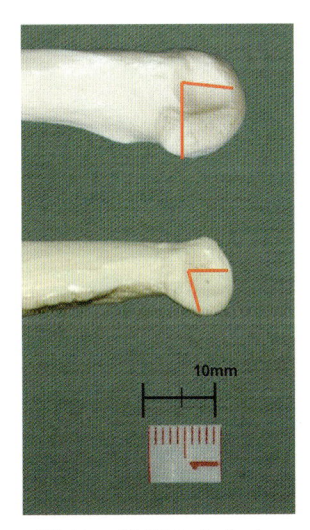

図11　側面からみた，中手骨頭（上）と中節骨頭（下）の形態
骨頭の形態から，側副靱帯は関節の伸展と屈曲時でその伸張率が異なる．

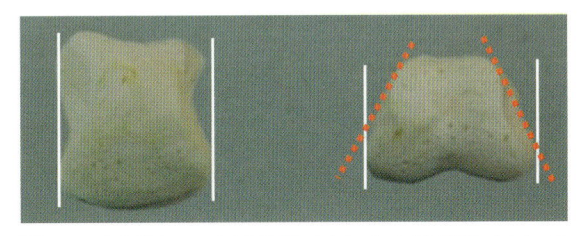

図12　水平面での中手骨頭（左）と中節骨頭（右）の形態
中手骨頭（左）は上下の横径がほぼ同じであるのに対して，中節骨頭は下縁が長く上縁の短い形態となっている．これは，関節の屈曲時に側副靱帯の伸張性が異なることを示している．

14 顎関節脱臼（前方脱臼）

どうしましたか！
- あくびをしたら，口が閉まらなくなりました（図1）．
- 歯科で，抜歯時に口が閉まらなくなりました．

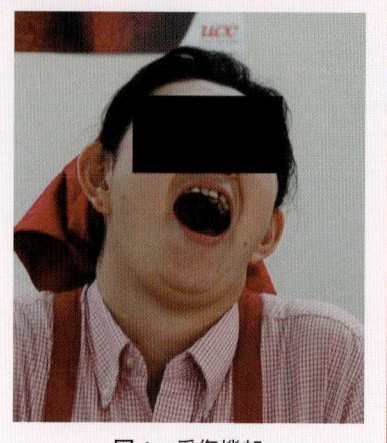

図1 受傷機転

問診・視診・触診のコツ

問 診

―いつ，どうしましたか．

<注意事項1＞
1. 明らかに開口状態で来院するため，普通，問診は不可能．
2. 外観より容易に判断できる．

視 診

1. 下顎骨の歯列が上顎歯列の前方に移動して，しゃくれた形態となっている．
2. 口は開いていて，閉口できない．
3. 片側脱臼では頤（オトガイ）は健側に移動する（図2）．

視 診

1. 耳垂前方の陥凹に側頭骨の関節窩を触れる．
2. 頬は扁平となり，下顎頭を頬骨弓下に触れる．

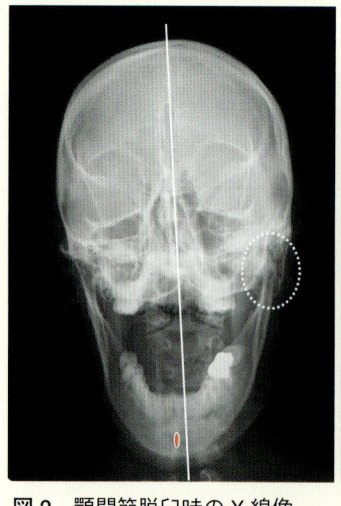

図2 顎関節脱臼時のX線像
左：向かって右の顎関節が脱臼しているため（点線の○），頤は左に偏位する（赤点）．右：下顎頭が関節結節を乗りこえ，前方偏位している（左から撮影）．

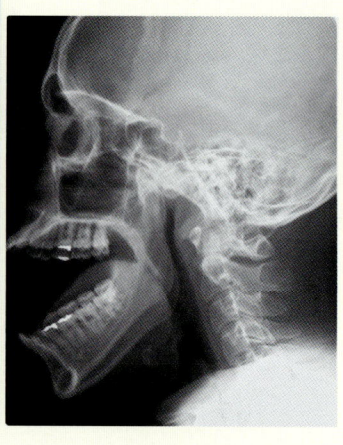

— 100 —

Ⅰ. 発生機序

1) 多くはあくびによって，下顎頭（下顎骨）が関節結節（側頭骨）の前方に移動することで発生する（図3）．
2) 関節包を破ることはないが（関節内脱臼），関節円板を挟み込むことがある．
3) 比較的女性に多く，反復性・習慣性脱臼になりやすい．

～インフォームド・コンセント～
1. 顎がはずれています．
2. 整復を行いますがよろしいでしょうか
3. 整復後は，約1週間大きな口を開けないでください．また，硬いものを噛まないようにしてください．
4. 注意点を守らない場合，反復性・習慣性になることがあります．

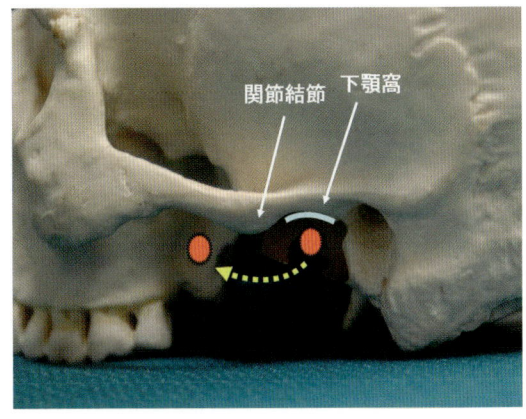

図3 顎関節の解剖
下顎頭（赤丸）は下顎窩から前方の関節結節を通過して（矢印）脱臼する．

Ⅱ. 整復法

◆1. 口内法

1) 患者を背臥位として頭部直下に高めの枕をおき，顎を引かせた肢位とする（頭部前屈位）．
2) 術者は両母指に清潔なガーゼ，あるいは手袋を装着し，口内の大臼歯上に両母指を置く．
3) 両母指指腹を大臼歯上に，他の4指は口外より下顎骨を把持する．
4) 痛みのない範囲で，患者にゆっくりと開口・閉口を繰り返してもらい，開口から閉口する瞬間に両母指で大臼歯を下後方にすくうように押すと下顎頭は無理なく整復される（図4）．

◆2. 口外法

1) 患者を背臥位とし，頭部は上記と同様，前屈位とする．
2) 術者は，前方に位置し，口外から両母指で下顎頭部を，他の4指で下顎体を把持する．
3) 口内法（方法1）と同様に，開口と閉口を繰り返し，閉口から開口に移行する瞬間に下顎頭を後下方に押しながら下顎体を前方にすくいあげるようにする（図5）．

Ⅲ. 固定法

固定の必要はなく，むやみに大きな口を開けないように説明しておく．

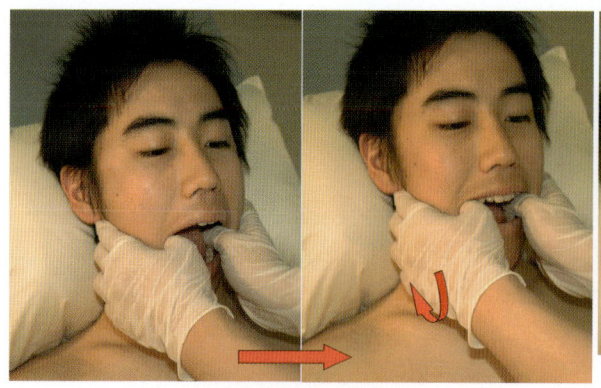

図4　口内法　　　　　　　　　　　　　図5　口外法

<注意事項2>
1. 整復時は，音楽を聞かせるなど，あわてずに不安感を取り除き，咀嚼筋群の緊張を少なくすることが大切である．
2. 筋緊張を解くため，鼻吸気，口呼気を応用する．
3. 手指は十分に消毒し，滅菌ガーゼを使用する．
4. 整復後は，患者さんに"うがい"をすすめるとよい．

IV．リハビリテーション

1) 基本的には，再脱臼を避けるための指導といえる．
2) 1〜2週間，硬い食べ物を避けるようにする．
3) 同様に，大きく開口しない（食事，あくび等）

<注意事項3>
早期の開口運動は反復性脱臼の原因になるので注意する．

<合併症>
1. 直達外力では下顎骨の関節突起骨折を疑う．
2. 片側脱臼では，動揺関節，顔面神経麻痺，三叉神経麻痺の合併に注意する．

V．参照事項

◆1．顎関節の解剖

1) 顎関節は，下顎頭（下顎骨）と下顎窩（側頭骨）で構築された関節である．
2) いずれも線維軟骨で覆われ，間に関節円板が存在している．円板は，顎関節に回旋運動・すべり運動をもたらす重要な役割を有する[1]．

◆ 2. 顎関節周囲の筋群

顎関節に関わる筋群には，咬筋・側頭筋（**図6左**）外側翼突筋・内側翼突筋（**図6右**），などがある．これらの筋張力は，脱臼時，脱臼後の下顎の脱臼肢位に影響を与える．

◆ 3. 下顎体と下顎枝のなす角度

1) 顎関節の下顎体（横線）と下顎枝（斜線）のなす角度は個人差がみられ，120°～140°の角度を有している（**図7**）．
2) このことは，整復時に大臼歯を押し込む際の角度を決める上で指標となる．

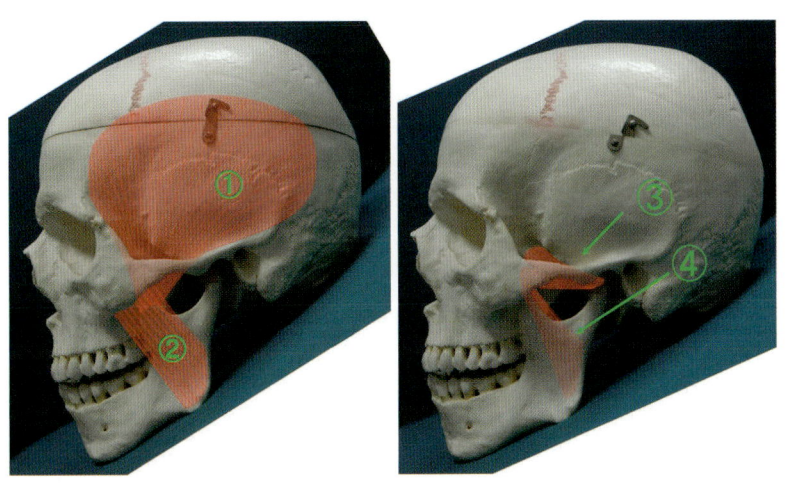

図6 顎関節周囲の筋群
左：①側頭筋，②咬筋，右：③外側翼突筋，④内側翼突筋である．側頭筋，外側翼突筋，内側翼突筋のいずれも頬骨弓下部の間隙を通過する．外側翼突筋は顎関節のすべての運動に関係し，内側翼突筋は下顎骨を上げ・前方に移動させる．通常，下顎頭は開口時に前方に亜脱臼様の動きをする．
咬筋は下顎角（下顎骨），側頭筋は筋突起（下顎骨），外側翼突筋は関節突起（下顎骨），内側翼突筋は下顎角（下顎骨）に停止する．

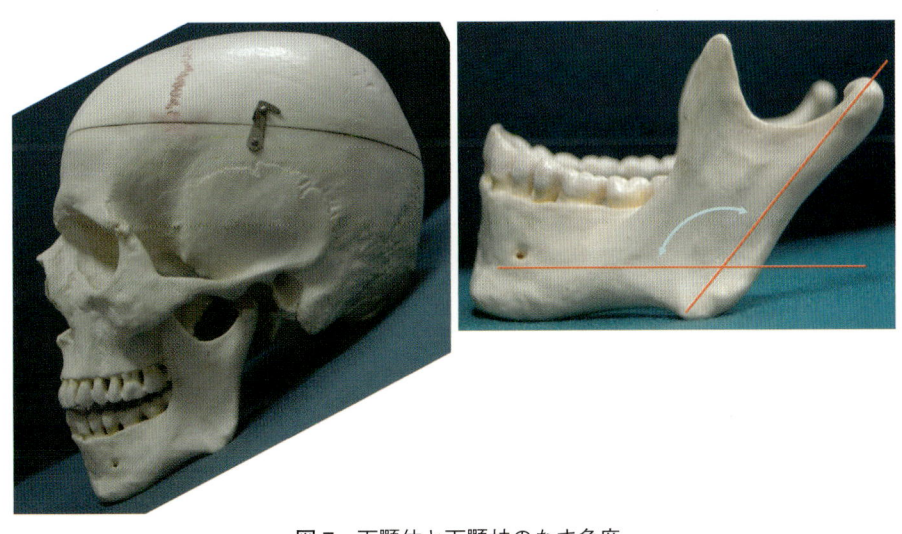

図7 下顎体と下顎枝のなす角度

文　献

1) Westesson PL, et al：Temporomandibular Joint：Correlation between Single-Contrast Videoarthrography and Postmortem Morphology. *Head and Neck Radi*, 160：767-771, 1986.

臨床編　Ⅱ．頭部・体幹／体幹

15　肋骨骨折

どうしましたか！
- 浴槽を洗っていて足が滑り，胸部を打ちました（**図1**）．
- くしゃみをした拍子に，わき腹に痛みが走りました．
- ゴルフのスウィング時，背中に痛みが走りました[1]．
- 車が事故にあい，シートベルトで胸部を締め付けられました．

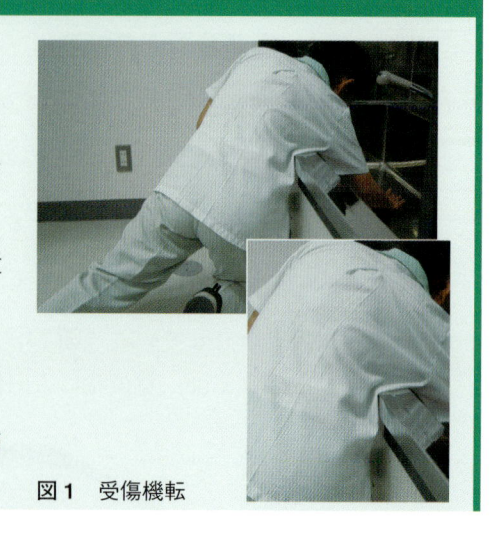

図1　受傷機転

問診・視診・触診のコツ

問 診

―いつ，どうしましたか．
―痛みの部位はどこでしょうか．
―どのような動作をすると痛みますか．
―大きく息を吸うことができますか．

視 診

1. 肋骨に限局した腫脹があるか（高齢者では腫脹を認めにくい）．
2. 外観上，肋骨外縁のカーブに変形を認めるか．
3. 痛み周辺に皮下出血を認めるか（**図2**）．

4. 体を動かさない（ねじらない）ようにしているか．
5. 呼吸は浅いか（吸気時に痛みが出るため）．

触 診

1. 触診は，胸骨から順次，外側にたどっていくとよい．
2. 痛みの部位を中心にして，その前後を両手で挟むように軽く圧迫する．痛みが増強するかどうかを確認する（**図3**）．
3. 骨折部位を触って変形と軋音（コツコツ・ゴリゴリ）を確かめる．また，叩打痛を確認するのもよい（**図4**）．

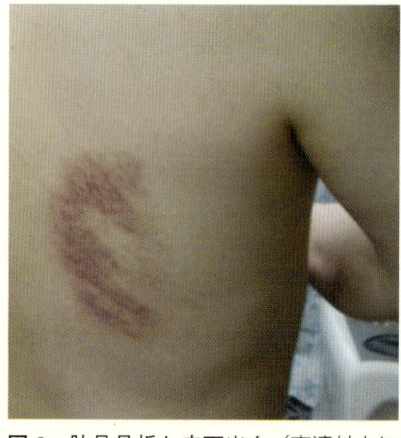

図2　肋骨骨折と皮下出血（直達外力による） 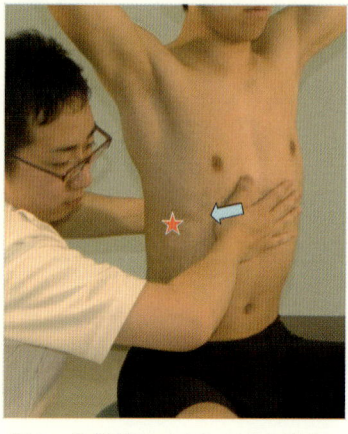　　図3　骨折部にストレスを加える． 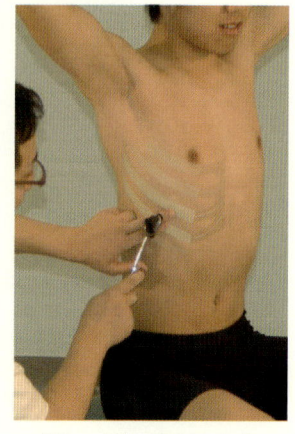　　図4　叩打痛のみかた

I．発生機序

1) 介達外力（疲労骨折を含む）によって第6～8肋骨に発生しやすく，直達外力は比較的少ない．
2) 小児では胸部に柔軟性があり，発生は少ない．
3) 高齢者では骨粗鬆症を基礎疾患として，わずかの外力（咳・くしゃみ）で骨折を起こす．本人に骨折の自覚がないことがある．

> ＜注意事項1＞
> 1. 介達外力による肋骨骨折は腋窩から乳頭線間の部位に多い．
> 2. ゴルフ骨折では，右利きの場合，左後方の背側に発生しやすい．

II．鑑別診断

肋間神経痛，肋間筋挫傷などが挙げられる．重篤な合併症はあまりみられない．

＜X線像（図5）＞

骨折部での転位が少ないため，受傷直後に骨折線がみえにくいことがある．

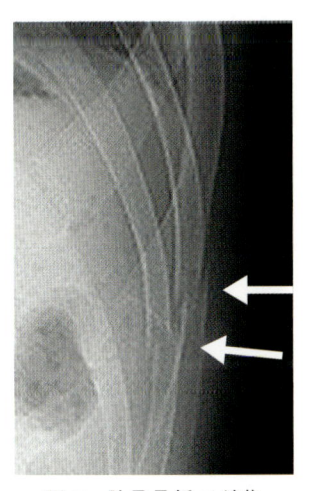

図5　肋骨骨折X線像
（60歳 男性）

> ～インフォームド・コンセント～
> 1. 第8番目の肋骨を骨折しています（例）．
> 2. 胸部をバンド固定する必要があります．バンド固定でしばらく様子をみます．
> 3. バンドは夜間もはずさないでください．呼吸が苦しい場合は連絡してください．
> 4. 固定期間は年齢や骨折の程度にもよりますが，約3～4週間です．
> 5. 固定中は無理な動きや作業は控えてください．

Ⅲ．整復法

1) 多くの場合，転位をきたすことはないので整復は必要としない．
2) 交通外傷などの直達外力で生じた場合は，臓器損傷の合併が考えられるため，専門医に送る（柔道整復師の場合）．

Ⅳ．固定法

胸郭固定の目的は，骨折部の動揺を抑え，疼痛を軽減させることにある．
1) "さらし"で胸郭固定を行う（図6）．この場合，"さらし"の下の骨折部に薄くパッドを当てるとよい．
2) バストバンドによる固定は，①皮膚をタオルで清拭し，下着を1枚着てもらう．②その上からバンドを当て，患者さんが徐々に息を吐いて（呼気），吐き終えた瞬間にバストバンドを締める（図7）．

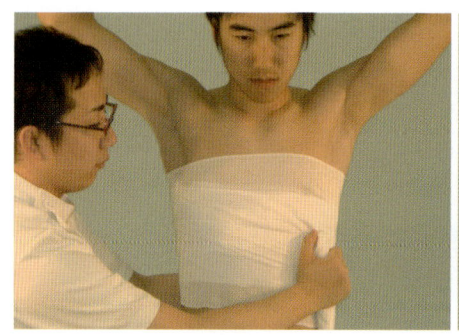

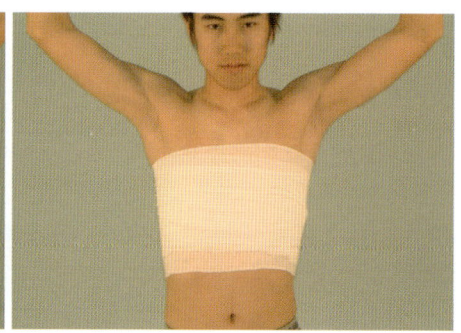

図6　さらしによる胸郭固定

＜注意事項2＞
1. 固定は強く締め付ける必要はない．
2. 絆創膏固定は皮膚にかぶれをもたらすことから，使用しない方がよい．
3. 高齢者では，無気肺や肺炎のリスクがあり，胸部固定には十分な注意を行う．
4. 吸気時（胸部を拡張）に，疼痛を訴えない場合は骨癒合が順調と考えられる．

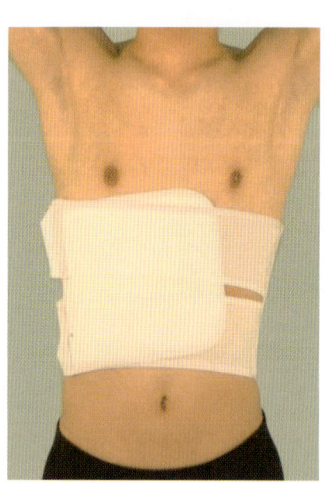

図7　バストバンドによる胸郭固定

Ⅴ．リハビリテーション

損傷程度や年齢によるが，約3週間の固定を行う．その間，リハビリテーションの必要性はない．

VI. 参照事項

◆ 1. 呼気時にバンドを巻く

1) 胸郭は呼吸時に常に動いており，完全な胸郭固定は不可能で，その必要もない．
2) 肋骨は内・外肋間筋によって固定されており，お互いにシーネの役割を果たす．
3) バストバンドは，胸郭の容積が最も小さくなる呼気時に巻き終える（**図7**）．

◆ 2. 動揺胸郭（flail chest）について

1) 多発骨折や複数骨折では，動揺胸郭（flail chest）を形成し，奇異呼吸を呈することがある．
2) 動揺胸郭では，肺の換気能や肋骨の安定性の点から，観血療法が推奨される[2]．

◆ 3. 高齢者の骨折

高齢者では，強い胸痛と呼吸不全による無気肺から肺炎を併発しやすい[3]．

文 献

1) 黒田晃司・他：ゴルフ骨折．体力科学，26：182-190，1977．
2) Andreas Granetzny A, et al：Surgical versus conservative treatment of flail chest. Evaluation of the pulmonary status. *Interactive CardioVascular and Thoracic Surgery*, 4：583-587, 2005.
3) 濱　弘通・他：ねたきり老人の骨折の初期治療．京都大学医療技術短期大学部紀要，6：10-13，1986．

臨床編　Ⅲ．下肢／大腿部

16 肉離れ（特にハムストリングス）

どうしましたか！

- 短距離走で，太ももの後ろに違和感が走りました（Ⅰ度：わずかな筋損傷，図1）．
- フットサルの試合中，急激に方向転換をして足を踏ん張ったとき，太ももの後ろにかなり強い痛みを感じました（Ⅱ度：部分断裂）．
- ラグビー練習中に全力で走っていて地面に足をとられました．無意識下で太もも後方にブチッという音がしました（Ⅲ度：完全断裂）．

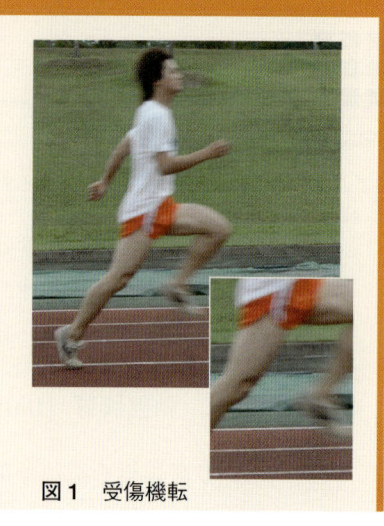

図1　受傷機転

問診・視診・触診のコツ

問　診

―いつ，どうしましたか．
―受傷時に「ブチッ」というような何か断裂音はありましたか．
―どうすると，どこが一番痛みますか．
―歩行時に痛みがでますか．
―以前から張りや違和感はありましたか．あれば，いつからどの部分にありましたか．

視　診

1. 皮下出血や筋に，陥凹を確認できるか（図2）．
2. 皮膚の性状を健側と比較し，確認する．

触　診

1. 圧痛部位や動きの中で損傷部位を特定する（断裂部位の範囲，陥凹の程度を全長にわたって触診する）．
2. 自動・他動運動下に，疼痛部位を触って損傷部位が移動するのを確認する．

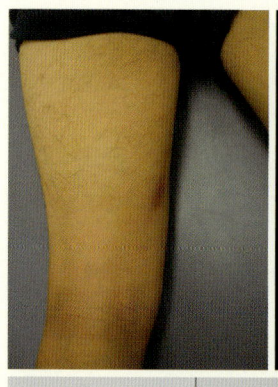

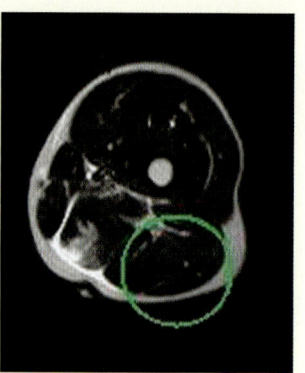

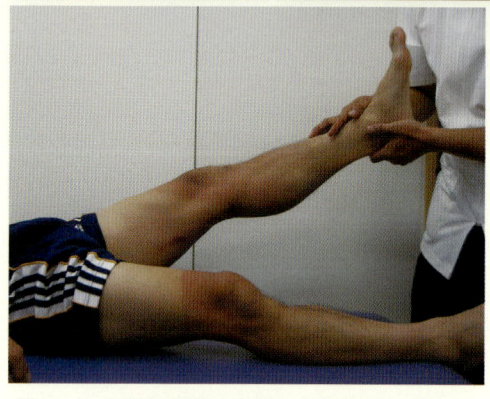

図2　左大腿部後面の肉離れとそのMRI像
上左：内側ハムストリングスに皮下出血　上右：そのMRI画像　下：内側ハムストリングスを他動的に伸張して痛みの有無を評価する．

＜注意事項1＞
1. 皮下血腫は受傷直後24時間以内に出現しやすい．筋損傷による陥凹は，受傷直後に明らかとなり，24時間以降は腫脹のためにわかりにくくなる[1]．
2. 他動的伸展時には，症状を悪化させないため，検者は必ず下腿を支える．下肢伸展角度は以後のリハビリテーションでの回復の目安となるため記録する．

I. 発生機序[1]

1) 自家筋力（拮抗筋として），または介達性・遠心性に筋が過伸張されて発生する．
2) 断裂は，筋収縮時に筋の粘性・弾性，硬度が高まり，筋腱移行部（筋と腱線維成分）が最も脆弱部位となることから，この部位に発生する．筋腱移行部での筋断裂の様式を示す（図3）
3) 損傷筋は，2関節筋・羽状筋に多くみられる（図4）．
4) 上記の筋の形状であって，受傷機転は遠心性収縮によることが多い．
5) 打撲などの直達外力で生じた場合は"筋挫傷"といい，明らかに発生機序は異なる．

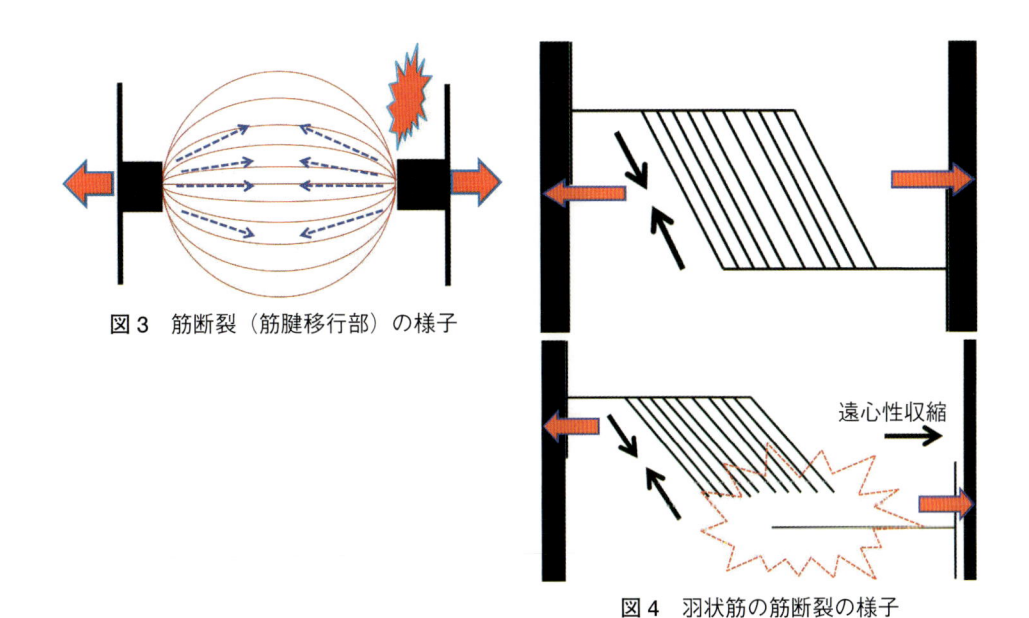

図3　筋断裂（筋腱移行部）の様子

図4　羽状筋の筋断裂の様子

～インフォームド・コンセント～

1. 筋の一部が損傷しています．いわゆる，"肉離れ"というものです．
2. "肉離れ"では，しばらく患部の圧迫・固定が必要となります．よろしいでしょうか．
3. 圧迫・固定期間は2～3週間であり，その間，圧迫した状態で軽い伸張運動を行います．十分な動きが可能となるまでには少なくとも4～6週間を要します．
4. 軽症では，圧迫包帯を1週間，治癒までには2週間を要します．中等症は圧迫包帯を2～3週間，治癒には4～5週間を要します．重症では，圧迫包帯を5～6週間，治癒に6～8週間を要します．
5. "肉離れ"の場合，運動復帰の時期は，痛みの軽減のみで判断することはできません．
6. 治癒した後も，運動時にはウォーミングアップが必要であり，過使用（overuse）による筋疲労は再発の要因となります．
7. 下肢アライメントの異常（内・外反膝）なども再発の要因になります．さらに，左右の筋力のチェック，十分なストレッチングなどが必要となります．

臨床編　Ⅲ．下肢／大腿部

Ⅱ．鑑別診断

坐骨結節裂離骨折が考えられる．

＜各種の検査＞

1. 腹臥位で膝関節90°屈曲位とし，抵抗下に下腿を内・外旋して内側・外側ハムストリングスの判別をする（**図5**）．
2. 背臥位，膝関節伸展位で他動的下肢伸展挙上（straight leg raising：SLR）を行う．筋の損傷程度とSLRの挙上角は関連性をもつと考えられている（**図6**）．
3. 肉離れ損傷（重症度）の分類[2]をする．腹臥位で膝90°屈曲位から自動運動下で膝を伸展させ，痛みの出現する角度をみる．膝関節の伸展角から，軽症（Ⅰ度；20°以下），中等症（Ⅱ度；20〜40°），重症（Ⅲ度；45°以上）に分類される（**図7**）．

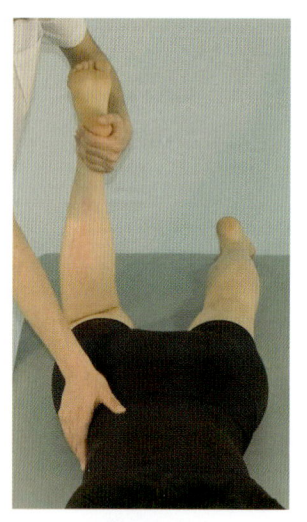

図5　膝関節屈曲位での抵抗運動

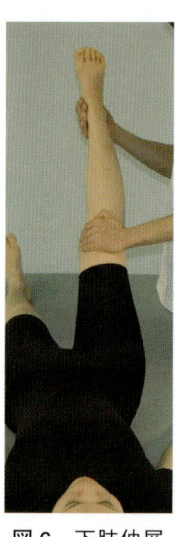

図6　下肢伸展挙上テスト

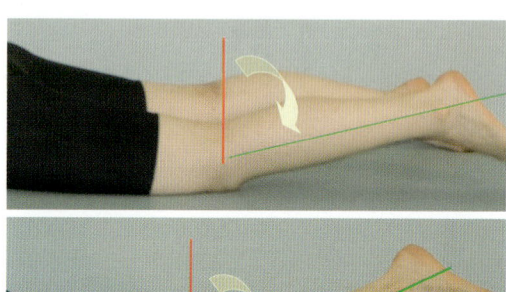

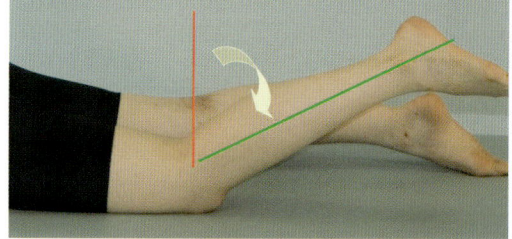

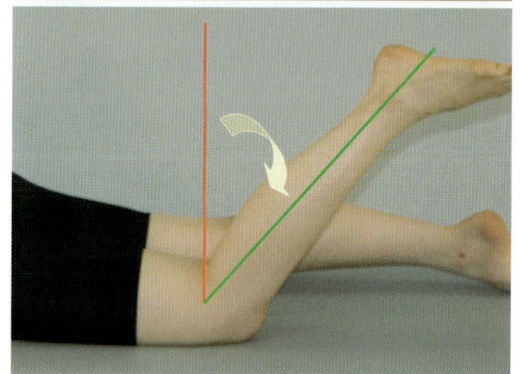

図7　肉離れ重症度分類
　　　上：軽症，中：中等症，下：重症

Ⅲ．固定法

局所の圧迫・固定包帯は，患部にパッドを用いてその上から15cm幅の弾性包帯で固定するものであるが（**図8**），その目的は，出血を抑え余分な瘢痕形成を防ぐことにある．パッドは羽状筋の走行に沿わせるとよく，筋線維断端の乱れと離開の抑制がパッド使用の目的となる．

16. 肉離れ（特にハムストリングス）

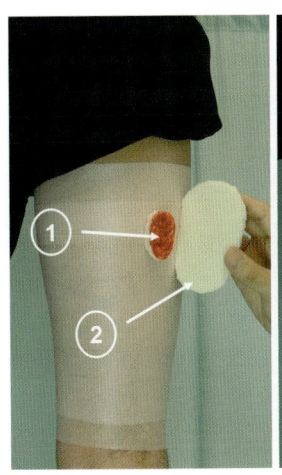

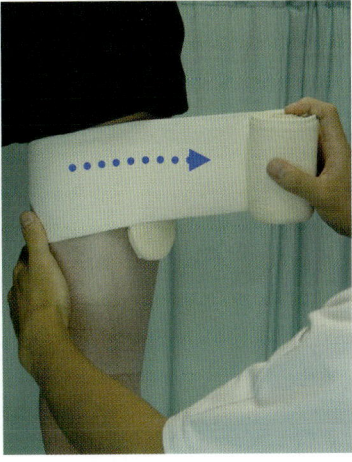

図8 パッド使用と弾性包帯による圧迫固定
損傷部位の圧迫用パッド（①）と広めのパッド（②）を患部にあて（左），その上から，15cm幅の弾性包帯で少々強めに巻くとよい（右）．

IV. リハビリテーション

1) リハビリテーションの目的は，損傷されている筋線維（主にコラーゲン線維）の配列を可能な限り乱れなく走行に沿った形で形成させることにある．そのためには，受傷初期には，冷却と圧迫固定・ストレッチングを交互に行う必要がある．
2) 受傷後から適度のストレッチングを行い，早期スポーツへの復帰を目的とする．
3) 急性期（受傷後3日間），回復前期（自動運動で痛みが徐々に軽減する時期），回復後期（ストレッチ時の痛み，抵抗運動時痛の軽減する時期），に分けて行う．

1. 急性期（受傷後3日間）
1) 炎症や腫脹の抑制を目的に RICE 処置と圧迫固定・軽いストレッチングを行う．
2) 痛みのでない範囲で部分荷重を指導する．症例によっては松葉杖を用いる．
3) 歩行困難例は，完全免荷（3日程度）とする．

2. 回復前期
1) 部分荷重による歩行を行う．
2) 筋萎縮予防を目的に軽い等尺性運動（5〜10秒間保持），軽い求心性運動（自動運動）を行う．遠心性収縮は控える．
3) 圧迫固定・軽いストレッチングは継続する．
4) 運動時は，筋線維の離開を防ぐため圧迫固定を行い，負荷運動（抵抗運動や荷重など）は控える．痛みが出現すれば中止する．

3. 回復後期
1) 他動的ストレッチングを加える．また腱性部の伸張も併せて行う．
2) 大殿筋の強化は重要であり，踏み込み動作のような膝・股関節屈曲位でのバランス改善に貢献する[3]．
3) サイドキック運動（図9），抵抗運動，筋持久力訓練を積極的に行う．

— 111 —

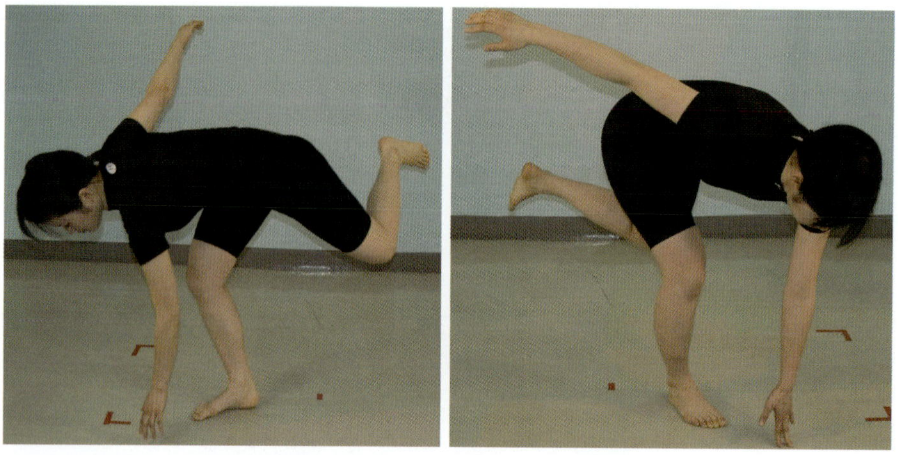

図9 サイドキック（片足スクワット変法）
片足でスクワットをした状態から，踵は浮かせずに，骨盤を前傾，股関節を屈曲し，対側の手で床を触る（アイススケートのような動作）．左右へのふらつきがなくなれば，安定性が得られてきたと考える．ハムストリングスへの負荷が大きい運動である．

＜注意事項2＞
1. 患部の血腫が長期に残存し，コラーゲン線維の配列が平行にならなかった場合，罹患部位は脆弱となって再断裂のリスクを負う．
2. 瘢痕組織の充填が不均衡となった場合，生理的弾性の獲得が得られず再発の要因をつくる．
3. 再断裂は，受傷後4～5週間後にみられることが多い．
4. 左右の筋力差が10％以上の場合，肉離れの発生率が高くなる[4]．再発予防のためにはできるだけ健側との筋力差をなくす必要がある．
5. 患側での膝伸筋群と屈筋群に筋力差がある，あるいは，屈筋群でも大腿二頭筋と半膜・半腱様筋に筋力差がある場合，発生率は高くなる[4]．

V．参照事項

◆ 1．大腿二頭筋の解剖学的特徴

1) 速筋線維の占める割合が高く，羽状筋の形態を有する2関節筋であることから，"肉離れ"をきたしやすい．
2) 大腿二頭筋長頭は脛骨神経支配，短頭は総腓骨神経支配のため，筋収縮に差異が発生するとの考え方がある．

◆ 2．羽状筋（pennate muscles）

1．筋力から

1) 筋線維が中央腱の両側から斜めに走行する形態を持つ．
2) この形態により，腱を介して少ない容積内で多くの線維が配置でき（空間的節約）[5]，生理学的横断面積（筋線維の走行に直行する断面積の総和）の増大が可能となり，より強い筋収縮力を発揮できる[5,6]．

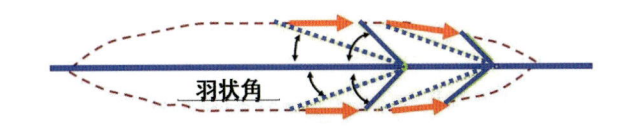

図10 羽状角
筋の収縮によって,羽状角は大きくなる(点線から実線).中心腱と羽状角が90°になることはないが,その場合は収縮がまったく不可能ということになる.

2. 羽状角から[6]

1) 筋収縮方向に対する筋線維のなす角をいう.
2) 一般的に約15°といわれ,それ以上のものは少ない.
3) 筋収縮により羽状角が大きくなると筋効率は低下する(筋線維と筋全体の収縮方向が異なるため)(**図10**).
4) 筋線維の肥大(筋力)と筋の収縮力(スピード)は比例しないことになる.

◆3. 疫学[7]

1) 男女の比較は,1,348症例中,男性72.0%(974例,23.7±10.4歳),女性は28.0%(374例,21.4±9.8歳)であった.
2) 筋別では,1,348例中,ハムストリングス42.0%(571例,25.1±8.1歳),腓腹筋23.0%(307例,30.5±12.7歳),大腿四頭筋22.0%(298例,19.2+7.1歳)であった.
3) スポーツ種目別では,1,348例中,陸上18.0%(245例),サッカー13.0%(177例),野球8.0%(108例)であった(関東労災病院スポーツ整形外科,19年間の結果から).

◆4. 遅発性筋肉痛(delayed onset muscle soreness:DOMS)

筋疲労や連続するスポーツ活動によって筋組織に微細な損傷が生じることから,肉離れの引き金になると考えられている.

文　献

1) 奥脇　透:筋損傷(特に肉離れ)の病態.整形・災害外科,48:409-416,2005.
2) Nicholas JA et al:The lower extremity and spine in sports medicine. 2nd ed, Mosby-Year Book, St Louis, 1995, p45.
3) 小粥智浩・他:肉離れ受傷後のリハビリテーション.整形・災害外科,48:597-604,2005.
4) 河野照茂:肉離れの慢性期の治療.臨床スポーツ医学,21:1145-1150,2004.
5) 嶋田智明・監訳:筋骨格系のキネシオロジー.医歯薬出版,2005. pp46-47.
6) 松田直樹:筋力トレーニングの基本的知識.整形・災害外科,48:439-447,2005.
7) 武田　寧:スポーツ現場における肉離れの疫学的調査.臨床スポーツ医学,21:1109-1116,2004.

臨床編　Ⅲ．下肢／膝関節

17　膝蓋骨脱臼（外側脱臼）

どうしましたか！

- 階段を下降時，原因なく膝が曲がらなくなりました（図1）．

（直達によるものは，"交通事故・スポーツ等で膝を強く打った"など，明らかな表現をする）

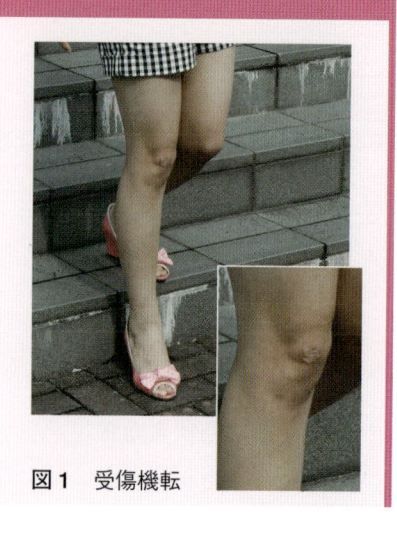

図1　受傷機転

問診・視診・触診のコツ

問診

―いつ，どうしましたか．
―膝は曲がりますか．
―痛みの部位はどこですか．
―過去に，同じ経験がありましたか（脱臼の既往）．
―そのときの処置・経過はどうでしたか（患者は自覚のないことが多い）．
―家族の方で，同じ症状の方はいますか．

視診

1. 脱臼では，膝蓋骨が大腿骨外側顆を越えて外方に位置する（図2上）．多くは亜脱臼となり，外観上，分かりにくい．
2. 膝蓋骨周囲に軽度の腫脹を確認（健側との比較）する．
3. 膝蓋骨の位置（膝蓋骨高位など）を確認する．

触診

1. 膝蓋骨が外方に変位していることを触診する．
2. 触診により確定診断が可能となる．

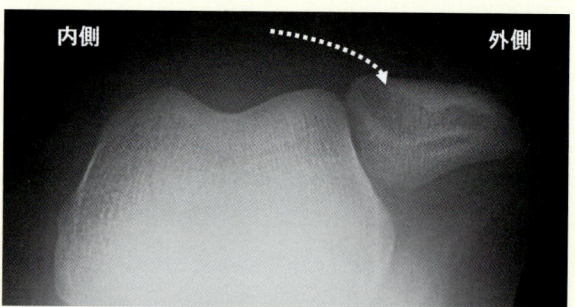

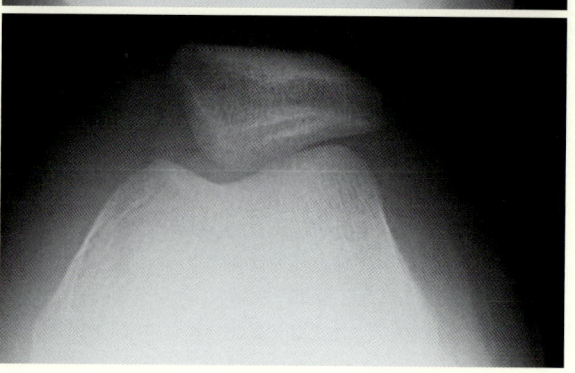

図2　左膝膝蓋骨脱臼　軸写像
上：脱臼時　　下：整復後

I. 発生機序

◆ 1. 素因

1) 脱臼の多くは，大腿四頭筋の自家筋力で膝蓋骨のプーリー構造（図3）により，筋・腱を介した介達性の外側脱臼となる．
2) 多くの場合，先天的素因を有している（表1）．
3) 多くは亜脱臼となりやすく，膝蓋骨が外側顆に引っ掛かっている，などが挙げられる．

◆ 2. 発生機序

1) 膝関節完全伸展位から屈曲に移る瞬間，反射的な大腿四頭筋の収縮が発生する．
2) 脛骨が固定された状態で大腿骨が内旋を強制される．
3) 下肢の振りだし（swing phase）期に急激な減速動作を行った．

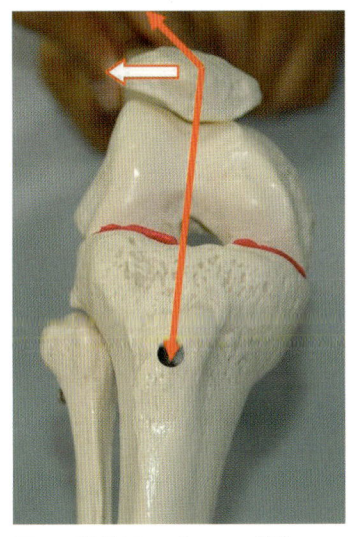

図3　膝蓋骨のプーリー構造
矢印上：大腿直筋の牽引方向，矢印下：膝蓋腱の方向，矢印白：膝蓋骨のベクトル（方向）を示す．

表1　骨形態上の脱臼素因（文献[1]を一部改変）

（骨の形態異常）
・大腿骨外側顆の形成不全（前方突出の減少）
・膝蓋骨形成不全
・前捻角の増大
（位置異常）
・膝蓋骨高位
（その他）
・膝蓋骨の過可動性
・内反股，外反膝（Q角の増大）
・反張膝
・全身の関節弛緩
・外側膝蓋支帯・関節包の拘縮と緊張
・内側膝蓋支帯・関節包の弛緩

II. 鑑別診断

1) 大腿骨外側顆や膝蓋骨関節面の骨軟骨損傷，膝蓋骨骨折（図4）．
2) 有痛性分裂膝蓋骨，膝蓋骨軟化症，タナ障害．

III. 整復法

1) 背臥位で股関節90°屈曲・膝関節過伸展位とし，大腿四頭筋を弛緩させる（SLRの肢位）（図5左）．
2) 次に，膝蓋骨を把持して内下方にゆっくりと押しながら誘導して整復する（図5右）．

臨床編 Ⅲ．下肢／膝関節

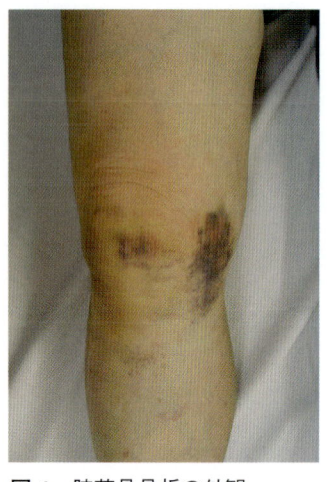

図4 膝蓋骨骨折の外観
明らかな皮下出血を認める．

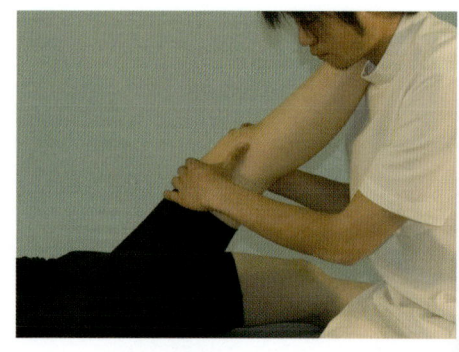

図5 脱臼の整復操作
左：整復肢位，右：膝蓋骨を内方にゆっくりと押す．

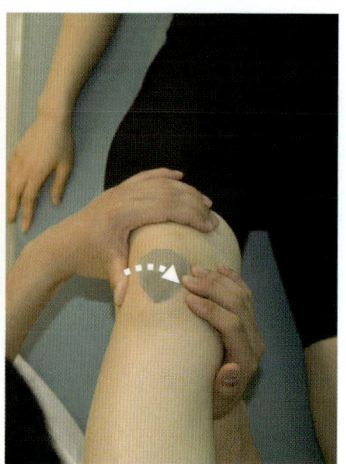

~インフォームド・コンセント~
1. 膝の骨（お皿）が脱臼しています．整復させていただいていいですか（自然整復されていた場合，その状況を説明する）．
2. 整復後は約2週間の固定をします．その後，サポーターをしばらくつけることになります．通常は2～3週間で治癒します．
3. 習慣性脱臼，あるいは反復性脱臼では生活上の注意点を説明する．場合によっては専門医での診断の必要性を伝える．
4. 大腿四頭筋（特に，内側広筋）の強化を指導し，筋力の強化が脱臼予防の唯一の方法であること，放置すると将来，痛みを発生する原因となること，を伝える．

＜整復後の確認事項＞

膝蓋骨の脱臼不安感テスト（アプリヘンジョンテスト：apprehension test）

1. 膝関節伸展位で，大腿四頭筋を弛緩させた状態で膝蓋骨の内側縁から外方に母指で軽く押す．
2. 膝蓋骨の脱臼感から患者は不安な表情を示す（図6）．

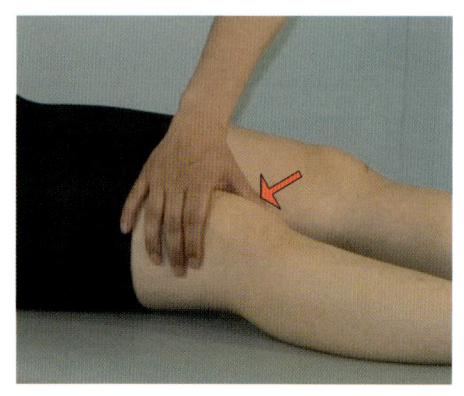

図6 膝蓋骨のアプリヘンジョンテスト

＜注意事項1＞
1. すでに自然整復されていることがあり，受診時には軽い腫脹と疼痛のみの場合がある．
2. 既往歴と整復後の検査から自然整復の有無を推測する．
3. 習慣性脱臼では自然整復されている可能性があり，確認方法に，アプリヘンジョンテストがある．
4. 多くは簡単に整復されるため乱暴な操作は必要ない．
5. 暴力的圧迫は膝蓋大腿関節面（外側顆や膝蓋骨裏面外側）を刺激して関節軟骨を損傷することがある．

IV. 固定法

　目的は，整復後に膝蓋骨が再脱臼することを予防する．特に，初回では，内側膝蓋支帯に損傷がみられるため，軟部組織の安静が必要となる．通常，ギプスや装具療法による固定が一般的である[2]．

◆ 1. ソフトキャストを用いた固定

1) ソフトキャストを膝蓋骨下端から大腿中央までの長さで3～4回折り返し，特に膝蓋骨外側は厚くしておく．
2) 下巻きの上に下端中央に割を入れたソフトキャストを，膝軽度屈曲位で大腿中央から膝蓋骨下縁に当てて硬化させる．
3) 硬化後，膝蓋骨部分を丸くカットし，膝蓋骨が安定するように適合させる（**図7上**）．
4) ストッキネット，あるいは膝サポーターの上から当てて包帯で固定する（**図7下**）．

◆ 2. フェルトパッドによる固定

1) 膝蓋骨の全周にわたって綿花等でつくったリング状のパッド（**図8上左**）を当て，さらに外側のみに馬蹄型のパッド（**図8上中**）を重ねて圧迫する．
2) その上から型取ったフェルトパッドをおき（**図8上右**），包帯で固定する（**図8下**）．

<注意事項2>
1. 膝蓋骨の変位を防ぐことが重要である．
2. 膝関節屈伸時に亜脱臼様の不安感を訴える場合，内側膝蓋支帯の完全断裂などが考えられる．
3. 固定や装具を用いることの必要性を十分に説明する．

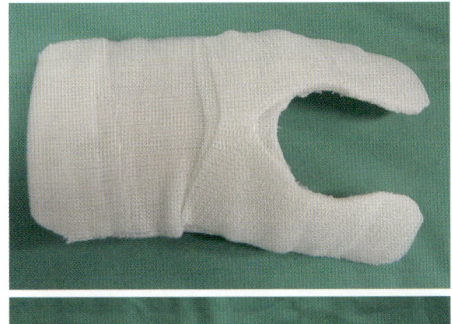

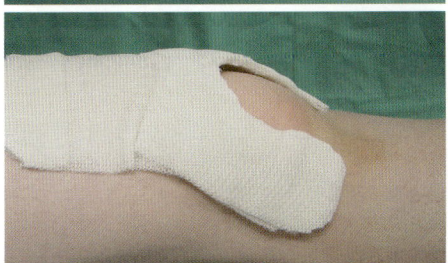

図7　ソフトキャストによる固定法
　　　上：キャストの外観，下：装着時の外観：一部省略

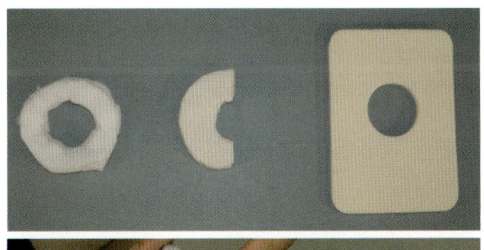

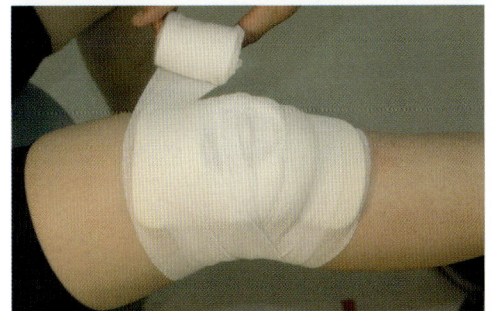

図8　フェルトパッドを用いた固定法
　　　上：材料を示す，下：固定法

臨床編　Ⅲ．下肢／膝関節

■■■■ V．リハビリテーション

　目的は膝蓋骨の安定性（バランス）を獲得することであり，下肢アライメント（外反膝・脛骨の外旋・足部回内など）を含めた対応が必要である．また膝周囲筋群，特に，内側広筋；膝蓋骨のスタビライザー（stabilizer）の強化は最も重要である．

1. 受傷～1週間
1) 患部の安静を目的に軽度屈曲位で固定を行う．
2) 不安定の程度によっては，固定強度を変える．

2. 1週間～
1) 炎症，腫脹の消退に従ってパテラセッティング（patella setting）をはじめる．
2) 初期は膝蓋骨の外方を把持しながら（包帯などを使用してもよい）行う．
3) パテラセッティングによる内側広筋の強化時は，下腿を他動的に外旋して行うと効果的である（図9左）．さらに包帯固定・サポーター着用によってハーフスクワット訓練を行う（図9右）．

3. 3週間～
1) 荷重下で膝関節の屈伸運動やスクワット訓練を行う．
2) 安定性が得られるまでは固定のままでの運動を行い，通常は2～3ヵ月程度継続する．

> ＜注意事項3＞
> 1. 早期からの膝関節の他動的伸展抵抗運動は，膝蓋大腿関節面に圧迫力をかけて疼痛の発生要因となる（図10）．
> 2. 屈伸時の膝蓋骨の動きを十分に観察すること．

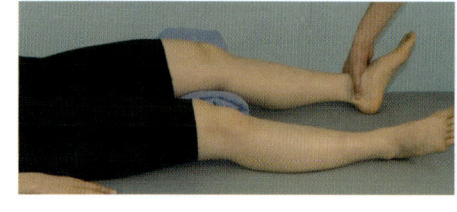

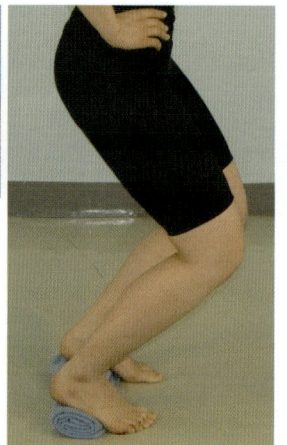

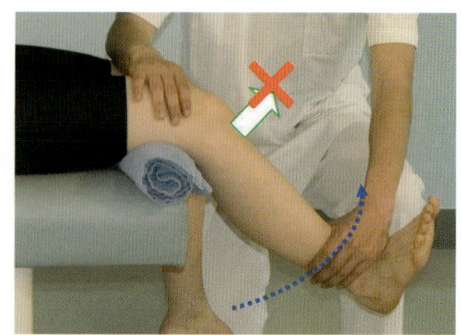

図10　早期からの誤った訓練

図9　運動療法
　　左：パテラセッティング，右：ハーフスクワット訓練

VI. 参照事項

◆ 1. Q角（Quadriceps angle：Q angle）

下前腸骨棘と膝蓋骨中央を結んだ線と，膝蓋骨中央と脛骨粗面中央を結んだ線のなす角をいう．Q角の増大により，膝蓋骨を外側へ変位させる力は増大する．

◆ 2. 膝蓋骨の外方移動を制限する解剖学的因子

骨性の制限
1) 正常であれば，大腿骨外側顆は内側顆に比べて前方に突出しており，膝蓋骨の外側脱臼を防止している．
2) 滑車溝の陥凹の角度は約137°であり（大腿顆間溝角），鈍角もしくは浅い顆間溝は膝蓋骨脱臼の要因となる（**図11**）．

◆ 3. 靱帯性の制限

膝蓋大腿靱帯，内側膝蓋支帯，内側膝蓋大腿靱帯は膝蓋骨の外方への変位を制限している．（内側膝蓋大腿靱帯が無傷の場合，膝蓋骨は外方に6 mm移動するが，切離の後は13 mm移動する[3]）

◆ 4. 筋性の制限

内側広筋斜走（深層）線維は，膝蓋骨を内方へ引くベクトルを有している．

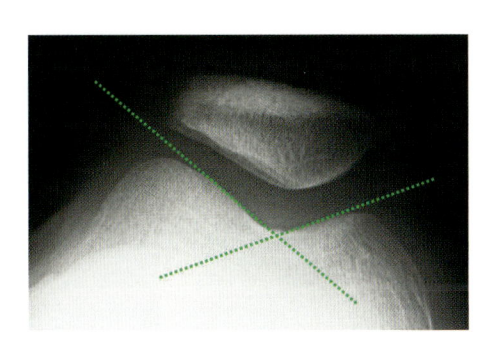

図11 右膝蓋大腿関節と顆間溝角
向かって左が外側，右が内側である．
この症例は120°の顆間溝角である．

文　献

1) 腰野富久：プラクティカルマニュアル　膝疾患保存療法．金原出版，1997，pp79-83．
2) 早川和恵・他：膝蓋骨脱臼，亜脱臼に対する保存的治療．*MB Orthop*, 20：87-93, 2007．
3) Amis AA, et al：Anatomy and biomechanics of the medial patellofemoral ligament. *The knee*, 10：215-220, 2003.

臨床編　Ⅲ．下肢／膝関節

18　前十字靱帯（ACL）損傷

どうしましたか！

- バスケットの練習中，下腿をストップさせたときに右膝がねじれてガクッとなり，歩けなくなりました（図1）．
- ジャンプして着地のさいバランスを失い，膝がガクッとなって，急に歩けなくなりました．
- ラグビーで膝の後方からタックルされ，膝をねじりました．

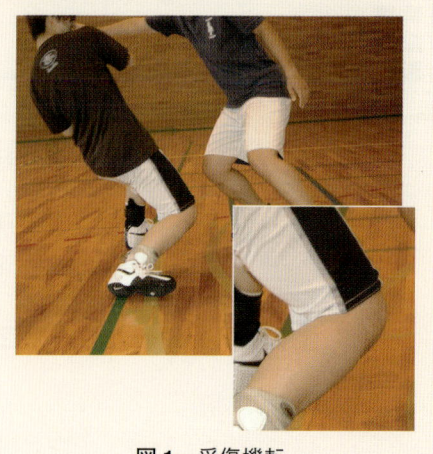

図1　受傷機転

問診・視診・触診のコツ

問　診

―いつどうしましたか．
―受傷時の肢位と転倒状況はどのようでしたか．
―荷重時，膝関節に不安感はありませんか．
―立位時に膝がガクッとなりませんか．
―歩けますか．

視　診

1. 前十字靱帯損傷では関節内血腫による腫脹と自発痛・運動痛（歩けない）があり，頻脈や顔が青ざめることが多い（ショック症状）．
2. 痛みと不安定感のため，逃避性跛行，あるいは完全免荷となる．

触　診

1. 膝周囲の皮膚の緊張感（腫脹との関連）をみる（図2）．
2. 自動運動時，あるいは他動運動の中で痛みが発生する肢位とその位置を確認する．
3. 膝蓋跳動の有無をみる（また，膝蓋骨直上の大腿周径を健側と比較する）．

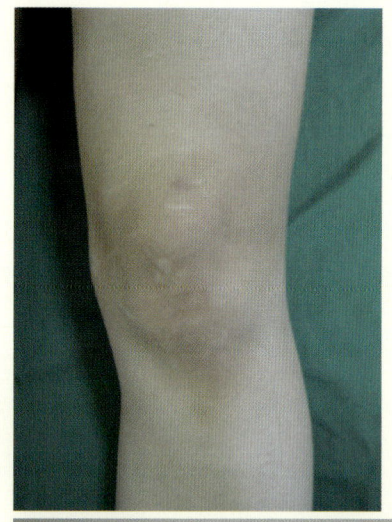

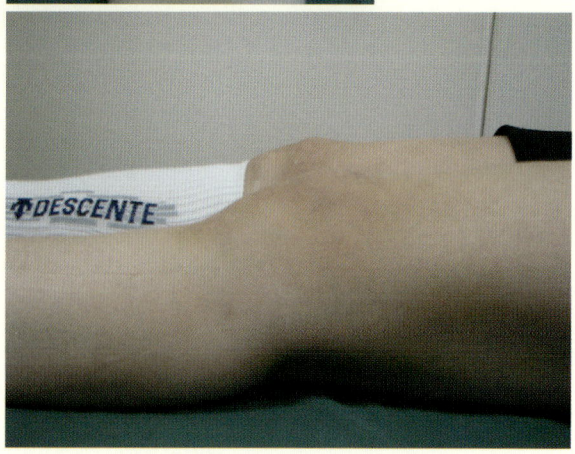

図2　左ACL損傷の外観（当日）

I. 発生機序[1]

1) "非接触型" と "接触型" に分けられ，頻度としては前者が多い．
2) 発生機序の多くは，急激なストップ，カット，ターンなど，急激な減速動作時の下肢コントロールの破綻によることが多い（通常は後方重心）．
3) 減速動作時の瞬間的な下肢のコントロール破綻では，下腿が外反・外旋位をとる場合が多い．
4) 男女差は，女性に多い傾向（2～3倍）がある．

II. 鑑別診断

1) 膝関節脱臼，膝蓋骨脱臼，脛骨顆間隆起裂離骨折（小児に多い），大腿骨顆間窩裂離骨折が考えられる．
2) 後十字靱帯損傷，内側・外側側副靱帯損傷，半月損傷（特に内側半月後角）などを合併することも多い．

＜各種の検査＞

1. 前方引き出しテストの肢位（90°屈曲位）が可能であれば行う（図3）．通常は痛みのため，本テストは不可能となる．
2. ラックマンテスト（Lachman test）は膝軽度屈曲位（30°程度）で行うことができ，脛骨の前方不安定性，特に終末感（end feel）をチェックする（図4）．終末感がない場合，前十字靱帯損傷を疑う．
3. ピヴォットシフトテスト（pivot-shift test）は，膝関節伸展位から徐々に屈曲していくと，伸展位で感じていた患者さんの不安感が安心感に変わる（整復感のため）（図5）．
4. N-test（中島テスト）は，ピヴォットシフトテストの逆であり，膝関節屈曲・下腿内旋位で徐々に伸展していくと，脛骨の前方移動によって不安感を訴える．

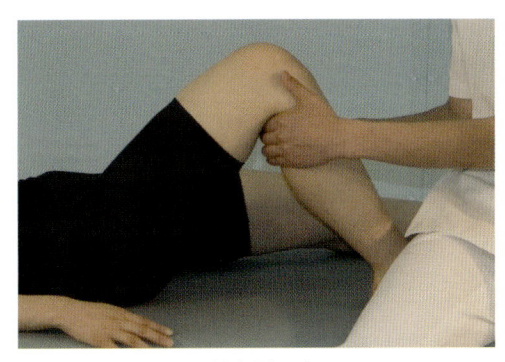

図3　前方引き出しテスト　　　　図4　ラックマンテスト

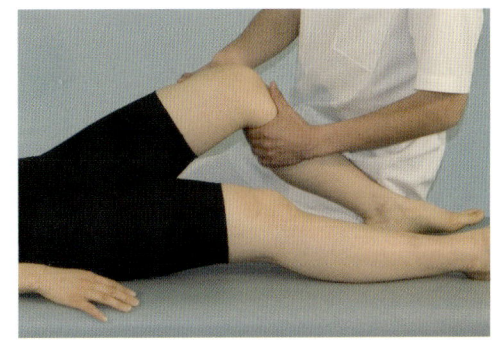

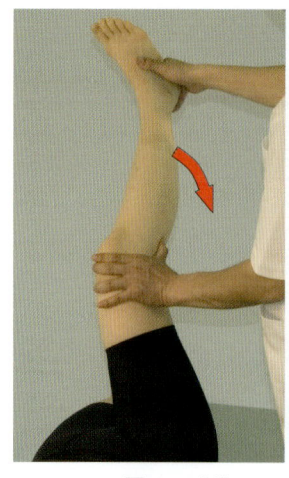

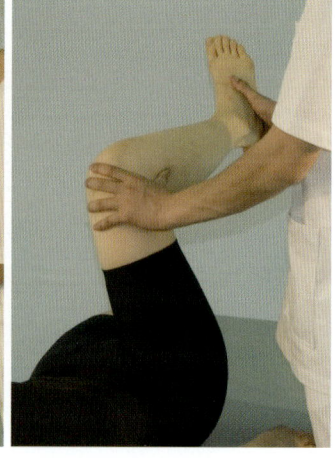

図5 ピヴォットシフトテスト
(左:開始肢位,右:最終肢位)

<注意事項1>
1. 受傷直後にはショック症状などを確認する（ショックの5徴候：5P's）.
2. 初診時の検査では，関節の腫脹や痛みによる筋の防御性収縮から徒手検査が正確に行えない場合が多い.
3. 上記のケースで，暴力的検査（強くねじるなど）は症状を悪化させることになるため，不必要な徒手検査は控える.

～インフォームド・コンセント～
1. 日常生活程度の回復を希望
    1) 膝関節内の前十字靭帯が単独損傷していると思われます（軽度の場合）.
    2) 他の靭帯や半月損傷を合併している可能性があると思われます（重度の場合）.
    3) 手術を急ぐ必要性はなく，まずは保存的に膝関節を固定して様子をみることになります．最終的に，膝に不安感が残存した場合は再評価の上，手術が可能です．
2. 高レベルのスポーツ選手や活動性の高い人
    1) 手術（ACL再建術）を行った方が復帰までの時間は短縮され，術後の安定性も得られます[1].
    2) 受傷1カ月以内の再建術は膝の屈曲制限を残すなど予後不良となる[2]ため，しばらく保存的に安静固定を行い，その結果をみて手術を考えましょう．
    3) 経過観察が必要であり，時間的に急ぐ必要のないことを説明しておく．
3. 中・高齢者に対して
    1) 年齢差の調査から，中・高齢者における保存療法の成績は悪い傾向にありますが，日常生活やレクリエーション程度の動きは可能です[5].
    2) 治癒後も，膝関節に不安定性の出る可能性がありますから，数カ月間の経過観察が必要です．
    3) 手術を慌てる必要はありませんので，2～4週間保存的固定で経過観察をいたしましょう．
    4) インフォームド・コンセントから，納得いく同意が得られれば保存療法を行います．

Ⅲ．応急処置

1) 患部に対してRICE処置を行う．
2) 初期は腫脹の増大を考慮のうえ，シーネ固定を行い，完全免荷とする．

><注意事項2>
>1．受傷直後は次第に腫脹が増すため，緊迫した包帯固定は避ける．
>2．患者には患部の予後を具体的に説明し，治癒に至る経過予測を説明する．

><参考事項>
>　新鮮例と陳旧例における手術結果（再建術）から，スポーツ活動レベルには影響がみられるが，膝の安定性においては有意差を認めない報告[3, 4]が多い．

Ⅳ．固定

1) 固定の目的は，脛骨の前方移動を制限することである．
2) 一方，固定による関節の不動は，抗ストレス作用が働かず靱帯の再生能力を低下させる．早期から屈曲方向の運動を指導し，正常な力学的介入を行う．

◆1．シリンダーキャストの改変（初期から1週間）

1) 初期（損傷程度によるが，1週間）は完全免荷とし，膝関節軽度屈曲位で大腿中央から下腿中央にハードキャストによるシリンダーキャストを行う（図6）．
2) 1週間過ぎたら，軽微な荷重を指導する．キャスト後面（膝窩部以下）をカットして膝関節の自動屈曲を許可する（図7）．運動時以外は包帯によって固定を行い，脛骨の前方移動を防ぐ．

◆2．装具による固定（1週間後～）

　ギプスによる機能的固定以外に機能装具を用いることが多い（図8）．

><注意事項3>
>　シリンダーキャストは，大腿部から下腿部で長さとその強度を十分考慮して製作する．

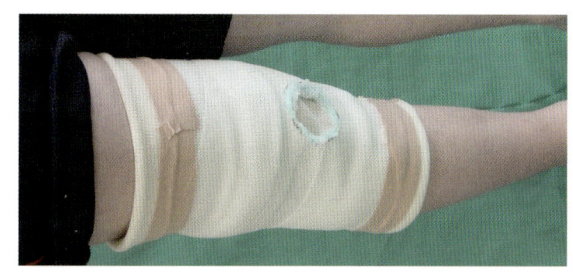

図6　ハードキャストによる膝の固定

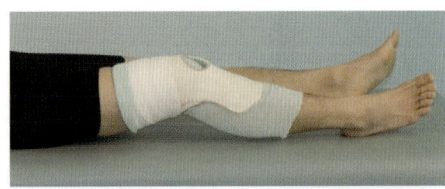

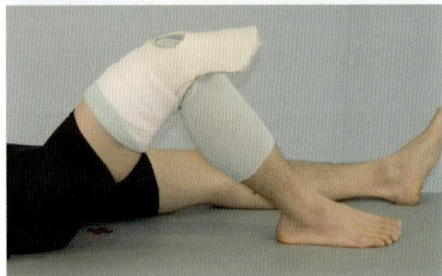

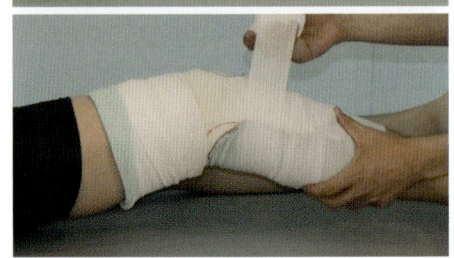

図7 ハードキャストを装着したまま膝の屈曲運動
大腿部と下腿部を別の包帯で固定し，屈曲運動時には下腿の固定のみを除去する．運動が終わったら，下腿部を固定し，さらに下肢全体の固定を行う．

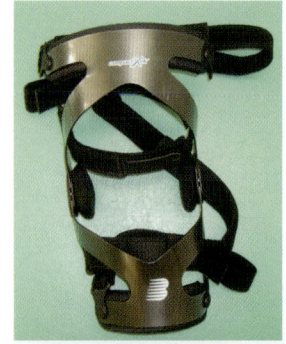

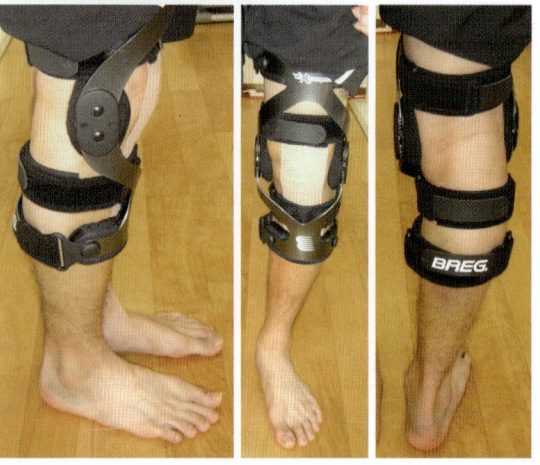

図8 装具と装具装着時の外観

V. リハビリテーション

1. 受傷～1週間
損傷程度によるが，完全固定と完全免荷とする．

2. 2週目～4週間
1) 部分荷重を許可する（初期は接地程度で，徐々に1/3荷重歩行）．
2) 痛みのない範囲で膝関節の自動屈曲運動を行い，ROM維持と筋・靱帯に力学的情報を与える．
3) 腫脹の減退に応じて自動屈曲運動を増やす．
4) 就寝以外の安静時にも，定期的にゆっくりと膝を曲げ，伸展時は，自分の手で介助して他動的に伸ばす[6]．

3. 4～6週間
1) 部分荷重から全荷重へと移し，ACLの対抗作用を有するハムストリングスを選択的に収縮させる（図9）．
2) 強力な大腿四頭筋の収縮力を相殺させるようにする（図10上）．また，膝の伸展運動は脛骨粗面の前方に抵抗を加えて行う（図10下）．

4. 6週間以降
1) 全荷重での歩行を許可し，荷重下でハーフスクワット，スクワット，カーフレイズ（図

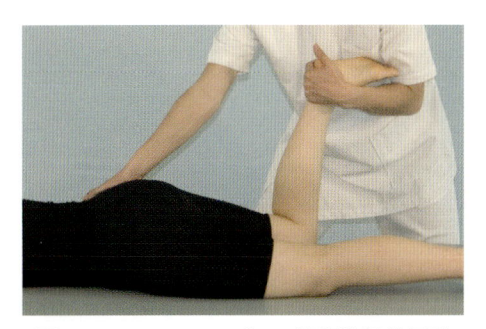

図9　ハムストリングスの選択的抵抗運動

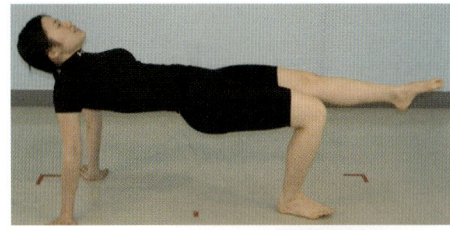

<注意事項4>
1. CKC訓練は，荷重による関節面の圧迫と大腿四頭筋と腓腹筋・ハムストリングスの同時収縮により脛骨の前方移動を少なくする（図10上）[7]．
2. 膝関節伸展運動を行う場合，脛骨の前方移動を制動する目的でバンドなどを用いる（図10下）．あるいは，術者の徒手的操作によって制動を行う．
3. 非荷重下でのOKC運動（open kinetic chain）は，膝伸筋群によって脛骨の前方移動を生じさせるため[7]，行わない（図11）．

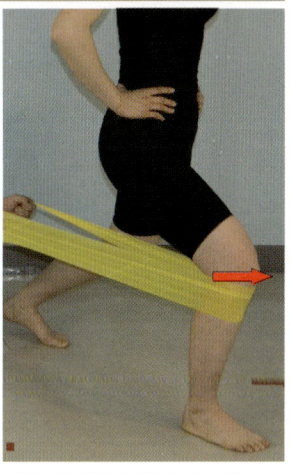

図10　脛骨の前方移動を制限した運動

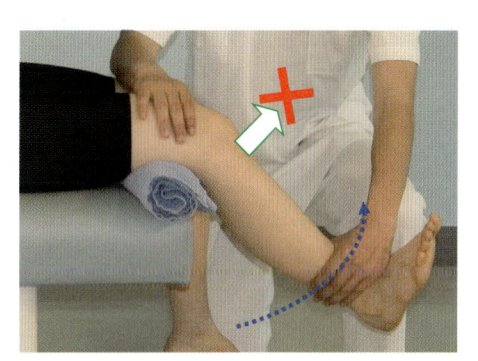

図11　間違ったOKC運動

10）などのCKC運動（closed kinetic chain）を開始する．

2）患者からは膝関節の不安感の有無を詳細に聞き，術者も定期的に脛骨の前方移動の有無をチェックする．

VI. 参照事項

◆ 1. ACLの機能解剖

1）ACLは関節内靱帯であり，走行から脛骨の前方移動と内旋を制限する．
2）膝関節伸展時にACLの後外側束が，屈曲時にはACLの前内側束が緊張するため全可動域において安定性をもたらす（図12）．

◆ 2. 保存療法の位置づけ

1）新鮮ACL損傷の保存療法は，軟性装具により一次修復をはかることが大切である[6]．
2）保存療法の効果は周知であるが，さらに靱帯の強度を求める場合は再建術が選択肢となる．

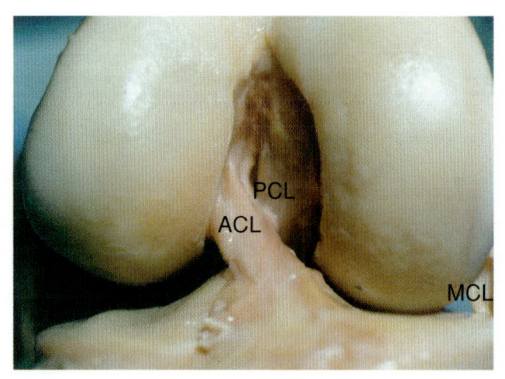

図12　前十字靱帯（ACL）の解剖（右膝前方より）

◆ 3. 不全断裂

1) ACL不全断裂では，日常生活上の不安感を訴えない場合が多く，保存療法が第一選択肢となる．
2) 不全断裂から完全断裂に移行することもあり，そのリスク要因として，大腿骨顆部の顆間窩幅の狭小化が報告されている[1]．

◆ 4. 合併症

1) ACLとMCLの複合損傷群とACL単独損傷群との比較で，脛骨の前方移動に差はなく，また成績結果においても両者に差はみられていない[8]．
2) 関節の不安定性から二次的に半月損傷をもたらすことがある．

◆ 5. 男女比について

1) ACL損傷は膝の外反・外旋強制によるものであり，女性は膝外反と脛骨内旋可動性が大きいことからその発生率が高いとされている．
2) 股関節における前捻角の増大もその一因として挙げられている．

文　献

1) 日本整形外科学会診療ガイドライン委員会　ACL損傷ガイドライン策定委員会・編：前十字靱帯（ACL）損傷診療ガイドライン．南江堂，2006．
2) Harner CD, et al：Loss of motion after anterior cruciate ligament reconstruction. *Am J Sports Med*, 20：499-506, 1992.
3) Karlsson J, et al：Subacute versus delayed reconstruction of the anterior cruciate ligament in the competitive athlete. *Knee Surg Sports Traumatol Arthrosc*, 7：146-151, 1999.
4) Noyes FR, et al：A comparison of results in acute and chronic anterior cruciate ligament ruptures of athroscopically assisted autogenous patellar tendon reconstruction. *Am J Sports Med*, 25：460-471, 1997.
5) Bonamo JJ, et al：The conservative treatment of the anterior cruciate deficient knee. *Am J Sports Med*, 18：618-623, 1990.
6) 井原秀俊；膝前十字靱帯新鮮損傷に対する保存的療法．*MB Orthop*，20：41-46，2007．
7) Bynum EB, et al：Open versus closed chain kinetic exercises after anterior cruciate ligament reconstruction. *Am J Sports Med*, 23：401-406, 1995.
8) Shirakura K, et al：The natural history of untreated anterior cruciate tears in recreational athletes. *Clin Orthop*, 317：227-236, 1995.

臨床編 Ⅲ．下肢／膝関節

19 膝関節内側側副靱帯（MCL）（単独）損傷

どうしましたか！

- 相手の足が膝の後ろから当たり，膝内側が伸ばされました（図1）．
- スキーをしていて，膝が内側に曲げられました．

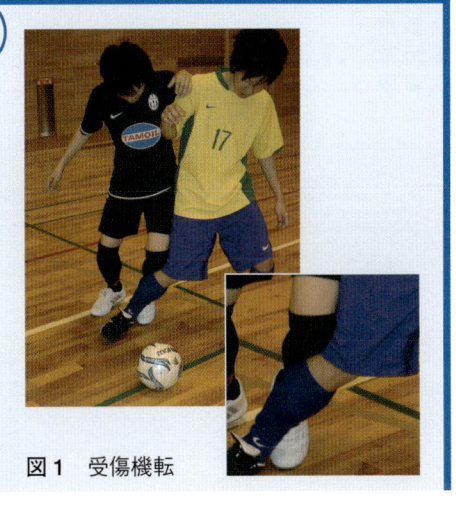

図1 受傷機転

問診・視診・触診のコツ

問 診

―いつ，どうしましたか．
―どのような動きで，どこに痛みが強くでますか．
―立位時，膝への痛み，あるいは不安感はありますか．
　歩行時に痛みや不安感はありますか．

視 診

1. 膝関節内側にみられる腫脹の程度を健側と比較する（図2）．
2. 靱帯（前縦走・上後斜走・下後斜走線維）のいずれの部位に腫脹が強いかをチェックする．
3. 立位での膝屈曲・伸展可動域を確認する．

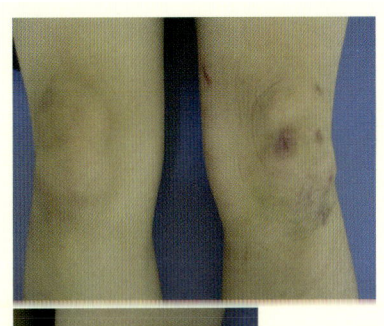

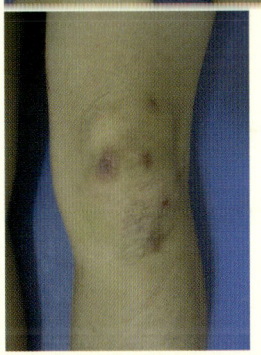

図2 左MCL損傷時の外観（受傷直後）

触 診

1. 膝関節内側の関節裂隙での圧痛部位を確認する．方法は，膝関節軽度屈曲位とし，関節裂隙を覆う靱帯上を前から後ろに確認する（図3）．
2. さらに，外反での伸張ストレスを加えながら疼痛部位を調べる．

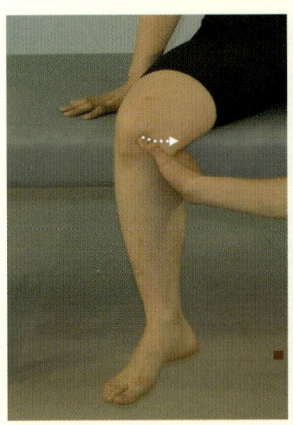

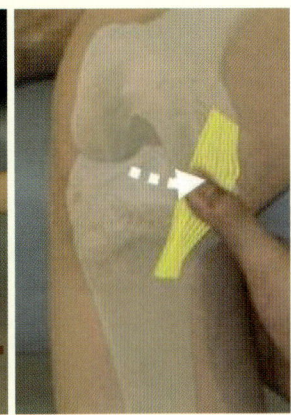

図3 損傷部位の触診

― 127 ―

I. 発生機序

1) 膝関節に外反・外旋力が強制されて生じる．
2) 関節内側面の内側側副靱帯に伸張ストレスが加わって，部分断裂（図4），もしくは完全断裂をきたす．
3) 膝関節の靱帯損傷で最も多い．

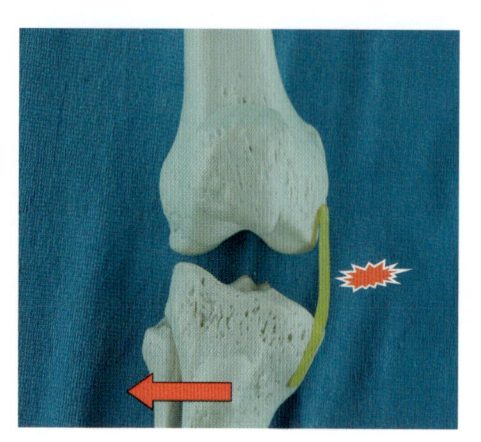

図4　靱帯損傷の発生機序

II. 鑑別診断

1) 軽いものでは，鵞足炎・タナ障害・膝蓋下脂肪体炎を疑う．
2) 重度損傷では，前十字靱帯損傷・大腿骨遠位での裂離骨折・脛骨内顆骨折・内側半月損傷などを考える．

＜各種の検査＞

1. 外反ストレステスト

1) 膝関節軽度屈曲位（30°位）で膝を他動的に外反し，関節裂隙の開きを健側と比較する（図5）．
2) 終末感（end feel）を健側と比較する．
3) 下腿を外旋位にして行うと，靱帯が伸張されるためわかりやすい．
4) 屈曲位で陽性の場合，さらに伸展位で行って重症度を考慮する．

2. アプリー牽引テスト（Apley distraction test）

1) 腹臥位で膝関節90°屈曲位とし，足部を把持して下腿を遠位方向に牽引する．
2) 下腿を外旋して行うと，疼痛が誘発されやすい（図6）．

> ～インフォームド・コンセント～
> 1. 膝の内側の靱帯が切れています（部分断裂，あるいは完全断裂）．
> 2. 放置すると膝に不安定性を残しますので治療が必要です．
> 3. 重度の場合を除いて，保存的な固定と早期リハビリで多くは治癒いたします．

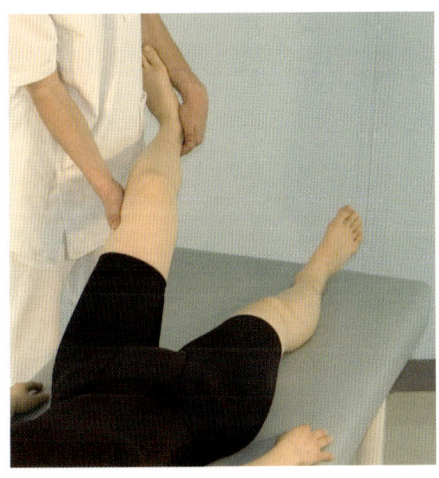

図5 外反ストレステスト　　　　図6 アプリー牽引テスト

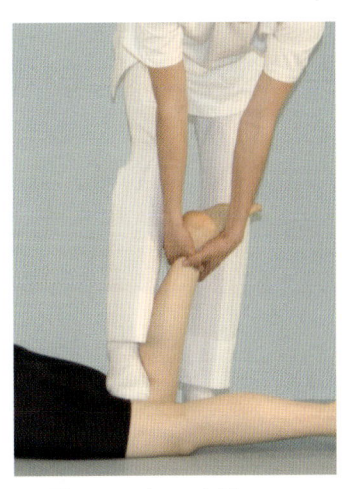

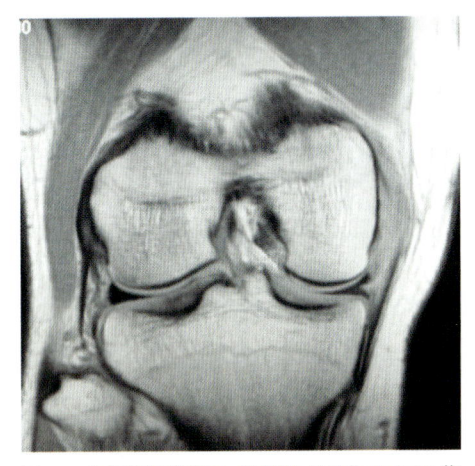

図7 内側側副靱帯と外側半月損傷のMRI像

<注意事項1>
1. 初期に単独損傷と複合損傷のいずれの可能性が高いかを鑑別しておく．
2. 特に不安定性が強く，Ⅲ度損傷が示唆されるときは前十字靱帯・半月損傷を疑う（図7）．

Ⅲ．固定法

　膝関節の側方動揺（特に外反）を制限する目的で固定を行う．固定は損傷程度や生活内容を考慮して選択する．

◆1．ギプス・ブライトン，プラスチックキャストを用いた固定

1．軽い損傷
　膝内側にシーネをあてて関節の上下を固定する（図8）．

2．中等度の損傷
1) 膝関節軽度屈曲位でシリンダー状に巻き，膝関節の上下を完全に固定する（図9）．
2) 経過を見ながら，ギプスを左右にカットし，内側のみの固定を行うこともある．

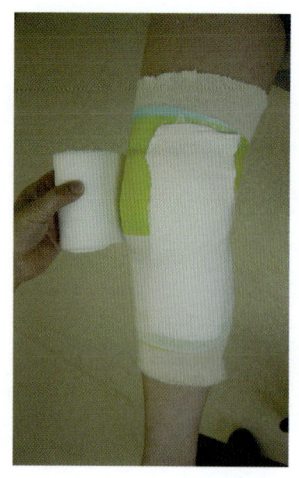

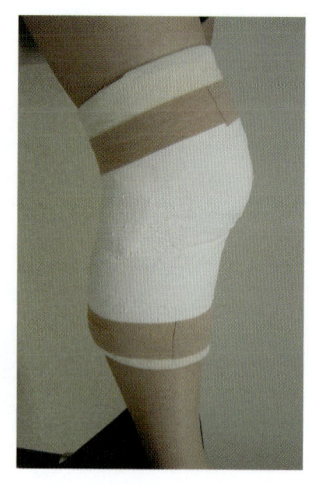

図8　ギプスによる固定　　図9　シリンダー状に巻いた固定

<注意事項2>
1. 内側側副靱帯単独損傷に対しては，必要以上の長期固定は不要である．
2. 初期から筋萎縮や関節拘縮への対応を考えて治療を行う．

IV. リハビリテーション

早期からの適切な荷重歩行，関節の自動運動は筋の萎縮防止や靱帯の正常な線維形成に効果的といわれており，積極的に指導する．

1. 受傷〜2週間
1) 損傷靱帯の線維走行に沿った修復リモデリングを促進するため，可能な範囲での等尺性収縮によるパテラセッティング（patella setting）を指導する．
2) 早期から足部とベッド間の抵抗を除去し，膝の自動屈曲・伸展運動を指導する（図10）．

2. 2〜3週間
1) パテラセッティングの継続として，内転筋群の筋力強化（図11a）や患側下肢での荷重下でバランスボード訓練を行う（図11b）．
2) 可動域の改善がみられない場合，関節包内運動を合わせて行う．
3) 内側側副靱帯を強化する目的で，セラバンドを用いた抵抗運動を行う（図12）．

<注意事項3>
1. 早期ROM訓練の必要性がある（伸展位の確保と90°以上の屈曲を確保する）．
2. I，II度損傷は，疼痛があっても早期からパテラセッティングを指導する．
3. 固定をしたままで，早期歩行をする．
4. 荷重下でのトレーニングで膝関節に不安定性が危惧される場合，弾性包帯で関節を固定してから行う（図11b）．
5. 受傷後，10日程度で歩行を指導する．

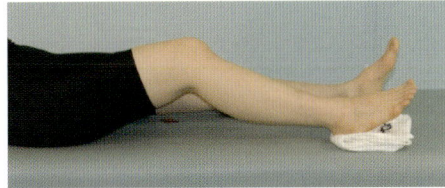

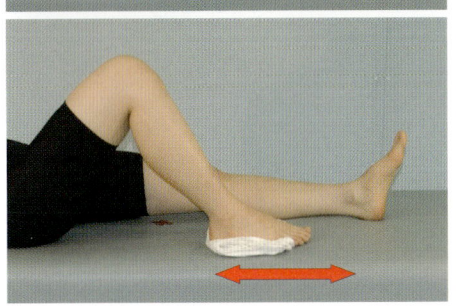

図10　早期の自動運動

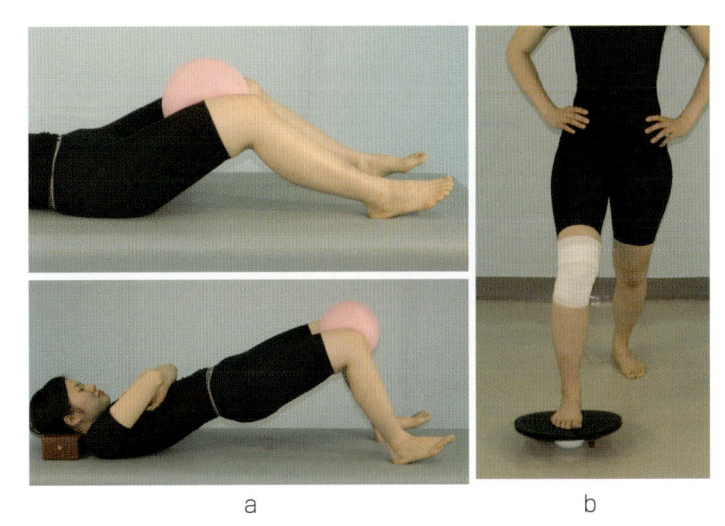

図11　運動療法
　a　ボールを挟み内転筋群の強化，b　弾性包帯をしたうえでのバランスボード訓練

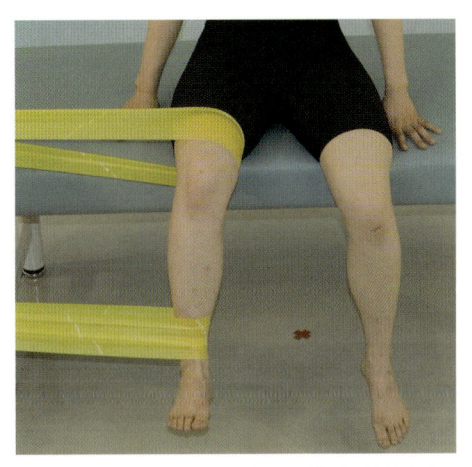

図12　セラバンドによる段階的抵抗運動

V. 参照事項

◆ 1. 保存療法が肯定される理由

1) 内側側副靱帯は関節外靱帯で血行が豊富なため，治癒力が高い．
2) 損傷程度に関わらず，保存療法による固定と早期運動の有効性が報告されている[1,2,3]．
　①動物実験（犬）による放置群と観血的縫合術群でのギプス固定の比較から，前者が膝の安定性や安定強度の獲得に優れていた[4]．
　②ヒトにおいても，保存療法群が観血療法群と比較して，ROM獲得や大腿四頭筋の等尺・等張性筋力において成績が良かった[5]．

◆ 2. 靱帯の線維成分の相違[6]

1) 靱帯の線維方向は骨軸に対して平行配列と交叉配列の2通りがある．
2) 前者は長軸方向の応力に，後者は回旋応力に対応するといわれている（**図13**）．

臨床編　Ⅲ．下肢／膝関節

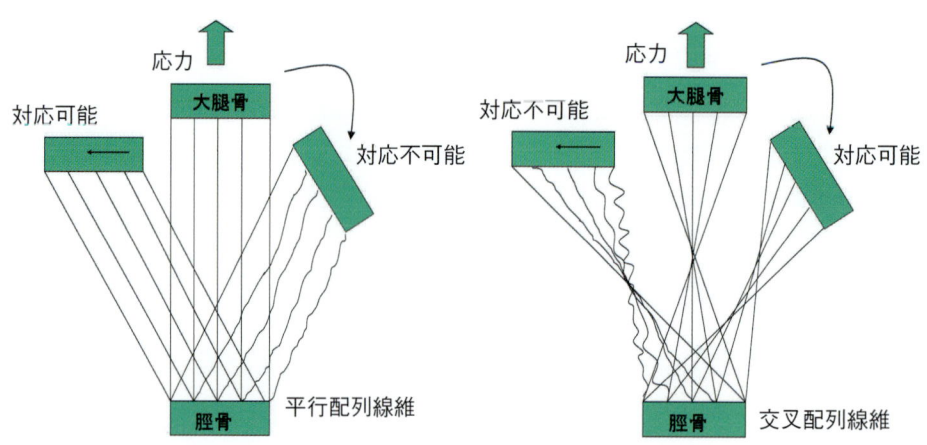

図13　外力に対する MCL の対応性[6]
膝関節に加わる種々の外力に対して，対応可能な線維と不可能な線維が混在する．
この図から MCL 損傷の発生機序が説明できる．

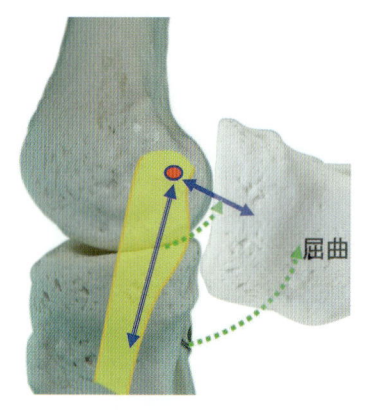

図14　膝関節伸展・屈曲位での靱帯走行とその伸張度

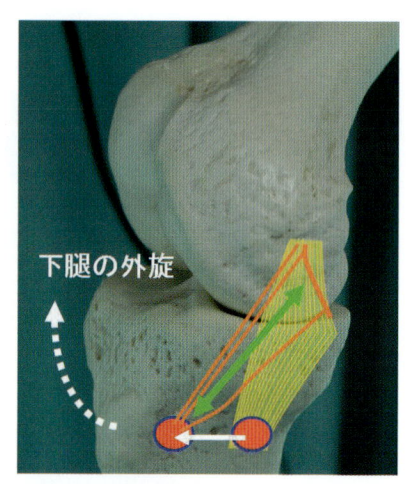

図15　下腿外旋時の MCL
下腿の外旋により，MCL は伸張される．

◆ 3．靱帯走行と機能解剖

1) 内側側副靱帯は膝伸展位で緊張し，屈曲で弛緩するが，これは顆部の曲率半径が影響している（**図14**）．
2) 内側側副靱帯は大腿骨内側顆部から前下方（脛骨の鵞足部）に向かい，下腿の外旋を制限する（**図15**）．

◆ 4．膝関節の安定性

1) 内側側副靱帯は，内側広筋や半膜様筋腱の線維の一部と合流する（**図16**）．
2) これらが複合的に作用すると，靱帯が保有する静的靱帯（static ligament）とともに動的靱帯（dynamic ligament）としての役割を果たすことになる．この点は，リハビリへの応用として重要な意味をもつ．

◆ 5．靱帯損傷の分類と治療方針

臨床上，靱帯損傷は 3 段階に分類され（**表1**），分類によって治療方針は異なる（**表2**）．

表1 内側側副靱帯損傷の分類

損傷程度	外反ストレステスト 30°	外反ストレステスト 0°
Ⅰ度損傷 ごくわずか	（−）	（−）
Ⅱ度損傷 部分損傷	（＋）	（−）
Ⅲ度損傷 完全断裂	（＋）	（＋）

表2 分類と治療方針

Ⅰ度：側方動揺なし…保存療法
Ⅱ度：屈曲位のみ動揺あり…保存療法
Ⅲ度：屈曲・伸展時に動揺あり…保存＞観血療法

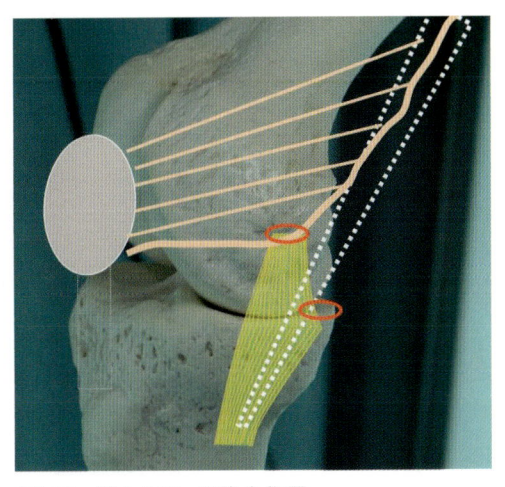

図16 筋とMCLの複合作用
白い点線は半膜様筋，膝蓋骨からの橙線は内側広筋，赤丸はそれぞれがMCLと接する部位を示す．

＜観血療法のデメリット＞

1. 靱帯の伸展性が障害されやすい．
2. 内側広筋の萎縮が早く生じる．
3. 保存療法との成績に有意差がみられず，費用対効果の点から劣る．

文献

1) Ballmer PM, et al：The non-operative treatment of isolated complete tears of the medial collateral ligament of the knee. A prospective study. *Arch Orthop Trauma Surg*, 107：273-276, 1988.
2) Ellsasser JC, et al：The non-operative treatment of collateral ligament injuries of the knee in professional football players. *J Bone joint Surg*, 56 A：1185-1190, 1974.
3) Rider B, et al：Treatment of isolated medial collateral ligament injuries in athletes with early functinal rehabilitation. *Am J Sports Med*, 22：470-477, 1993.
4) Woo SLY, et al：Treatment of the medial collateral ligament injury. Ⅱ：*Am J Sports Med*, 15：22-29, 1987.
5) Sandberg R, et al：Operative versus non-operative treatment of recent injuries to the ligaments of the knee. *The J Bone Joint Surg*, 69：1120-1126, 1987.
6) Prosé LP, et al：The collateral ligaments of the knee joint in the cat and man. *Acta Anat*, 133：70-78, 1988.

20 半月損傷

どうしましたか！
- バレーボールの試合中，ボールが低かったため，右膝が深く曲がりねじれたように感じました（図1）．
- 階段を踏み外したとき，膝がねじれて体重がかかって倒れました．

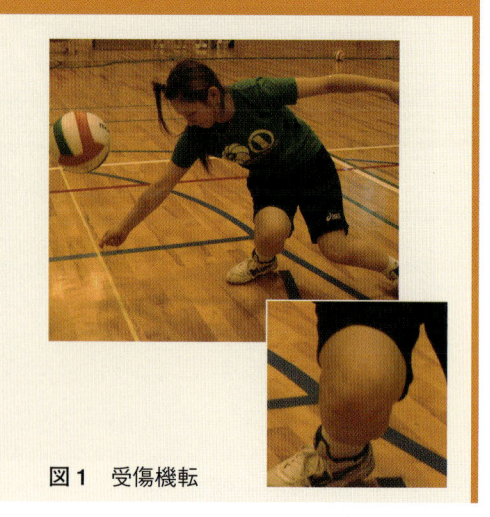

図1　受傷機転

問診・視診・触診のコツ

問診
- いつ，どうされましたか．
- 膝のどの部位が痛みますか．
- 膝の屈曲・伸展時に痛みが出ますか．
- 屈伸時，膝に引っかかる感じはありますか．
- 歩行時，膝の力が抜けるような感じがありますか（膝くずれ：giving way）．

視診
1. 痛みのため跛行となる（歩容の確認）．
2. 膝関節損傷部位（内側・外側）に明らかな腫脹を認める．
3. 陳旧例では，内側広筋に萎縮を認めることもある．

触診
1. 膝関節軽度屈曲位で，関節裂隙部に指を当て，前から後方に圧痛の有無を確認する．
2. 圧痛部位に腫脹を確認する（図2）．

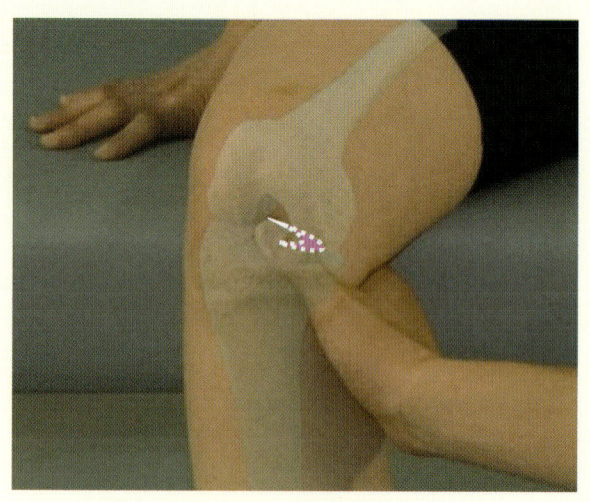

図2　関節裂隙での内側半月の触診法

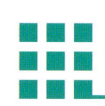

I. 発生機序

1) 膝関節を深く屈曲したとき，大腿・脛骨間の半月に過剰な圧迫・回旋力が加わって発生することが多い．
2) 原因として，スポーツ時のカッティング動作など，脛骨が固定された状態で大腿骨が過

剰に伸展・回旋して発生する．
3) 半月損傷は，前角より後角損傷の頻度が高い．

Ⅱ．鑑別診断

1) 類似疾患として，脛骨高原骨折，タナ障害（滑膜の炎症），膝窩筋腱炎，離断性骨軟骨炎，膝蓋下脂肪体炎（ホッファ：Hoffa病），円板状半月，膝蓋靭帯炎，膝蓋大腿関節症などを考慮する（タナ障害，ホッファ病の詳細は後述，p 139）．
2) 内側・外側側副靭帯の各単独損傷の鑑別を行う．
3) 通常，靭帯損傷では牽引による伸張痛，半月では圧迫痛が認められやすい．
4) 複合損傷の診断は困難である．

> ＜注意事項1＞
> 1. 外傷の既往なく，10歳代女性で，膝関節外側に運動痛や伸展制限，弾発性（snapping）などを訴えた場合，円板状半月（discoid type）の存在を疑う．
> 2. 外側半月の先天的な形態異常から，膝外側に原因不明の運動痛を訴える．
> 3. 遺伝性の要因から家族歴を聞くことが重要である．
> 4. 円板状半月が存在しても無症状の場合もある．

＜各種の検査＞

1．マクマレーテスト（McMurray test）
1) 内側半月の場合，股関節を曲げ膝関節屈曲位で下腿に外旋・内反ストレスを加えながら徐々に伸展する（図3）．
2) そのときに，膝内側で痛みやクリック音の有無を確認する．
3) 外側半月はこの逆を行う．

2．アプリー圧迫テスト（Apley compression test）
1) 腹臥位で膝関節90°屈曲位として下腿を圧迫しながら内・外旋を加える（図4）．
2) 痛みやクリック音から判断する．

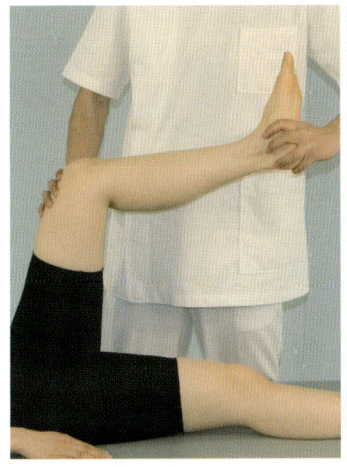

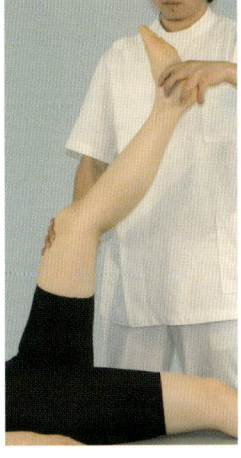

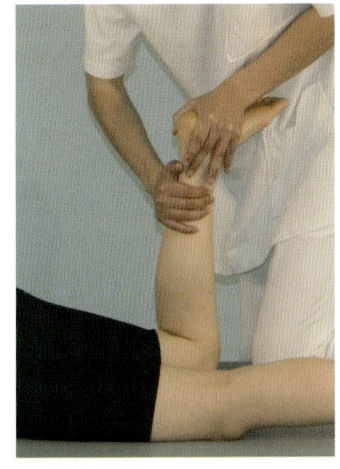

図3 マクマレーテスト　　図4 アプリー圧迫テスト

＜徒手検査のポイント＞
1. 半月の動きをイメージしながら下腿に圧迫・回旋力を加える．
2. これは受傷機転を再現するものであり，痛みやクリック音が誘発されることで半月損傷が予測できる．
3. 多くは屈曲位での半月後角部の損傷であり，伸展位では中節〜前節部の損傷が考えられる．
4. 屈曲・内旋で外側半月後角部に，屈曲・外旋では内側半月後角部に圧迫力が加わる（図11参照）．

~インフォームド・コンセント~
1. 膝のクッション役をする半月が損傷されています．
2. 軽度では，約3週間の包帯固定（保存療法）で様子をみることになります．
3. テストで半月損傷が疑われた場合，関節鏡等によって損傷部位と程度を特定する必要があります．
4. ロッキングが支障となっている場合，手術の適応となることがあります．

Ⅲ．固定法

◆1．シリンダーキャスト

1) 重度損傷の適応例では，大腿上部から足関節上部に至る範囲でシリンダーキャストを3〜4週間行う（**図5**）．約1週間は完全免荷とする．
2) その間，1〜2週間後に部分荷重を許可する．また，キャストを半割にして伸展運動を行う．足関節の運動は妨げない．

◆2．簡易なキャスト

1) 比較的軽症では，キャストを膝軽度屈曲位で大腿中枢から下腿中央まで巻く（**図6**）．
2) 時期を見て半割にして，膝の伸展運動を行わせる．
3) 膝の深い屈曲は制限し，半月への剪断力を回避する．部分荷重は許可する．

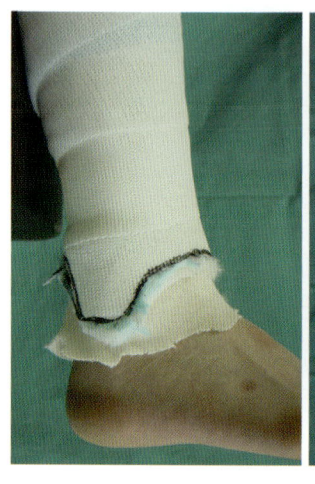

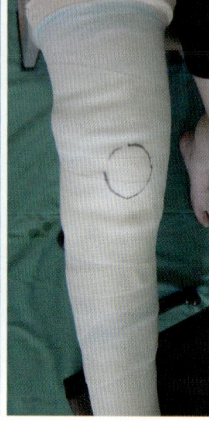

図5 シリンダーキャスト
左：キャストの遠位端　右：有窓シリンダーキャスト

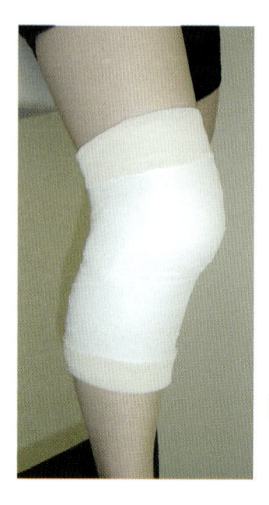

図6 ギプスを用いた固定

◆ **3. 伸縮性包帯での固定**

1) 軽度損傷では，伸縮性包帯による固定やサポーターなどを応用すればよい．
2) ただし，早期の深い屈曲は避けるようにする．

Ⅳ. リハビリテーション

1. 受傷〜3週間

1) 固定中から足指・足関節・股関節の運動を行う．また，有窓にしてある膝蓋骨の自動・他動運動を行う（等尺性運動：パテラセッティングを含む）．
2) 3〜4週間後，膝関節屈曲90°位が獲得できれば，キャストを除去して引っかかりのないことを確認した上で，膝関節の自動伸展運動を開始する．
3) 膝屈伸時の下腿の回旋運動を学習させる．この場合，痛みを発生させないように愛護的に行う．
4) 関節に遊びを与えるため，緩やかな徒手牽引を加える（図7）．

2. 3週間以降

1) 徐々に自動運動でのROM拡大を行う．
2) また，大腿四頭筋・ハムストリングスの筋力強化とストレッチングを行う．
3) これらの運動は，半月に加わる機械的インピンジメントを減らす目的がある．
4) 歩行時の痛みが消失すれば，荷重下でハーフスクワットやスクワット運動を指導する（図8）．半月への負荷は屈曲角度に依存しており，屈曲角度が深くなるにつれ半月後方に圧がかかる[1]．

<注意事項2>
1. 治療の前に必ずROMと大腿周径を測定する．
2. 関節裂隙に限局する圧痛やロッキング（locking）の有無を確認した上で経過観察を行う．
3. ロッキングや膝くずれ，疼痛が軽快しにくい場合，専門医への紹介を考慮する．

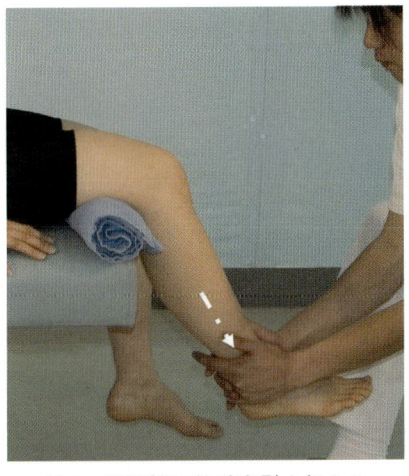

図7 膝関節に徒手牽引を加える

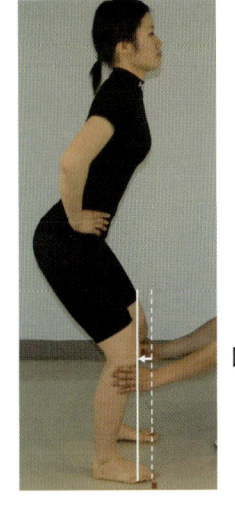

図8 半月への圧迫を避けるハーフスクワット
足指（点線）より膝が出ないように（実線）注意する．

V. 参照事項

＜半月損傷の治療＞
1. 半月損傷の治療法は，その損傷形態によって異なる．
2. 特に，辺縁部・境界部・実質部のいずれの損傷かによって治療法とその予後は大きく異なる．
3. 症状が変化しない場合は，関節鏡等の検査を目的に専門医を紹介する（柔整師の場合）．

＜半月の栄養血管＞
1. 半月の辺縁部 10 〜 25％（red-red-zone）は，毛細血管が存在する領域[2, 3]であり，境界部（red-white-zone）でも周辺滑膜と連続性を有する．
2. 実質部（white-white-zone）は血流がないことから（無血管），半月の修復に致命的な影響を及ぼす（図9）．

＜膝関節を上面からみる＞（図10）
1. 半月は膠原線維と軟骨様細胞から構成されており，その役割は膝関節面の不適合を補い，荷重を分散し，滑液の浸潤を担っている．
2. 内側半月は，C字型で大きく，外側半月はO字型で小さい．
3. 面積比から，内側半月は外側半月の約1.5倍であり，前後径も大きい．
4. 半月の形態は，脛骨上面の形態に沿ったものといえる．

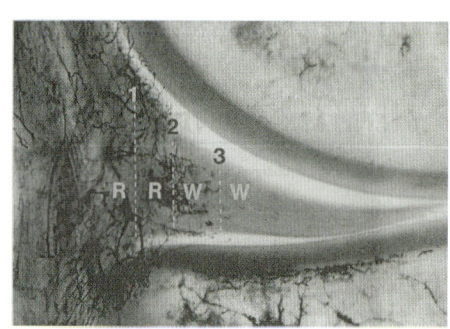

図9 半月板の血管の分布（文献[3]より引用）
外側より，辺縁部（red-red zone），境界部（red-white zone），実質部（white-white zone）である．

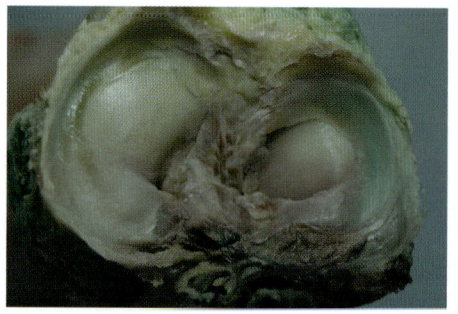

図10 左膝の半月の形態（水平断）
向かって左が内側半月，右が外側半月である．脛骨を関節面で取り除いて，半月の大腿骨側への付着の様子を下（脛骨側）からみる．

＜保存療法の適応＞
保存療法の適応となるものを示す（表1）[4, 5, 6]．

表1 保存療法の適応（文献[4, 5, 6] 一部改変）

・機械的なロッキングがみられない．
・安定型の断裂[4]．
・血行のある辺縁部での損傷．
・十字靭帯損傷に伴う外側半月後角での損傷（68％；40症例中）[5]．
・外縁部と連絡している断裂．
・変性を伴う高齢者．

<膝関節の解剖：半月の位置関係と機能解剖学>

1. 大腿骨・脛骨の動きと半月（図11）

1) 基本的動きとして，半月は膝関節屈曲時に後方に，伸展時に前方に移動する．
2) 膝屈曲に伴う下腿の内旋は内側半月を前方に，外側半月を後方に移動させる．外旋時はその逆となる．これらの動きは，脛骨上にある半月が大腿骨顆の動きに影響されることから理解できる．
3) 膝の屈曲が進むと外側半月は膝窩筋・Humphry 靱帯・Wrisberg 靱帯（いずれも外側半月の後角につく）によって，内側半月は半膜様筋に引っ張られて後方に移動する．一方，伸展時，両半月は膝蓋半月靱帯・大腿四頭筋によって前方に移動する．

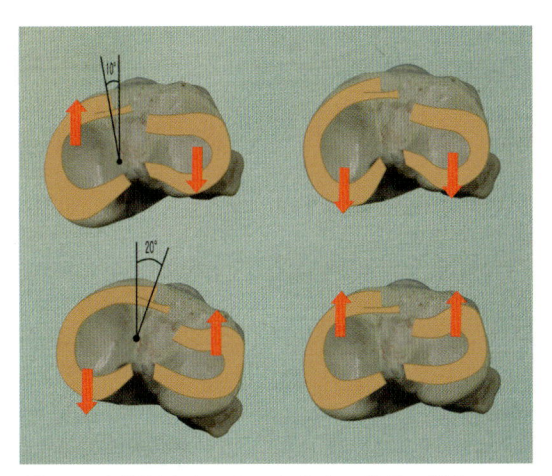

図11 右脛骨を上からみたときの半月の動き
　　　左上：膝屈曲時，脛骨の内旋時
　　　右上：屈曲初期
　　　左下：膝伸展時，脛骨が外旋時
　　　右下：最終伸展時

<鑑別を要する代表疾患の紹介>

1. タナ障害

膝蓋大腿関節障害の一つであり，先天的な膝蓋内側滑膜ひだの破格によって軽度の外力で膝蓋骨内側部に疼痛が発生する．比較的多くみられる．

2. ホッファ（Hoffa）病（または，膝蓋下脂肪体炎）

膝蓋下脂肪体の病変であり，炎症によって線維化する．膝伸展時に膝蓋骨下部に痛みを訴える．

文　献

1) Ahmed et al：In vitro measurement of static pressure distribution in synovial joints-part Ⅰ：tibial surface of the knee. *J Biomech Eng*, 105：216-225, 1983.
2) Arnoczky SP：Microvasculature of the human meniscus. *Am J Sports Med*, 10：90-95, 1982.
3) Peter T：Meniscal repair enhancement techniques. *Clin Sports Med*, 15：499-510, 1996.
4) Weiss et al：Non-operative Treatment of Meniscal Tears. *J Bone Joint Surg*, 71-A：811-822, 1989.
5) Ihara H, et al：Acute torn meniscus combined with acute cruciate ligament injury. *Clin Orthop*, 307：146-154, 1994.
6) 腰野富久：プラクティカルマニュアル　膝疾患保存療法．金原出版, 1997, pp45-51.

臨床編 Ⅲ．下肢／下腿部・足関節

21 アキレス腱断裂

どうしましたか！

- バレーボールで，着地時にふくらはぎの後ろを棒で叩かれたような感じがしました（図1）．
- 段差でつまずいたときに，ふくらはぎの後ろでブチンという音（pop音）がしました．

（上記の表現を聞いただけで診断が可能なほど特徴的なエピソードと[1]いえる）

図1　受傷機転

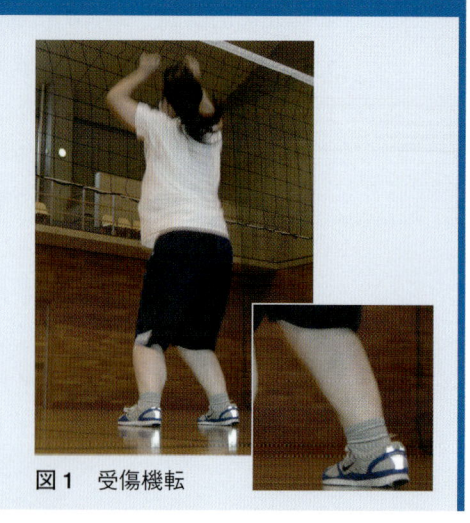

問診・視診・触診のコツ

問診

—どうしましたか．そのときに何か音を感じましたか．
—足に力が入りますか，つま先立ちや歩行ができますか．
—痛みはありますか，その部位を示せますか．

視診

1. アキレス腱周囲の特徴的なレリーフが消失（陥凹），腱周囲は膨満状の腫脹をきたしている（図2上矢印）．
2. 歩行可能にみえることもある．しかし，つま先立ちが不可能なため"ベタ足歩行"を呈する．
3. 腹臥位で膝を90°屈曲位とした場合，断裂があれば患側は足背方向に垂れ下がる（図2下）．

触診

1. アキレス腱断裂部の外観は膨隆しているが，触診により断裂部に陥凹を触知できる．

2. 好発部位の高さは，踵骨隆起から近位に平均45mmの位置といえる[4,6]．

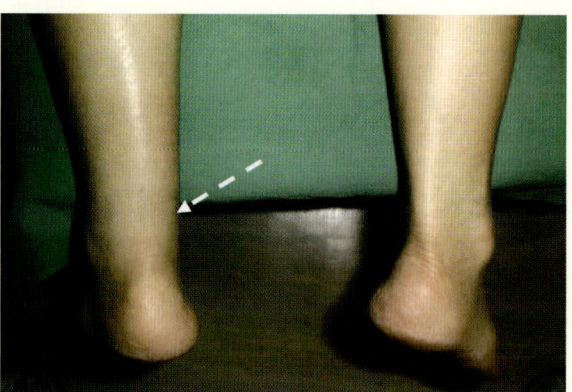

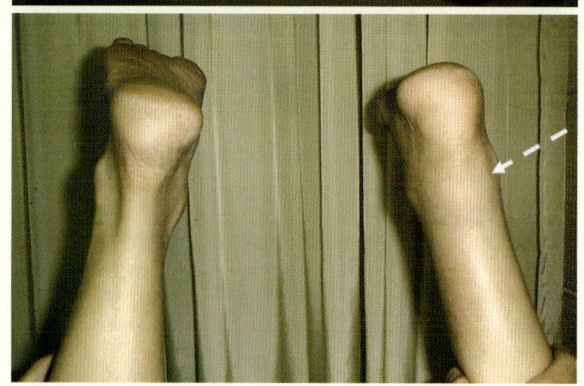

図2　受傷時の外観
　　上：患側左　下：腹臥位での検査法

— 140 —

21. アキレス腱断裂

I. 発生機序

1) アキレス腱部（踵骨の上 30 ～ 60mm[7]）に急激な牽引力が加わり発生する．
2) 腱が許容する張力の限界を上回る外力が加わり発生する．
3) 年齢，性別からは，30 ～ 40 代の女性アマチュア選手がジャンプして着地時に受傷することが多い．
4) 好発理由として，アキレス腱はパラテノン（腱鞘間の滑液組織）によって栄養されており，この部位は肩腱板に類似する無血管地帯（critical zone）としての脆弱部位である．

II. 鑑別診断

1) アキレス腱そのものの障害にアキレス腱炎，アキレス腱周囲炎，アキレス腱付着部障害（滑液包炎）が挙げられる．
2) 下腿筋においては，腓腹筋挫傷，腓腹筋肉離れ（テニスレッグ），腓骨筋腱脱臼，後脛骨筋腱炎，長母指屈筋腱炎が挙げられる．
3) 骨においては，過労性脛部痛（シンスプリント），脛骨疲労骨折，踵骨裂離骨折（アキレス腱付着部での裂離骨折：嘴状骨折）が挙げられる．

＜トンプソンスクィーズテスト（Thompson squeeze test）＞
1. 四つ這いで膝関節 90°屈曲位とし，足部を台から出す．
2. 下腿後面中 1/3 の筋腹をつまんで圧迫（squeeze：圧搾，搾りだすの意）する．このとき，足関節の底屈が生じなければ断裂を疑う（図 3）．

＜注意事項 1＞
1. 断裂部にみられる陥凹は，腫脹によってマスキングされることがあり，陳旧例では触診が困難である．
2. アキレス腱断裂時でも，足関節底屈筋群（後脛骨筋・長指屈筋・長母指屈筋）の作用により無重力下での足関節底屈は可能である．
3. 足底接地において，見かけ上の歩行が可能なこともある．いずれも診断は容易といえるが，安易な判断は避けるべきである．

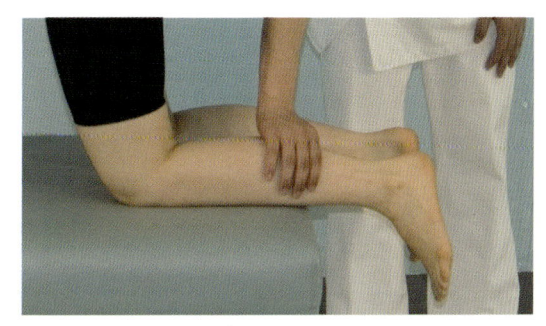

図 3　トンプソンスクィーズテスト

～インフォームド・コンセント～
1. アキレス腱が切れています．
2. 治療には，手術療法と保存療法の2通りがあります．いずれも日常生活への復帰は可能です．
3. 上記のいずれも固定が必要です．固定期間中は，松葉杖による免荷歩行から次第に部分荷重とし，5週間目からはかなりの荷重が可能となります．
4. 固定期間は，6〜8週間が目安となります．その後，しばらくは予防的措置から装具をつけることになります．
5. 保存療法について患者さんの承諾同意が得られれば，治療を開始いたします．
6. 手術療法と保存療法にはメリット，デメリットがありますから，十分に考えてご判断ください（**表1**）．
7. 患者の生活環境，職業，年齢，スポーツなどのあらゆる背景を考慮した上で，治療法は選択されます．

表1　手術療法と保存療法の比較

	保存療法	手術療法
感染のリスク	なし	あり
ギプス固定	6週間 程度	2週間 程度
装具固定	5週間 程度	6週間 程度
再断裂[2]	9.8%（65/645）	2.2%（103/4,411）
手術痕	なし	あり
入院の必要	なし	あり
コスト	低	高

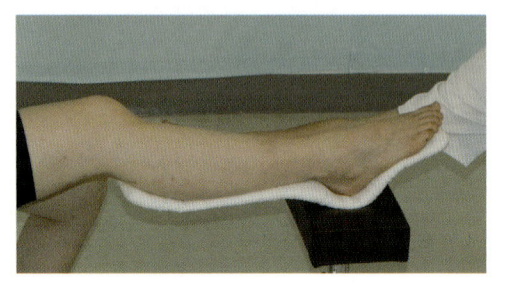

図4　応急処置の一例
尖足位で，足底側に沿ってクラーメル副子を当て固定する．

III. 応急処置

1) 応急処置は，クラーメル副子などで大腿中央，または下腿上部から足先までを尖足位固定する（**図4**）．
2) 同時に，RICE処置を行う．歩行は免荷歩行とする．

IV. 固定

1. 受傷〜2週間
1) 固定は腹臥位で膝関節90°屈曲位として，足関節最大底屈位での膝下キャスト（below knee cast：BK cast）を2週間行う．
2) 必要に応じて足底部の強度を高めるための補強をすることがある（**図5**）．
3) 固定初期には膝上キャスト（above knee cast：AK cast）を用いることもあるが（**図6**），膝下キャストで十分といえる．
4) 荷重は両松葉でのフロアータッチ（**図7**），あるいは部分荷重とする．

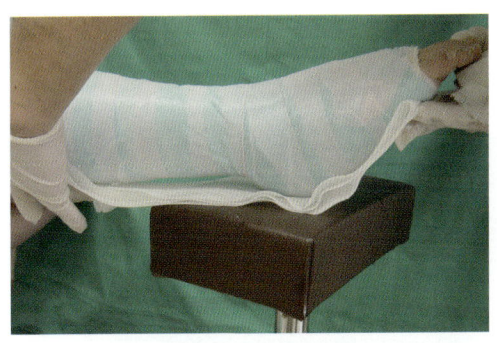

図5　最大底屈位での固定肢位

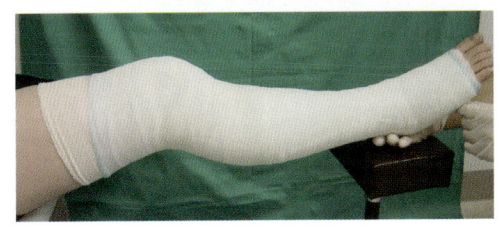

図6　膝上キャストでの尖足位固定法

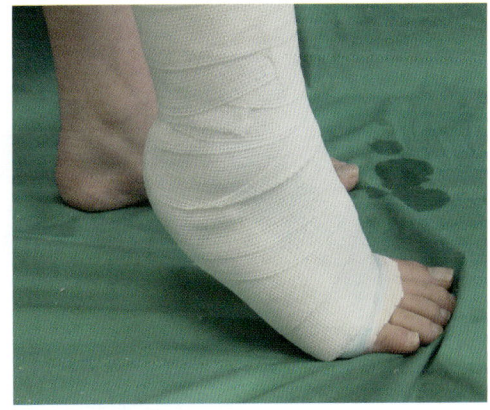

図7　フロアータッチでの歩行
初期は，尖足位での完全固定のため，両松葉歩行でのフロアータッチ歩行とするが，力学的には踵骨での部分荷重の方がアキレス腱への負荷が加わりにくい．

＜注意事項2＞
1. 初期の足関節固定肢位は，最大底屈位（50〜60°）とし[3]（図5），腱断端間を絞るようにして可能な範囲で近づけておく．
2. 両断端を近づけて接着度を高めるほど，瘢痕組織の結合は強固となる．
3. 固定肢位は，最大底屈位から徐々に背屈位に巻き換え（20°程度/1回），それぞれの期間は2〜3週間隔とする．
4. 断裂部の修復過程を見極めて，固定時の背屈角のバランスを計ることが原則である．

---

2. 2〜5週間
1) 足関節自然下垂位（底屈30°位）で膝下キャストを巻き換え，ヒールを付ける．
2) 歩行はフロアータッチから杖使用による全荷重を踵で行う．
3) 2〜3週間後，装具に変更する（図8）．

3. 5〜7週間
1) 足関節軽度底屈位（底屈5〜15°位）でさらに巻き換え，ヒール付き膝下キャストで2週間全荷重する．
2) この時期に背屈制限キャストを使用する．

4. 7〜10週間
この時期は装具をつけての独歩を許可する．

臨床編　Ⅲ．下肢／下腿部・足関節

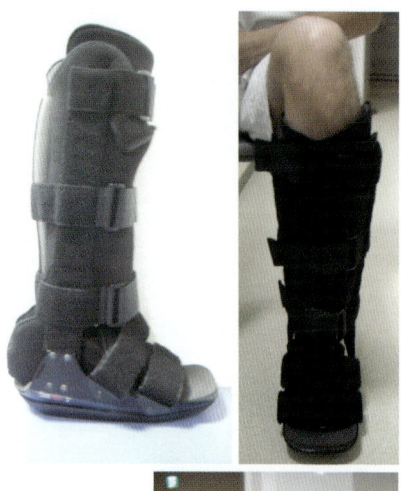

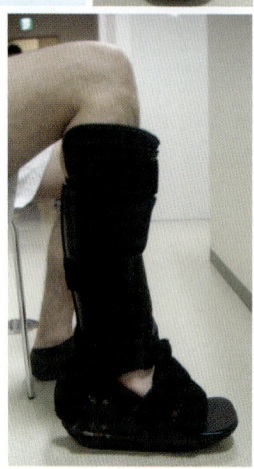

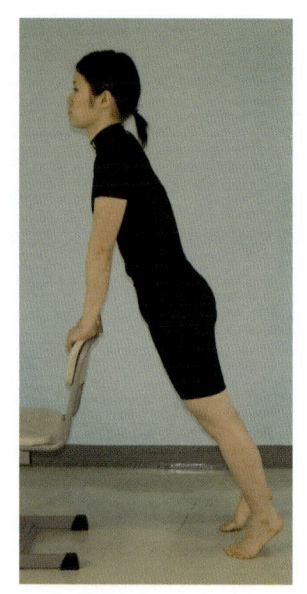

図8　足関節の背屈制限を目的とした装具例（Bledsoe社製）

図9　両足でのつま先立ち運動

＜キャストを巻くポイント＞
1. 内・外果にパッドをあて，下腿前面，あるいは後面に2～3回折り返した補強用のシーネを当てる（図5）．
2. 最大底屈位（尖足位；足底面が下腿軸に一致）で足部を保持し，膝下からMTPまでの範囲でキャストを巻く（BK cast）．
3. アキレス腱周囲のモールディングを十分に行い，患部観察のための有窓を行う．

＜キャストによる装具の製作法＞
1. 水硬化性プラスチック材やプライトンなどによる製作は，下腿周径の約1/2幅でシーネ状とし，下腿後面からMTPまでの範囲で用いる．
2. 硬化後，シーネの上部・足関節中央部・足部の3カ所をバンドで固定するとよい．

＜夜間装具＞
　就寝時は簡易な夜間装具を装着する．その目的は患者の負担と再断裂のリスクを減らすことにある．

＜足底板の使用＞
1．背屈制限が残存した場合に適応となる．
2．足関節軽度底屈位となるように足底板（踵部にパッド挿入）を挿入する．

＜注意事項3＞
1．キャストの巻き直しにあたっては，アキレス腱の連続性に常に注意を向ける．
2．急激な背屈は再断裂のリスクとなるため，決して行わない．

＜参考事項＞　腱癒合の裏づけ[4, 7]
1．トンプソンスクィーズテストの陰性化は平均2.6～3.0週間．
2．触診による間隙の消失は平均3.1～3.6週間．
3．足関節の可動域訓練は平均3.0週間で開始できる．

V. リハビリテーション

リハビリでは，再断裂のリスクを回避するための管理が最も重要である．特に，ギプスを除去する受傷後7～8週間目は再断裂のリスクが高いため，注意を要する．

1．受傷時～7週間
1) 関節拘縮と下肢の浮腫軽減を目的に，足指・膝関節，さらに股関節の自動運動を早期から行わせる．
2) 2週間目から部分荷重を許可し，その量は体重計を用いて客観的に判断する．
3) 3～5週間目で足関節は底屈5°～15°に近づき，ヒールによる全荷重を指導する．
4) 3週間目ころには装具を装着し荷重を行う．

2．7週以降（装具装着期間）
1) 固定除去後は徐々に足関節の自動運動を始める．
2) 装具は，就寝時，自宅内，外出の順に順次除去を指導する（図8）．
3) 8週間後にアキレス腱反射テストを行い，反射出現を確認する．
4) 装具療法における早期運動療法は，機能回復の面からも効果的である[1]．

3．11週間目以降
1) 足関節のROMが中間位を超えた時点で，両足でのつま先立ち訓練を開始する[3]（図9）．椅子・机などを利用して行うとよい．
2) 荷重程度は体幹の角度によって調節できる．
3) 次に，片足つま先立ち運動を行い，次第に歩行，軽度のジョギング，車の運転などを許可する．

<注意事項4>
1. 再断裂の多くは，転倒や段差の踏み外しなどの不慮の事故が原因となっている．
2. リハビリテーション時，不慮の事故（特に，入浴時）に注意する．さらに日常生活の管理に努めるよう指導する．
3. アキレス腱が延長状態で治癒すると下腿三頭筋の機能不全を呈することになる．

VI. 参照事項

◆1. 保存療法の考え方

1) 保存療法は手術療法と比較して再断裂のリスクが高いと報告されている[1]が，特殊な場合を除いて保存療法の有効性も裏づけられている（表1）．
2) 通常の日常生活やレクリエーション程度のスポーツレベルであれば保存療法で問題なく社会復帰が可能である[7]．

◆2. 固定範囲

1) 固定肢位と固定範囲について，MRI所見[5]や超音波検査所見[6]から足関節最大底屈位で腱断裂部の隙間（陥凹）は消失し，また，断裂部は膝関節の肢位の影響を受けないことが分かっている．
2) 固定範囲は膝下キャスト（BK cast）でよいとの考え方が一般的といえる．

◆3. 再断裂のリスク

1) キャスト除去後，1カ月以内が最も多い[3]．
2) 予防処置として，再断裂リスクの高い時期には装具をつけた上でリハビリを適切に行うことが必要である[7]．

文　献

1) 日本整形外科学会診療ガイドライン委員会・アキレス腱断裂ガイドライン策定委員会・編：アキレス腱断裂診療ガイドライン．南江堂，2007．
2) Wong J, Barrass V, et al：Quantitative review of operative and nonoperative management of achilles tendon ruptures. *Am J Sports Med*, 30：565-575, 2002.
3) 林　光俊，石井良章：アキレス腱断裂；整形外科非観血的治療法のコツ—私はこうしている（下巻）．全日本病院出版会，1996, pp208-212.
4) 古府輝男，茂手木三男：アキレス腱断裂；整形外科非観血的治療法のコツ—私はこうしている（下巻）．全日本病院出版会，1996, pp213-217.
5) 林　光俊，石井良章・他：MRIによるアキレス腱皮下断裂の検討．整形・災害外科，33：209-213, 1990.
6) 奥脇　透，小倉　雅・他：アキレス腱断裂の保存療法における超音波検査の有用性について．日整外スポーツ学会誌，18：51-58, 1996.
7) 古府照男・他：アキレス腱皮下断裂の装具療法．整形・災害外科，34：591-597, 1991.

臨床編 Ⅲ．下肢／下腿部・足関節

22 腓骨骨折（単独骨折，裂離，疲労骨折）

どうしましたか！

- 空手で，相手の蹴りを下腿外側に受けました（図1）―直達外力による腓骨の骨幹部単独骨折―
- 公園でサッカーをしていて，着地時に後方から押され，すね（脛）がねじれるようになって転倒しました―回旋力による外果裂離骨折―
- 安静時には痛みませんが，バレーボールでジャンプ後の着地時などに下腿外側に痛みを感じます―腓骨の疲労骨折：跳躍型―

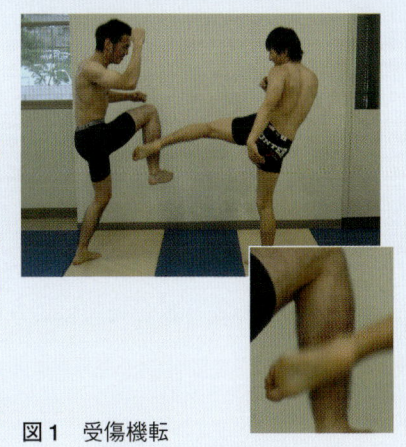

図1　受傷機転（直達外力の場合）

問診・視診・触診のコツ

問診

―いつ，どうしましたか．
―痛む部位はどこですか．
―安静時と運動時ではどちらが痛みますか．あるいは両者ともですか．
―どのような動作をすると痛みますか．
―歩行はできますか．

視診

1. 外果周囲，あるいは腓骨全長での腫脹・皮下出血と変形の有無を確認する．
2. 立位姿勢における荷重状況を前後・左右からみる．
3. Ｘ線像を必ず確認する（図2）．

触診

1. 腫脹・熱感，変形の程度を健側と比べる．
2. 骨折による圧痛部位を同定する．
3. 外果裂離骨折では，外果の前方から後方に至るどの部位に痛みが著明かを確認する．
4. 疲労骨折では該当部位に圧痛を確認できる（仮骨形成により膨隆を触れることもある）．

5. 疲労骨折では，皮下出血や熱感・変形を認めることは少ない．
6. 打腱槌等で介達痛をみるのもよい（図3）．

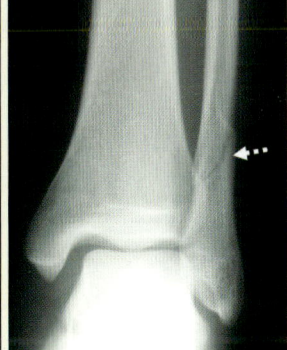

図2　腓骨下端骨折のＸ線像
　症例左：関節内骨折　66歳，症例右：関節外骨折　60歳

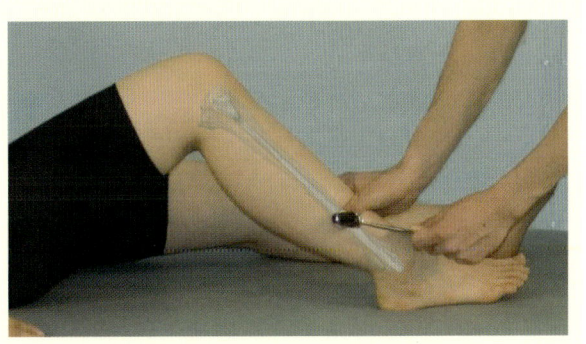

図3　打腱槌による介達痛の確認

― 147 ―

I. 発生機序

1) 何らかの外力が腓骨に加えられる．
2) 小児では捻挫（足関節の）時，外果下端が力学的に脆弱なため，裂離骨折を生じる．
3) 長期間の過使用（overuse）によって疲労骨折を生じる．すなわち，直達外力と異なり，骨の彎曲にともなう力学的な脆弱部位（曲げ応力や剪断力が加わる部位）や筋付着部への繰り返し外力によりもたらされる．

<注意事項1>
1. 腓骨外果の関節にかからない骨折（関節外）では大きな問題はでにくい．
2. 関節内骨折では後遺症をきたす可能性が高くなるため，観血療法を含めて検討する．
3. 小児・高齢者では，足関節内がえし強制によって裂離骨折を発生する割合が高くなる．

II. 鑑別診断

過労性脛部痛，脛骨疲労骨折，内果骨折などを疑う．

～インフォームド・コンセント～
1. 直達外力による単独骨折
    1) 腓骨が折れています．
    2) 転位の程度にもよりますが，骨癒合は比較的良く機能障害も残しにくいことから保存療法の対象となります．
    3) 比較的早期から荷重が可能であり，固定期間は3～5週間となります．
2. 小児の外果裂離骨折（保存の対象となる転位1mm以内）
    1) 転位1mm以内は整復の必要がなく，ギプス固定期間は約4週間が一般的です[1]．
    2) 小児（10歳以下）では，成人との比較において靱帯の骨の付着部は生体力学的に脆弱であり，裂離骨折（腓骨側）の損傷形態をとります[2,3]．
    3) 骨癒合率は，50～60％と決して高くありません[3]（この点を前もって説明した上で治療を行う）．
3. 腓骨疲労骨折の場合
    1) 腓骨に疲労骨折がみられますが，固定の必要はありません．
    2) 激しい動きは控えてください．
    3) 安静と運動休止期間は約6週間ですが，長引くこともあります．
    4) 痛みの軽減だけで運動開始時期を判断できません．

III. 整復法

1) 腓骨の単独骨折，疲労骨折では整復を要しないことが多い．
2) 転位の強い場合，解剖学的整復を行うが，徒手による整復は困難といえる．

3) 小児の外果裂離骨折では，軽く牽引の後に背屈・外がえしをゆっくりと行って整復する．

Ⅳ．固定法

◆ 1．腓骨単独骨折（不全骨折）

1) 外側シーネで3～4週間固定（**図4左**）を行う（腓骨は骨間膜を介して脛骨と連絡していて安定性が得られやすく，荷重の影響も少ない）．
2) 下腿の内側・外側にシーネをあてて3～4週間包帯固定する（**図4右**）．シーネの下端は外果下縁に適合させ，足関節の動きは妨げない．
3) 十分な固定が必要な場合は，1～2週間，足関節中間位で短下肢ギプス（キャスト）にて固定を行い（**図5**），その後，シーネによる固定に変えていく．

◆ 2．小児の外果裂離骨折

1) 外果裂離骨折は，前距腓靱帯（最後方線維）と踵腓靱帯（最前方線維）が交通している領域で発生することから[4]，固定肢位は，両靱帯に過剰な緊張を与えない足関節中間位とする．
2) 固定期間は4週間以上とし[1]，2週間は短下肢キャスト（short leg brace：SLB）固定（**図5**）で完全免荷とする．
3) その後，2～3週間はU字型キャスト固定を行い，免荷歩行とする（**図6**）．

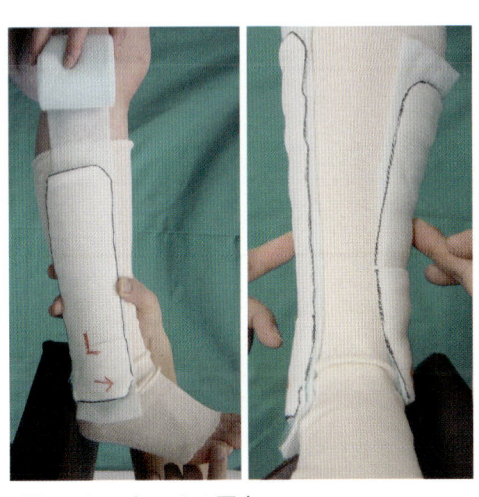

図4　シーネによる固定
　　　外側のみ（左），両側シーネ（右）固定

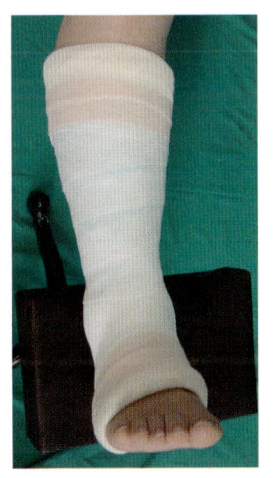

図5　短下肢キャスト固定

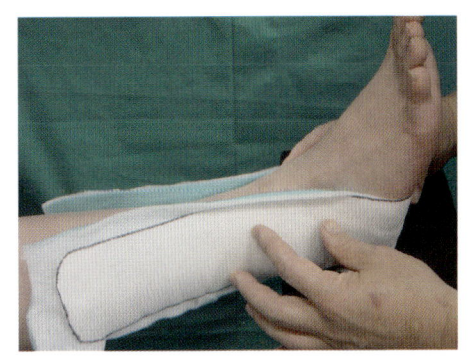

図6　U字型キャスト固定

4) 4週間以降は荷重をかけるが，ケースによって固定期間を延長する．

◆ 3. 腓骨疲労骨折

固定の必要はなく，運動を控えさせたうえで安静を第一とする．

V. リハビリテーション

◆ 1. 腓骨単独骨折

1) 骨癒合促進と，関節拘縮を生じさせない目的で，早期から部分荷重，必要に応じて全荷重を心がける．
2) ヒラメ筋，長母指屈筋，長・短腓骨筋を対象に等尺性運動を行う．

◆ 2. 小児外果裂離骨折

1) 初期はキャスト固定のまま完全免荷とし，痛みの許容範囲内で松葉杖による部分荷重を指導する．
2) 固定中は長・短腓骨筋の等尺性運動を行う．
3) 固定除去後も，一定期間の装具・包帯固定を行う．

＜注意事項2＞
1. 裂離骨折部は関節内との交通によって関節液の流入があり，骨癒合を阻害する．したがって，早期の運動療法は控えるとの報告がみられる[5]．
2. 2週までは内がえし運動を行わない．

◆ 3. 腓骨の疲労骨折

1) 安静下で痛み発現の有無をチェックする．
2) 動きと痛みの出現肢位の関連性を確認する．
3) 骨癒合の確認方法に，片足とびテスト（hop-test）など[6]を用いる（図7）．痛みがあれば疲労骨折が残存しており，安静期間の延長を考慮する．

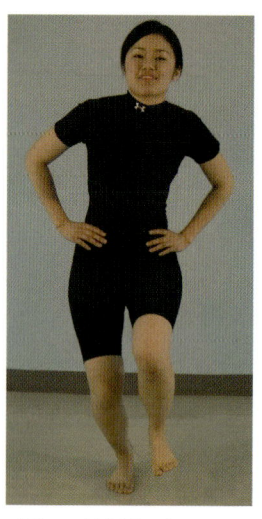

図7 片足とびテスト

VI. 参照事項

◆ 1. 腓骨の疲労骨折の疫学[7]

1) 男女とも16歳前後がピークであり，主な発生部位を図8に示す．
2) スポーツ障害・外傷総数95,414症例のうち，腓骨疲労骨折は845症例（0.9％）にみられている．
3) 下肢が総数の約90％を占め，腓骨は98症例（13％）で脛骨の325症例（43.7％），中足

— 150 —

骨の 212 症例（28％）に次いで多くみられている．
4) 疲労骨折は脆弱部である骨端線が閉鎖する成長期以降（15〜17歳）に多く発症する．

◆ 2. 腓骨の機能解剖

腓骨の動きは，足関節背屈時に上方移動・外旋・遠位脛腓関節に離開が生じる．一方，底屈時は，下方移動・内旋・遠位脛腓関節の戻りがみられる[8]．

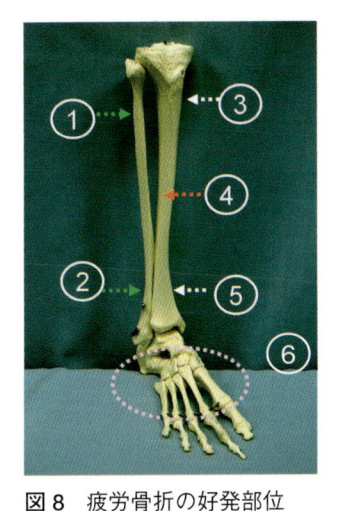

図8 疲労骨折の好発部位
①腓骨近位 1/3（跳躍型），②腓骨遠位 1/3（疾走型），③脛骨近位骨間端（疾走型），④脛骨骨間中央（跳躍型），⑤脛骨遠位骨間端（疾走型）に分類される．足部は，⑥第2・3中足骨に最も多い．

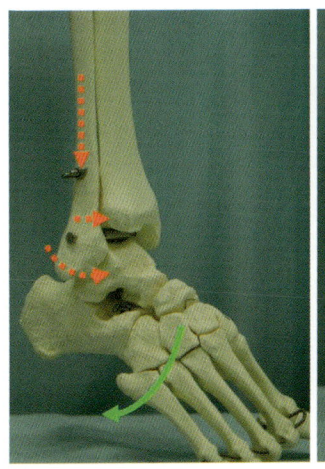

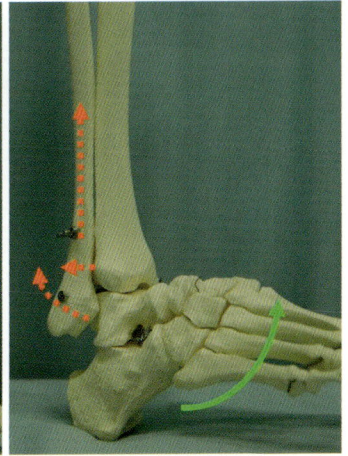

図9 足関節に付随した腓骨の動き

文　献

1) 高岡孝典・他：小児の足関節外果裂離骨折新鮮例に対する保存療法．整形外科，55：526-529，2004．
2) 野口晶彦・他：裂離骨折を伴う靱帯損傷に対する治療法．整形・災害外科，46：333-339，2003．
3) 中山正一朗・他：小児の足関節外側靱帯損傷の診断と治療．*MB Orthop*，18：39-45，2005．
4) 熊井　司，高倉義典：足関節捻挫の病態．*MB Orthop*，18：1-9，2005．
5) 杉本和也：足関節靱帯損傷．*MB Orthop*，20：77-84，2007．
6) Matheson GO, Clement DB, et al：Stress fractures in athletes；a study of 320 cases．*Am J Sport Med*，15：46-58，1987．
7) 内山英司：疲労骨折の疫学．臨床スポーツ医学（臨時増刊号），20：92-98，2003．
8) 国文正一：標準整形外科．第10版，医学書院，2008，pp.597-598．

23 足関節捻挫（外側靱帯損傷）

どうしましたか！
- 路上でジャンプしたら足がねじれ，痛くて歩けなくなりました（図1）．
- サッカーで，ボールを蹴ったときに足をひねりました．
- 階段を一段踏み外したため，足をくじきました．

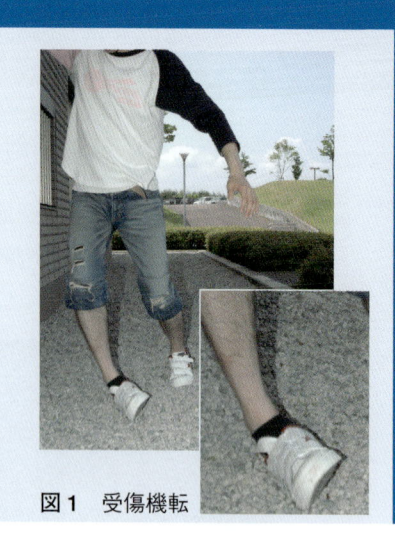

図1　受傷機転

問診・視診・触診のコツ

問診
―いつ，どうしましたか．
―どのような姿勢で転倒しましたか．
―痛みの部位を指してください．
―受傷時に，"ブチッ"などの断裂音を自覚しましたか．
―応急処置を行いましたか．
―今までに捻挫の経験はありますか（新鮮例か，陳旧例かを確認）．

視診
1. 腫脹の程度（アキレス腱外側の輪郭）と損傷部位（足の内・外側，前・後面）を確認する．
2. 皮下出血，発赤の範囲と程度を確認する（図2），（2～3日後，踵外下方にみられるが，時間の経過や応急処置の有無で異なる）．
3. 立位で患側に荷重がかかった場合の姿勢を確認する（荷重の程度と逃避性）．

触診
内がえし捻挫にみられる主な圧痛部位（図3）
1. 外果周辺で靱帯と骨（外果）のどちらに損傷を受けているか．
2. 前距腓靱帯の付く外果前下方と距骨頸部のどちらに圧痛が著明か．
3. 踵腓靱帯に圧痛が及んでいるか[1]．
4. 踵腓靱帯で，外果下方と踵骨側のどちらに圧痛が著明か．
5. 足根洞周辺に圧痛があるか（距骨頸部の靱帯・骨間距踵靱帯）．
6. 腓骨筋腱に圧痛があるか．
7. 二分靱帯に圧痛があるか（踵骨前方突起）．
8. 第5中足骨底に圧痛があるか―リスフラン靱帯の損傷．

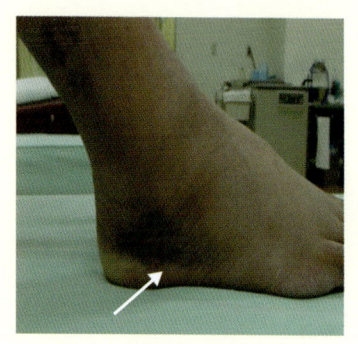

図2　受傷時の足部の外観

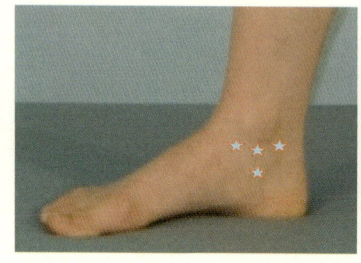

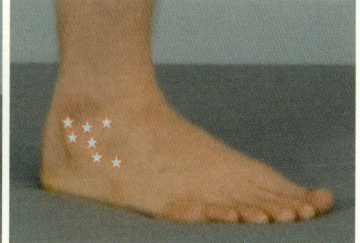

図3　圧痛部位[2]（左：足部内側，右：外側）

I．発生機序

1) 足関節の内がえしを強制される．
2) まず外果前方の前距腓靱帯を，さらに内がえしの強制によって，踵腓靱帯を損傷しやすい．
3) 荷重（自重）が加わることで，後距腓靱帯・骨間距踵靱帯にまで損傷を引き起こす．

II．鑑別診断

1) 靱帯損傷として，二分靱帯・三角靱帯・リスフラン靱帯・腓骨筋腱・遠位脛腓靱帯損傷を考慮する．
2) 骨折・脱臼の合併症として，腓骨筋腱脱臼，外果骨折，骨軟骨損傷，踵骨前方突起骨折，リスフラン靱帯付着部裂離骨折，第5中足骨骨折を考慮する．

＜注意事項1＞
1. 小児（10歳前後）では成人と異なって靱帯付着部が生体力学的に脆弱なため，裂離骨折（腓骨側）を生じることが多い[4]．
2. 深層でのⅢ度損傷では，関節内血腫のため外観上は目立たない場合がある[5]．（深部捻挫：靱帯の深層が損傷される）
3. 受傷時のRICE処置で腫脹が軽微となることがあるため，腫脹だけで損傷程度を判断しない．
4. ストレステストを乱暴に行うことは損傷部位を悪化させる．
5. 受傷直後は痛みによる筋緊張（スパスム）が発生し，不安定性評価が困難となる．
6. 約1週間のギプス固定後に圧痛部位を確認するとよい．
7. 1週間のギプス固定後に内果後方に強い圧痛点を認めた場合，距骨骨軟骨損傷が考えられるので注意が必要である[6]（観血療法の適応になる）．

＜徒手によるテスト法＞

1. 前方引き出しテスト（図4）
1) 主に前距腓靱帯の損傷程度をみる．
2) 足関節軽度底屈位（10～20°）で靱帯を弛緩した状態で確認する[3]（背屈位は関節に遊びがなく，引き出しにくい）．

2. 内反ストレス（内転・回外）テスト（図5）
1) 足関節30°底屈位で足部を他動的に内がえしする．
2) 健側との比較を行い，健側との差が5°以上で前距腓靱帯単独損傷，15°以上で踵腓靱帯損傷を考える．
3) 終末感（end feel）がなければ踵腓靱帯損傷を疑う．

3. 背屈・回外テスト（図6）
1) 患肢の踵と足背を持ち，足関節を背屈させる．
2) そこから踵骨をゆっくり回外させて踵腓靱帯に緊張をかける．

臨床編　Ⅲ．下肢／下腿部・足関節

3）痛みが誘発されれば踵腓靱帯損傷を疑う．

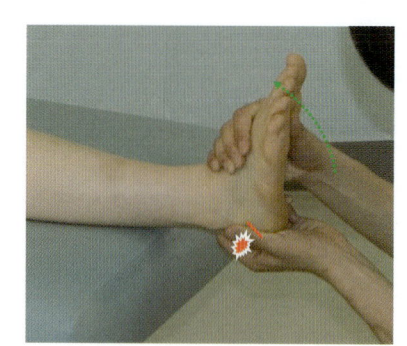

図6　背屈・回外テスト

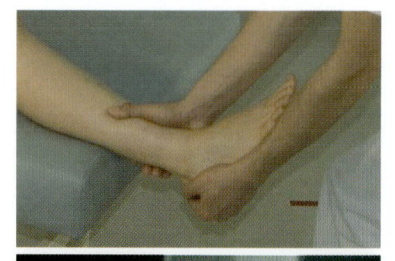

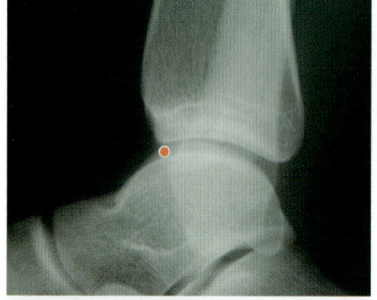

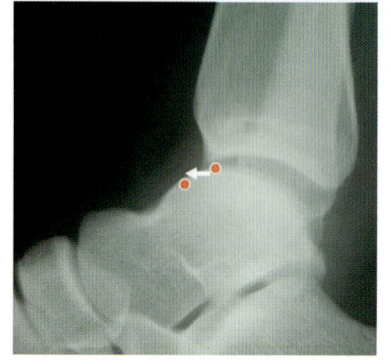

図4　徒手による前方引き出しテスト（上）とそのX線像
（写真向かって左が前方）
X線上：ストレス前，
下：ストレス後

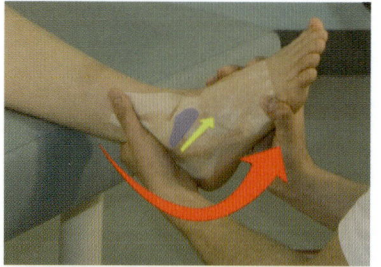

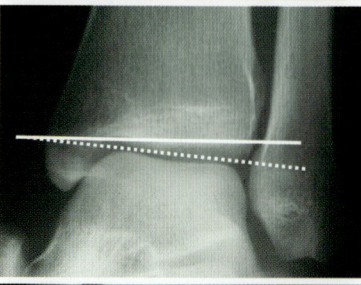

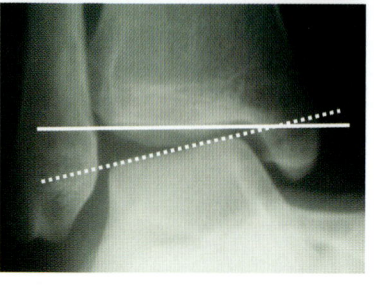

図5　内反ストレステスト（上）とX線像（下）
X線上：健側，下：患側による距骨傾斜角の比較

表1　内がえし損傷の分類[7]と固定期間（一部改変）

GradeⅠ：前距腓靱帯，あるいは踵腓靱帯の微細損傷　→　約1週間
GradeⅡ：前距腓靱帯の単独断裂（踵腓靱帯なし）　→　約2週間
GradeⅢ：前距腓靱帯＋踵腓靱帯の断裂　→　約3週間

～インフォームド・コンセント～
1. 足の靱帯を損傷しています．初期治療として，RICE処置やキャスト固定が必要です．
2. 内がえし損傷GradeⅠは，1週間程度の包帯固定，GradeⅡ・GradeⅢは硬性材料による固定が必要です[5]．承諾によって固定を行います．
3. 固定は外さないようにしてください．固定の早期除去は靱帯の弛緩性，靱帯線維の配列異常と，関節の不安定性をもたらします．
4. 捻挫の既往がある場合，予後が悪く，関節の不安定性を残すことがあります．

Ⅲ. 固定法[5]

硬性材料による固定肢位は，基本的に足関節90°とする．

◆1. 簡易な固定（テープの場合；図7）

1) Grade Ⅰに対してテーピング固定を行う場合，"かぶれ防止"を目的にまず綿包帯，あるいは伸縮性包帯を一重に巻く．
2) さらに，その上からテープ固定を行う．
（軽度損傷では，綿包帯あるいは伸縮包帯のみの固定でもよい）

◆2. キャスト固定（図8）

1) Grade Ⅱに対して，プラスチック材（または，ギプス）でのU字型固定を1～2週間行う（図8左）[6]．Grade Ⅱでは，必ずしもシリンダー状に巻く必要はない．靴べら型でもよい．その折に，損傷部を適切に圧迫するパッドを用いるとよい．
2) Grade Ⅲに対しては，前距腓靱帯と踵腓靱帯の複合損傷であるため，全周にわたるキャスト（ギプス）固定を2～3週間行う（図8右）[6,8]．

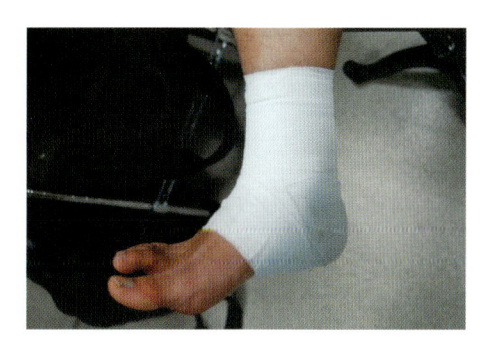

図7 綿包帯上にテーピング固定

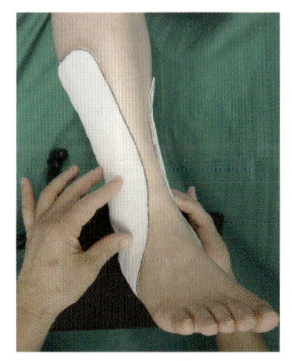

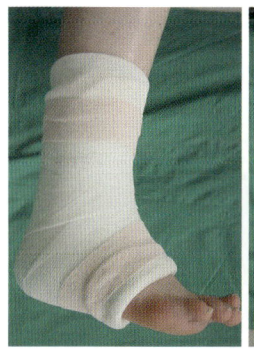

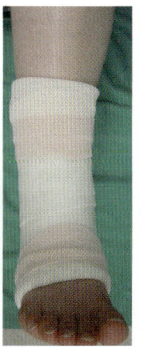

図8 足関節のU字型固定（左）とシリンダー型固定（右）

＜注意事項2＞
1. 固定肢位は足関節90°位とする（損傷靱帯に過度の緊張を加えず，距骨を後方に保持するため）．
2. 既往のある症例では，固定期間をさらに約1週間長くする（腫脹が高度なもの，靱帯の弛緩性が高いもの）．
3. Grade Ⅲは踵腓靱帯との複合損傷であり，固定力をより強固にして，長期固定（2週間以上）が必要[8]．

V. 参照事項

◆ 1. 前距腓靱帯（anterior talofibular ligament：ATFL）

1) 腓骨下端の外果前縁からほぼ前方にむかって距骨頚に達する．
2) 前距腓靱帯は，足関節背屈位から中間位で弛緩，底屈位では下腿長軸と一直線上にくるため伸張される[11]．
3) 前距腓靱帯は，距骨付着部で距骨外側面に回り込んで接している（wrap around 構造）ため[1]，腓骨に対する"距骨の前方すべり"を抑制する[11]．
4) 前距腓靱帯と踵腓靱帯（最前方線維）は交通していることから相互の影響を考慮する．

◆ 2. 踵腓靱帯（calcaneofibular ligament：CFL）

1) 外果下後方から後下方に向かって踵骨に付着する．
2) 距腿関節以外に距骨下関節の安定性に関与する．
3) 作用は前距腓靱帯とは逆であり，足関節背屈位で伸張され，底屈位で弛緩する[10]．
4) 底屈位からの内転が加わることでさらに伸張される．
5) 主な機能は，中間位から背屈位での足関節の回外を制動する．

◆ 3. 腓骨筋反応時間の低下

1) 外傷後の長期固定によって，長腓骨筋の伸張反射が遅延したものである．
2) 長腓骨筋の筋トーヌス（tonus）低下や反応時間の低下を意味する．
3) 臨床的には，足関節不安定感や再捻挫が挙げられる．
4) これらは靱帯の修復不全とは別に，腓骨筋自体の反射機能の低下が考えられる[10]．

◆ 4. 外傷性足根洞症候群

1) 足関節捻挫後，外果前方に痛みが残存する場合，足根洞に起因することが多い．
2) 足根洞滑膜内にはメカノレセプター（パチニ，ルフィーニ，自由神経終末）が豊富に存在し，特に，骨間距踵靱帯損傷では痛みが残存しやすい[10]．

文　献

1) 熊井　司・他：足関節捻挫の病態．MB Orthop，18：1-9，2005．
2) 高倉義典，北田　力・編：図説足の臨床 改訂版．メジカルビュー社，1998，p219．
3) 遠山晴一・他：足関節外側靱帯損傷とバイオメカニクス．MB Orthop，13：1-8，2000．
4) 原　浩史・他：小児前距腓靱帯性裂離骨折の病理組織学的検討．日足外研究会誌，12：97-99，1991．
5) 田淵健一：スポーツ選手の足関節捻挫とリハビリテーション．総合リハ，19：193-202，1991．
6) 杉本和也：足関節靱帯損傷．MB Orthop，20：77-84，2007．
7) Frey, C.：Ancle sprains. Instr. Course Lect. Review, 50：515-520, 2001.
8) Samoto, N., et al Comparative results of conservative treatments for isolated anterior talofibular ligament（ATFL）injury and injury to both the ATFL and calcaneofibular ligament of the ankle as assessd by subtalar arthrography. J Orthop Sci, 12：49-54, 2007.
9) 河野照茂：足関節捻挫後のリハビリテーション．整形・災害外科，48：611-618，2005．
10) 石井朝夫：距骨下関節不安定症．臨床スポーツ医学，17：331-338，2000．
11) 桜庭景植：足関節靱帯損傷の受傷機転と診断．臨床スポーツ医学，19：113-122，2002．

臨床編 Ⅲ. 下肢／下腿部・足関節

24 踵骨骨折

どうしましたか！
- 仕事中，梯子から足を踏み外して落ち，踵を強打しました（図1）．
- 2階の窓を拭いていて地面に落ちました．

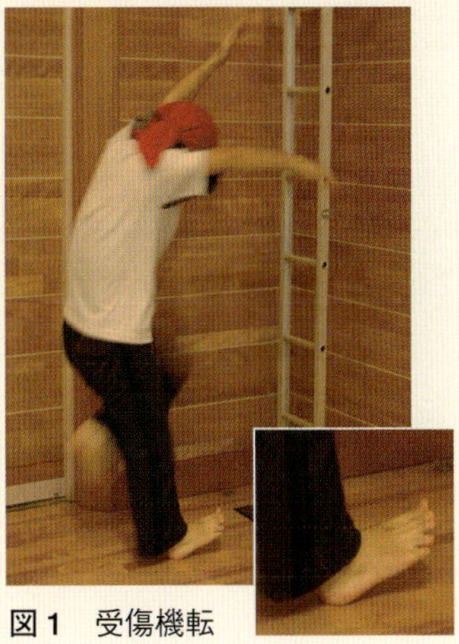

図1 受傷機転

問診・視診・触診のコツ

問 診

―いつ，どうしましたか．
―落下はどのくらいの高さでしたか．
―そのとき，足はどのような格好でしたか．
―痛む部位はどこですか．
―どの程度の体重を支えられますか．

視 診

1. 来院時の歩容，特に荷重の程度をみる．
2. 顔色を含めて，踵の腫脹と皮下出血の部位と程度をみる．
3. 水泡形成の有無や，ほかに目立った損傷（脊椎圧迫骨折など）がないかを確認する．
4. 開放性骨折の疑いがないかを確かめる．
5. X線像で確認する．

触 診

1. 踵部の熱感と腫脹を確認する．
2. 変形（横径・高さの変化）の程度を確認する．
3. 圧痛部位とその程度を確認する．

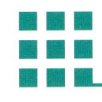

Ⅰ．発生機序

1) 高所からの落下，作業中の転落，交通事故などの直達外力で発生する（多くは関節内骨折）．
2) 嘴状（しじょう）骨折はアキレス腱の牽引力により介達性に関節外で裂離したもの（図2a）で，予後は比較的良好である（関節外骨折）．
3) 高所からの落下による体部骨折は，まず圧迫力によって踵骨溝が内外側に分断され，次いで踵骨体部への圧迫力で二次的に骨折が生じる（図2b，c）．関節面を含む体部が陥没（ベーラー角減少：Böhler）する（図3）．

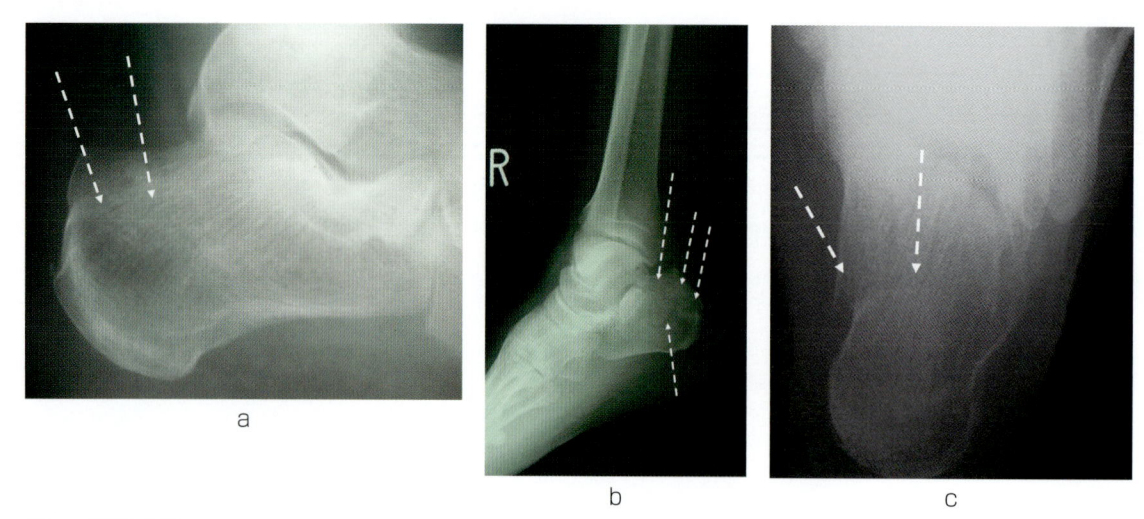

図2　踵骨骨折
　a 嘴状骨折（50歳：男性），b 体部骨折（58歳：男性），c bの軸写像

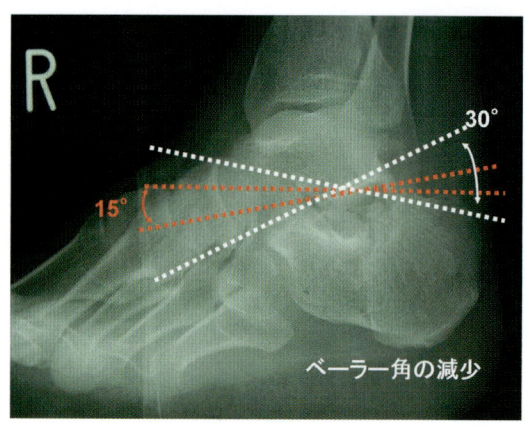

図3　ベーラー角
（58歳　陥没型）

II．鑑別診断

　距骨の脱臼骨折，下腿遠位端骨折，アキレス腱断裂，足底コンパートメントなど．

＜合併症＞
1. 踵骨骨折の場合，高所からの落下が原因となるため，高い確率で椎体圧迫骨折を合併する．
2. 踵骨以外の足根骨の痛みを確認する．
3. 両側性に踵骨骨折がないことを確認する．

＜X線読影のポイント＞
　関節内骨折は，エセックスロレスティ（Essex-Lopresti）の分類により舌状型（tongue type）と陥没型（joint depression type）があり[2)]，これらは踵骨隆起角（ベーラー角：Böhler角；正常25〜40°）から骨折程度が判断できる（図3）．

~インフォームド・コンセント~

1. 踵の骨が折れています．
2. まずは，徒手整復がよいと考えますがよろしいでしょうか（受傷後2～3日以内），同意できない場合は観血療法があります（柔道整復師の場合は専門医に紹介する）．
3. 整復後の固定期間は約5週間で，初期は非荷重とし，次第に松葉杖やクラッチを使いながら体重をかけていきます．
4. 一方，長期間の免荷は踵骨に骨萎縮をもたらし，一旦発生すると長期にわたって荷重痛が残存します．

<説明上のポイント>
1. 徒手整復が第一の選択肢であることを説明し，承諾が得られたら整復操作に移る．
2. 早期整復は，骨髄からの出血を少なくし，腫脹・水泡の形成を抑制できるメリットがある．
3. 通常の歩行ができるまでに，3カ月以上を要する．
4. 踵骨は骨萎縮（骨がやせる）が早いため，早期荷重を指導する．
5. 部分荷重により骨萎縮はある程度防止できる．さらに，他の関節の早期運動は全身状態と骨萎縮・関節拘縮の予防を可能にする．
6. CRPS I型（RSD）対策のためにも，早期治療やリハビリテーションの必要性がある．
7. 骨折後，疼痛は持続するが5年後にその多くは消失する[7]．

III．整復法

◆ 大本法[1]

1) 腹臥位とし，膝関節90°屈曲位で，助手は大腿部遠位を牽引に対抗できるよう，押さえ込む（図4）．
2) 術者は足元に立って脇を締め，両手掌で踵骨の内・外側を挟みこんで両手指を組む．このとき，踵腓靱帯の踵骨付着部の遠位に小指球が位置するように意識する．
3) 脇を締め，足部を胸部に近づけて踵骨の内・外側に両手掌で圧迫力を加えながら上方に牽引し，同時に強力に反射的に素早く内・外反を約10秒程度繰り返す．
4) この間，数回の整復音（crepitation）を感じたら整復位が得られたと推測できる．

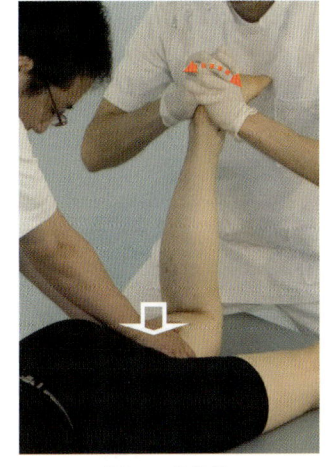

図4 整復法

<整復のポイント>
1. 踵を挟むときは濡らした綿手袋，あるいはガーゼを用いて皮膚間の摩擦を高める．
2. 患側肢は術者の胸に引きつけ，脇を締めながら十分な力が入るような肢位を保つ．
3. 大腿部が浮き上がる程度の牽引力を加える．助手は大腿部が浮き上がらないように押さえ込む．

<注意事項>
1. 整復に当たっては踵腓靱帯・三角靱帯（脛踵部）の緊張を指標に行う[1, 3]．
2. 上記の手技を数回試みても整復できない場合，徒手整復はあきらめて観血療法を選択する．
3. 受傷時のベーラー角は予後に影響する傾向が強い．
4. 整復不良で生じた外傷性扁平足は足根管症候群をもたらすことがある．
5. 踵骨骨折の約75％は関節内骨折であり[4]，予後に大きな影響を与えるため，整復は慎重に行う．

IV．固定法

1) 徒手整復が成功した場合に本固定法の適応となる．
2) 固定にはグラフィン型キャスト（踵骨部開窓キャスト）を用いる（**図5**）．足底荷重を行うため，下腿上部からMTPまで足底を厚めにしたキャストを巻き，荷重部位にはヒールを挿入しておく．固定期間は約4週間を目安とする．
3) 早期荷重を行う目的で，踵を解放した尖足位固定での前足部荷重，または体重分散を目的としたPTBキャストの応用も報告されている[1]．

<固定の知識>
1. 受傷から整復までの間，骨折による出血・腫脹・水泡形成を軽減させるために包帯による圧迫固定を早期から行っておく．
2. 整復位が得られなかった場合でも，出血・腫脹の軽減を目的に圧迫包帯固定を継続する．

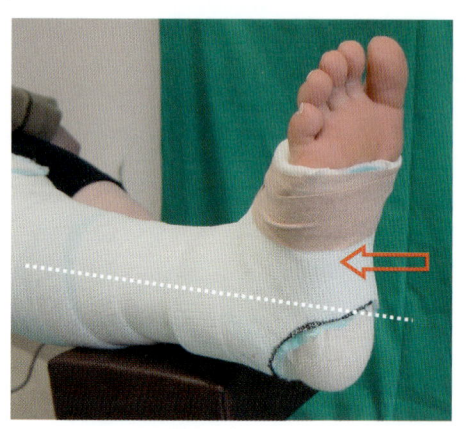

図5　グラフィン型キャスト法
通常の荷重線（下腿長軸上）（白点線）より前を荷重部位として，ヒールをつける（矢印赤）．

V．リハビリテーション

リハビリテーションの目的は，早期の関節運動と踵骨以外（つま先や足底）での荷重により，骨萎縮や筋萎縮，関節拘縮を予防することである．

1．受傷〜1週間
1) 足指の十分な自動運動を指導し，足部の腫脹を軽減させる．
2) 固定後は疼痛の許す限り，つま先歩行や足底での部分荷重（荷重量は体重計を使用）とし，歩行時は松葉杖を用いる．
3) 固定中，ギプス内では足関節の等尺性運動を指導する．
4) 痛みで動かさないと腫脹をもたらしやすく，腫脹は拘縮を助長するという悪循環に陥る．心理的アプローチも大切といえる[5]．

2. 1～4週間

1) キャストを半割して固定を外し，足関節の自動運動（特に内・外がえし）を行わせる．運動終了後は再度キャスト固定を行う．
2) 部分荷重の量を次第に増やしていく．

3. 4～8週間

1) 歩行時の荷重量を次第に増大する．
2) 固定除去での足関節自動・抵抗運動を行う．
3) 足底アーチ（横アーチ）の保持を目的として，後脛骨筋と長腓骨筋への抵抗運動を行う．
4) 背屈可動域の獲得を目的に下腿三頭筋の伸張運動を行う．
5) 足底板を製作して，足底アーチの保持と荷重量を均等にする（図6）．

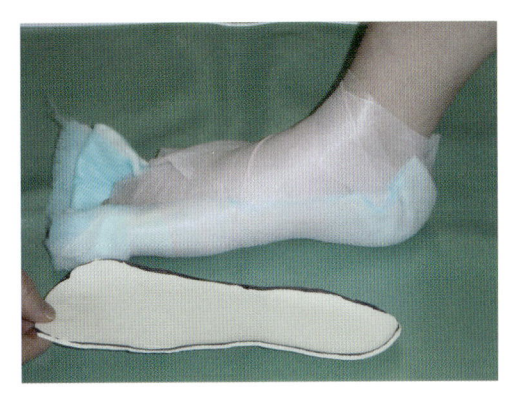

図6　足底板の製作の一過程

Ⅵ. 参照事項

◆ 1. エセックスロレスティ（Essex-Lopresti）の分類[2]

　踵骨関節内骨折の分類法であり，大きくは底屈位で受傷して生じた舌状型（tongue type）と背屈位で受傷して関節が陥没した陥没型（joint depression type）に分けられている．

◆ 2. 疫学

　踵骨骨折時，脊椎椎体圧迫骨折や他部位の骨折を合併したものは25.8%（97例中25例），両側性は7.2%（7例）であり，具体的には，男性81例，女性16例，平均年齢50.4歳，舌状型57.7%（56例），陥没型16.4%（16例），粉砕型21.6%（21例），嘴状型4.1%（4例）との報告がある[6]．

◆ 3. 複合性局所疼痛症候群（CRPS Ⅰ型：complex regional pain syndrome）

1) 外傷や炎症後急速に発生する症状（従来のRSD：反射性交感神経ジストロフィーを指す）をいう．
2) 踵骨骨折時にもみられることがある．

◆ 4. 踵骨骨端症（セーヴァー病 Sever disease，図7）

1) 10歳前後の男子に多くみられ，踵骨後方に痛みを訴える（骨端症に含まれる）．
2) X線像で踵骨結節部の骨化像が断片化していることから判断できる．

◆ 5. 足底腱膜炎（踵骨棘）

1) 足底の踵骨側に痛み（慢性）を訴える．
2) 足底腱膜の起始部となる踵骨前縁に継続的牽引力が加わって生じたものと考えられる．
3) 初期は腱肥厚から始まり，徐々に石灰化による骨棘がX線像上で明らかとなる．

◆ 6. 足根管症候群

1) 内果と踵骨結節間の屈筋支帯下の陥凹部での絞扼性神経障害である．
2) ここには，内果側より後脛骨筋，長指屈筋，後脛骨動・静脈，脛骨神経，長母指屈筋が並んで走行する．
3) 絞扼により，足底に放散痛（ティネル徴候 Tinel sign），足指の運動障害を呈する．
4) 原因に，足関節部の外傷，外反扁平足，管内ガングリオンが挙げられる．

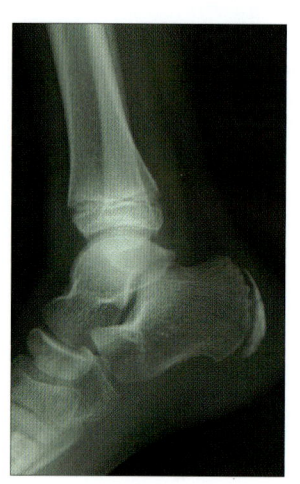

図7 踵骨骨端症

文　献

1) 大本秀行：踵骨関節内転位骨折に対する積極的保存療法のコツ．MB Orthop, 19：83-92, 2006.
2) Essex-Lopresti, P：The mechanism, reduction technique, and results in fracture of the os calsis. Br J Surg, 39：395-419, 1952.
3) 大関　覚：踵骨関節内骨折に対する外側アプローチによる整復固定術．MB Orthop, 16：40-49, 2003.
4) 加藤篤史：踵骨骨折のメカニズムと分類．MB Orthop, 16：7-16, 2003.
5) 藤澤幸三・他：CRPS（RSD）の治療．MB Orthop, 18：47-52, 2005.
6) 野村茂治・他；踵骨骨折に対する Westhuse 法．MB Orthop, 16：34-39, 2003.
7) 仲井間寅成：踵骨骨折後遺症とその対策．MB Orthop, 16：66-74, 2003.

25 下駄履き骨折
（第5中足骨結節部裂離骨折）

どうしましたか！
- ハイヒールでバランスを失い，足を内側に急激にひねりました（**図1**）．
- 段差を踏み外した瞬間，足首が内側にねじれました．

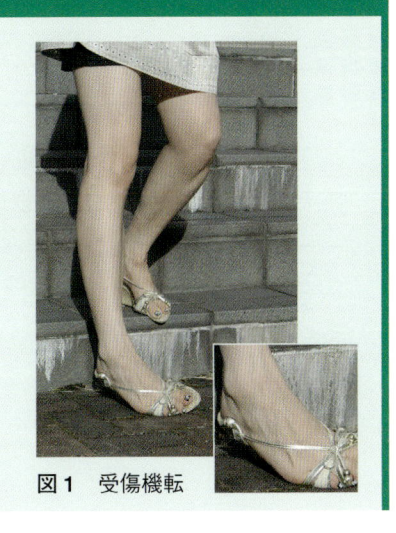

図1　受傷機転

問診・視診・触診のコツ

問診
―どうしましたか．転倒したのはいつ頃ですか．
―体重をかけると痛む部位を指してください．

視診
1. 第5中足骨基底部外側を中心に腫脹と皮下出血を認める（図2）．
2. 立位での姿勢と荷重の可否，歩容（体重のかかり具合）を観察する（逃避性跛行の程度）．

触診
1. 第5中足骨基底部外側に限局した膨隆を触れる（図3）．
2. 骨折部に沿って限局した圧痛（マルゲーニュの圧痛）を確認できる．
3. 内反強制で生じる痛みの部位を確認する（短腓骨筋腱や足底腱膜外側索を頭に浮かべながら）．

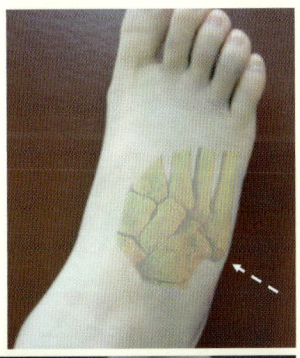

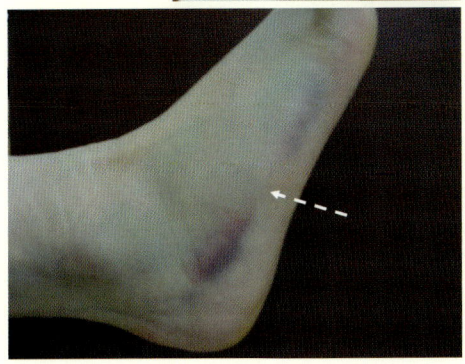

図2　受傷時の皮下出血
上：第5中足骨基底部外側に限局した膨隆　下：骨折部の上下に皮下出血を認める

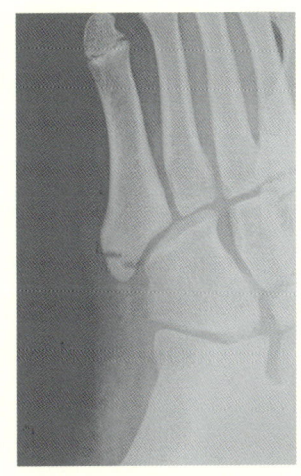

図3　下駄履き骨折のX線写真

― 165 ―

I. 発生機序

1) 第5中足骨結節部（背側）に付着する短腓骨筋腱の牽引力により裂離骨折したものを総称する．
2) 解剖学的に第5中足骨結節部底側には足底腱膜外側索が付着しており[5]，裂離骨片の転位方向から外側索を介して生じたとも考えられている（図4）．
3) 本骨折の発生機序は上記の2つの考え方が支持されており，関節外骨折といえる．

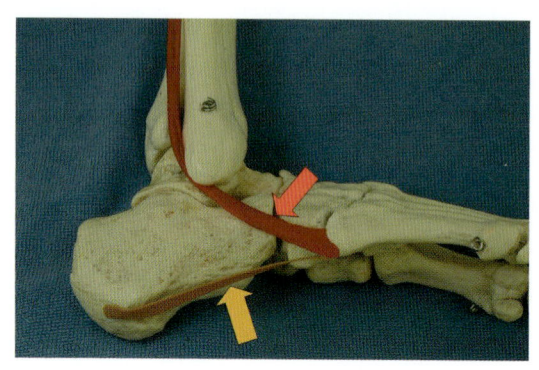

図4　短腓骨筋腱（矢印赤）と足底腱膜外側索（矢印橙）

II. 鑑別診断

1) 内反捻挫による外側側副靱帯（前距腓靱帯，踵腓靱帯），二分靱帯損傷など
2) 疲労骨折には，第5中足骨骨幹端部のジョーンズ（Jones）骨折（図5a, b），第2, 3中足骨骨幹部の骨折（図6）遠位骨幹端部のダンサー骨折（図7）などがみられる（詳細は後述）．
3) いわゆる内がえし捻挫の場合は，外果前下方（前距腓靱帯）に限局した痛みが認められる．

＜ジョーンズ骨折とダンサー骨折の違い＞
1. 圧痛部位から鑑別は可能である．

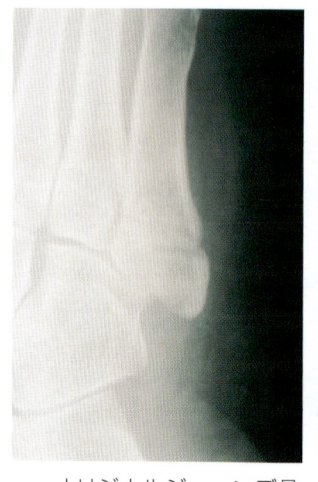

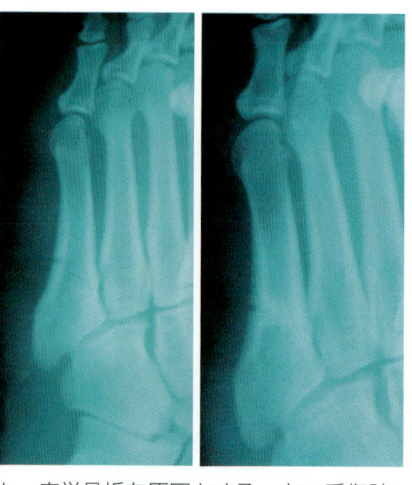

a　オリジナルジョーンズ骨折　　b　疲労骨折を原因とする．左：受傷時　右：骨癒合が悪い（5週間後）

図5　ジョーンズ骨折のX線像

2. ジョーンズ骨折は中足骨近位骨幹端部の骨折であり，ダンサー骨折は中足骨遠位端部での骨折といえる．
3. これらの鑑別診断は比較的容易といえる．

~インフォームド・コンセント~
1. 足部第5指の骨が折れています．
2. 転位がなければそのまま固定をしますが，転位があれば整復後に固定を行います．承諾いただければ治療を始めます．
3. 固定法は，下腿部にキャスト，または足底板のみを当てます．両者の結果に違いはほとんどありません．固定期間は4～5週間とし，生活動作の回復までには6～7週間を要します．

＜荷重の必要性＞
1. 痛みを訴えなければ早期荷重（部分荷重）を許可する．
2. 早期荷重の必要性を説明する．荷重によって骨癒合が助長され，足関節拘縮が予防できる．

Ⅲ．応急処置

1) 下腿近位から足底までをクラーメル副子，あるいはシーネで固定する．
2) 副子は足底アーチに沿わすことが大切である．

Ⅳ．整復法（転位を認めた場合に行う）

1) 背臥位で，近位骨片上に母指をあて前足部を背屈しながら外転・外反し，同時に母指で骨折部を圧迫して整復を終える[1]（図8）．

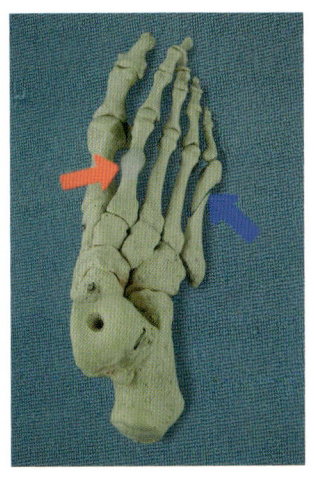

図6 足部の疲労骨折
矢印赤は行軍骨折：第2，3中足骨，矢印青はダンサー骨折を示す．

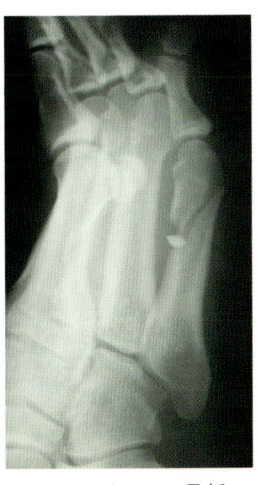

図7 ダンサー骨折

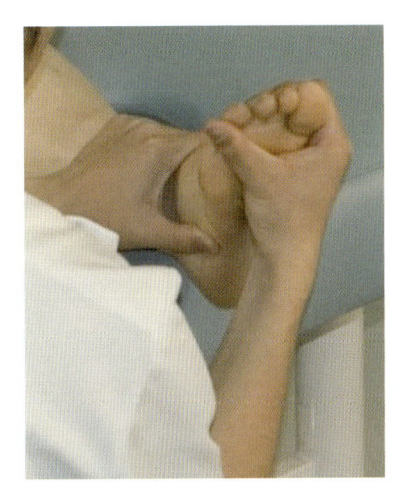

図8 下駄履き骨折の整復法
足底から整復操作の様子を示す．

臨床編　Ⅲ．下肢／下腿部・足関節

2) 整復の最終肢位は，足関節底屈・軽度外反位となり，短腓骨筋腱は弛緩する．
3) 整復後はその状態を保持したままで後述の固定を行う．

Ⅴ．固定法

◆ 1．足底板固定（推奨する固定法）

1) ポリキャスト上に患者さんの足をおいて，骨折部を完全に覆う大きさに切り抜く（図9上）．
2) 下巻きを巻いた足底にお湯（80〜90℃）で軟化させたポリキャストを当て（図9中），包帯で素早く全周を仮止めする．
3) 立位の状態で固定材が硬化するまで待機させる．
4) 硬化後，一旦外して不必要な部分をカットし，再度足底に足底板をあてて固定する（図9下）．

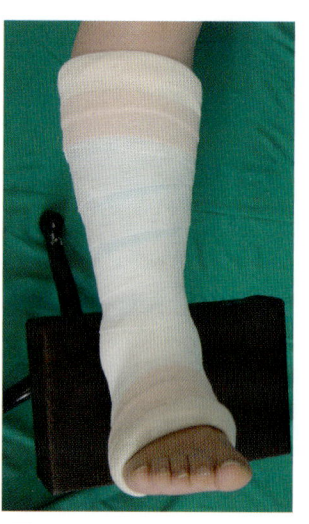

図10　短下肢キャスト固定

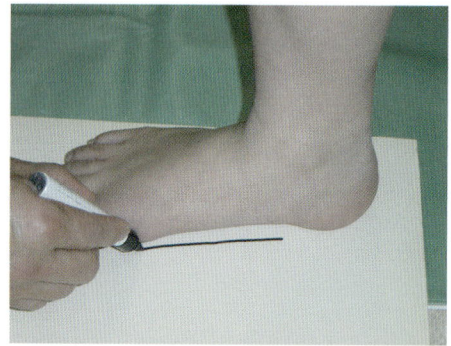

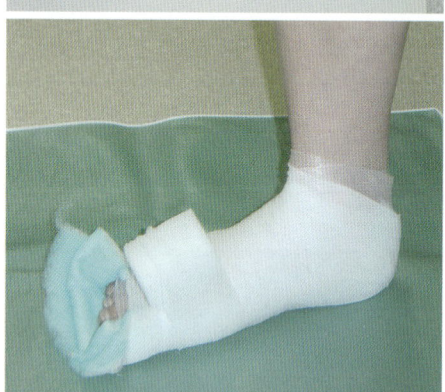

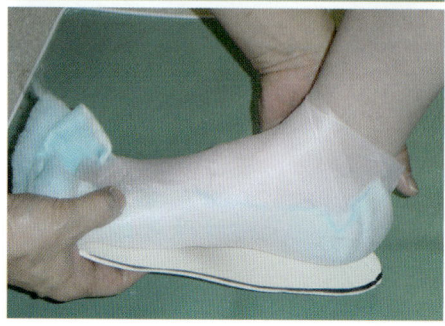

図9　ポリキャストによる足底板の製作法

＜製作時，荷重の必要性＞

1. 足底板製作時に荷重を行い，足底アーチに沿った適合性を獲得することがポイントとなる．
2. 足底板は，骨折部への体重負荷を均等とし，荷重による骨折部の歪みを調整（荷重分散）できる．
3. 足底板は，荷重痛を最小限にでき，早期荷重・早期下肢の運動が可能となって，足関節の拘縮予防・日常生活動作の早期獲得を可能とする．

◆ 2. 短下肢キャスト固定

1) 通常の短下肢キャスト固定でよく，下腿上端から足部MTP関節までを固定する（図10）．
2) 足底のモールディングは正確に行う．
3) 骨折の程度によっては，カット後に後面のみをシャーレとして使用してもよい．

Ⅵ. リハビリテーション

1. 受傷初期〜1週間

足底板を装着したままで，できるだけ部分荷重を許可し，必要に応じて杖・松葉杖等を貸し与える．

2. 1〜5週間

1) 次第に荷重量を増やしていく．
2) 足指関節の自動運動，ゴムを用いた足関節の抵抗運動を積極的に行わせる．
3) 足関節の自動運動，抵抗運動，つま先での蹴りだしを指導する．

3. 5〜6週間以降

1) 固定を除去して荷重痛の有無を調べ，痛みがない場合は固定を除去し，伸縮性包帯で様子をみる．
2) 荷重痛を訴える場合は足底板装着の期間を延長，あるいは弾性包帯などで足部を固定しておく．

Ⅶ. 参照事項

◆ 1. "保存療法の有効性"に関する報告

1) Dameron[2]は，中足骨基部骨折100症例に対して弾性包帯，簡単なキャスト固定を行い，早期からの部分加重を行うことで約3週間後には臨床上の満足を得たと報告している．
2) Wiener[3]は，中足骨基部骨折に対して，弾性包帯とギプスパット（足底板に類似のもの）を用いた複合固定群（30例）と短下肢キャスト固定群（30例）を比較し，前者は早期に日常生活動作に復帰，臨床的評価も優れていたと報告した．

3) 斉藤[4]は，第5中足骨結節部骨折53例に対してギプス固定と足底板装具の比較を行い，両者に有意な差はみられなかった（同程度に疼痛が軽快し，合併症もみられない）と報告している．

◆2．下駄履き骨折に関与する筋・靱帯

下駄履き骨折の発生機序には，①短腓骨筋腱の牽引による裂離骨折の考え方と，②足底腱膜（外側索）の牽引による影響が考えられる．両者の解剖学的位置を示す（**図4**）．

<ジョーンズ骨折>
1. オリジナルジョーンズ骨折は基底部から3/4インチの部位である．
2. 第5中足骨近位骨幹端部骨折である（**図5a**）．
3. 本骨折は疲労骨折が土台にあって発生することが多い．
4. 古典的考え方は関節外骨折であるが，一方，第4, 5中足骨間関節面に骨折線が入ったケースに対しては関節内骨折との考え方をしている[5]．
5. この部位は偽関節を発生しやすいため，固定期間を2～3週間長くする必要がある．

<注意事項>
1. ジョーンズ骨折は骨癒合が悪いことから偽関節の発生に注意する（固定期間：8～10週間）．
2. 偽関節のリスク管理に注意が必要である．

<行軍骨折>
第2, 3中足骨に起こりやすい疲労骨折である（**図6**：矢印赤）．

<ダンサー骨折>
第5中足骨頸部に生じた斜骨折であり，関節外骨折である（**図6**：矢印青，**図7**）．

文　献

1) 川崎一郎, 竹内義享, 瀬田良之：第5中足骨基部裂離骨折6症例の治療経験―足底板と早期荷重歩行による―. *Health Sciences* 別冊, 19：66-70, 2003.
2) Dameron TB：Fractures and anatomical variations of the proximal portion of the fifth metatarsal. *J Bone Joint Surg*, 57-A：778-792, 1975.
3) Wiener BD, Linder JF, Giattini JFG：Treatment of fractures of the fifth metatarsal；a prospective study. *Foot Ankle Int*, 18：267-269, 1997.
4) 斉藤　篤：第5中足骨粗面部骨折の保存的治療. 整形外科, 57：771-775, 2006.
5) 二ノ宮節夫・他：今日の整形外科治療指針. 第5版, 医学書院, 2004, p816.

索 引

欧文

A1 ······················· 92
ACL ················· 120, 126
　　──の機能解剖 ·········· 125
　　──再建術 ············· 122
AHI ······················ 47
AK cast ················· 142
AOL ····················· 63
ATFL ··················· 158
BK cast ················· 142
CFL ···················· 158
CKC ····················· 31
　　──運動 ·········· 50, 125
CPM ····················· 31
CRPS Ⅰ型 ········ 77, 161, 163
DOMS ·················· 113
DYJOC 訓練 ············· 157
Gurlt ····················· 22
Hippocrates ·············· 36
hop-test ················· 150
Jahss ···················· 89
lateral pivot shift test ······ 64
LCL ····················· 64
MCL ················· 63, 127
Milch 法 ·················· 35
MMT ····················· 8
Neer ····················· 58
N-test ·················· 121
OKC ····················· 31
　　──運動 ············· 125
on elbow 肢位 ············ 49
on hand 肢位 ············· 49
PLRI ····················· 64
POL ····················· 63
POP 音 ················· 140
PTB キャスト ············ 162
Q 角 ···················· 118
RICE 処置 ·········· 111, 123
RI-ISP tear 症候群 ········· 51
ROM ····················· 4
RSD ················· 77, 161
SLB ···················· 149
Stimson 法 ················ 35
TFCC ···················· 77
TL ······················ 63
Tossy ··················· 42
UDR ···················· 77
U 字型キャスト ·········· 149
　　──固定 ············· 149
U 字型副子固定 ··········· 62
wrap around 構造 ········ 158
zero position ············· 36

数字

1/3 荷重歩行 ············· 124
2 点歩行 ·················· 29
3 点歩行 ·················· 29
4 点歩行 ·················· 29
5P's ··················· 122

あ

アプリー圧迫テスト ······· 135
アプリー牽引テスト ······· 128
アプリヘンジョンテスト ··· 116
アルミ副子 ············ 21, 84
アルミ副子固定 ··········· 97
挨拶動作 ·················· 28

い

インピンジメント ·········· 50
インフォームド・コンセント ··· 1
異常可動性 ················ 16
異常歩行 ·················· 27

う

ウォルフの応変則 ·········· 14
内がえし損傷 ············ 154
内がえし捻挫 ············ 152
羽状角 ·················· 113
羽状筋 ·············· 109, 112
烏口下脱臼 ················ 33
烏口突起点 ················ 47
運動療法 ·················· 31
運動連鎖 ·················· 31

え

エセックスロレスティの
　分類 ·············· 160, 163
エルボーバンド ············ 74

お

オーバーラッピングフィンガー ·· 91
オールマンの分類 ·········· 57
オドノグ分類 ·············· 98
横アーチ ················ 163
横紋筋 ··················· 11
大振り歩行 ················ 29
温熱療法 ·················· 22

か

カーフレイズ ············ 125
カフ運動 ·················· 50
ガレアッチ骨折 ············ 77
かぶれ防止 ·············· 155
下顎枝 ·················· 103
下顎体 ·················· 103
下肢伸展挙上テスト ······· 110
下肢短縮歩行 ·············· 27
下垂位外転テスト ·········· 49
顆間溝角 ················ 119
回外位固定 ················ 79
回内位固定 ················ 79
海綿骨 ···················· 9
海綿質 ···················· 9
開放骨折 ·················· 15
開放的運動連鎖 ············ 31
解剖学的肢位 ··············· 3
片足スクワット変法 ······· 112
片足とびテスト ·········· 150
完全免荷 ················ 120
寒冷療法 ·················· 23
関節 ····················· 11
　　──の引っ張り ········ 97
関節可動域 ················· 4
関節上腕靱帯 ·············· 34
関節軟骨 ·················· 99
関節モビリゼーション ······ 51
外果裂離骨折 ············ 147
外固定 ··················· 19
外傷性足根洞症候群 ······· 158
外旋位固定法 ·············· 37
外転位固定 ················ 49

円回内筋症候群 ············ 75
炎症期 ··················· 13

― 171 ―

索 引

外転水平屈曲法・・・・・・・・・・・・・・・35
外転歩行・・・・・・・・・・・・・・・・・・・・28
外転枕・・・・・・・・・・・・・・・・・・・・・・49
外反ストレステスト・・・・・・・63, 128
外反肘・・・・・・・・・・・・・・・・・・・・・・73
顎関節・・・・・・・・・・・・・・・・・・・・・103
　　――の解剖・・・・・・・・・・・・・・102
顎関節周囲の筋群・・・・・・・・・・・103
顎関節脱臼・・・・・・・・・・・・・・・・・100

き

キセノン光・・・・・・・・・・・・・・・・・・25
キャスト・・・・・・・・・・・・・・・・・・・・20
ギプス・・・・・・・・・・・・・・・・・19, 129
機械的インピンジメント・・・・・・137
夾板固定・・・・・・・・・・・・・・・・・・・・80
胸郭固定・・・・・・・・・・・・・・・・・・・107
強度の原理・・・・・・・・・・・・・・・・・・25
強内旋位固定法・・・・・・・・・・・・・・37
棘上筋テスト・・・・・・・・・・・・47, 48
近赤外線・・・・・・・・・・・・・・・・・・・・25
金属副子・・・・・・・・・・・・・・・・・・・・21
筋・・・・・・・・・・・・・・・・・・・・・・・・・・・9
　　――の形態・・・・・・・・・・・・・・・11
筋挫傷・・・・・・・・・・・・・・・・・・・・・・18
筋収縮・・・・・・・・・・・・・・・・・・・・・・11
筋スパズム・・・・・・・・・・・・・・・・・・・5
筋損傷・・・・・・・・・・・・・・・・・・・・・・18
筋断裂・・・・・・・・・・・・・・・・・・・・・109
筋力・・・・・・・・・・・・・・・・・・・・・・・・・9
筋力テスト・・・・・・・・・・・・・・・・・・・9
偽関節・・・・・・・・・・・・・・・・・・・・・170

く

クラーメル・・・・・・・・・・・・・・・・・・21
クラーメル副子・・・・・・・・・・・・・167
クラッチ・・・・・・・・・・・・・・・・・・・・28
クリック音・・・・・・・・・・・・・・・・・135
グラフィン型キャスト・・・・・・・・162
グルトの骨癒合日数・・・・・・・・・・22

け

形態計測・・・・・・・・・・・・・・・・・・・・・3
脛骨高原骨折・・・・・・・・・・・・・・・135
頸椎症・・・・・・・・・・・・・・・・・・・・・・74
頸部捻挫・・・・・・・・・・・・・・・・・・・・54
鶏状歩行・・・・・・・・・・・・・・・・・・・・28
肩関節周囲炎・・・・・・・・・・・・・・・・48
肩関節周囲の靱帯・・・・・・・・・・・・38
肩関節前方脱臼・・・・・・・・・・・・・・33

肩関節脱臼・・・・・・・・・・・・・・・・・・39
　　――の頻度・・・・・・・・・・・・・・・39
肩関節内外旋テスト・・・・・・・・・・48
肩甲上腕関節・・・・・・・・・・・・・・・・38
肩鎖関節脱臼・・・・・・・・・・・・40, 54
肩峰骨頭間距離・・・・・・・・・・・・・・47
牽引直圧法・・・・・・・・・・・・・・・・・・78
腱鞘・・・・・・・・・・・・・・・・・・・・・・・・94
　　――の基本構造・・・・・・・・・・・94
腱性マレット・・・・・・・・・・・・・・・・84
腱反射・・・・・・・・・・・・・・・・・・・・・・・6
腱板・・・・・・・・・・・・・・・・・・・・・・・・51
　　――の機能・・・・・・・・・・・・・・・51
腱板疎部損傷・・・・・・・・・・・・34, 51
腱板損傷・・・・・・・・・・・・・・・・45, 47
腱癒合・・・・・・・・・・・・・・・・・・・・・145
下駄履き骨折・・・・・・・・・・・・・・・165

こ

コーレス骨折・・・・・・・・・・・・76, 81
コックアップスプリント・・・・70, 71
ゴニオメーター・・・・・・・・・・・・・・・4
小刻み歩行・・・・・・・・・・・・・・・・・・27
小振り歩行・・・・・・・・・・・・・・・・・・29
固定・・・・・・・・・・・・・・・・・・・・・・・・19
固定期間・・・・・・・・・・・・・・・・・・・・22
口外法・・・・・・・・・・・・・・・・・・・・・101
口内法・・・・・・・・・・・・・・・・・・・・・101
行軍骨折・・・・・・・・・・・・・・・・・・・170
光線療法・・・・・・・・・・・・・・・・・・・・25
後遺症・・・・・・・・・・・・・・・・・・・・・・16
後外側回旋不安定症・・・・・・・・・・64
後骨間神経・・・・・・・・・・・・・・・・・・70
硬仮骨・・・・・・・・・・・・・・・・・・・・・・13
骨・・・・・・・・・・・・・・・・・・・・・・・・・・・9
　　――の改築・・・・・・・・・・・・・・・10
　　――の治癒過程・・・・・・・・・・・13
骨格筋・・・・・・・・・・・・・・・・・・・・・・11
　　――の構造・・・・・・・・・・・・・・・12
骨芽細胞・・・・・・・・・・・・・・・・・・・・10
骨形成・・・・・・・・・・・・・・・・・・・・・・13
骨細胞・・・・・・・・・・・・・・・・・・・・・・10
骨挫傷・・・・・・・・・・・・・・・・・・・・・・96
骨性マレット・・・・・・・・・・・・・・・・84
骨折・・・・・・・・・・・・・・・・・・・・・・・・15
　　――の合併症・・・・・・・・・・・・・16
骨折症状・・・・・・・・・・・・・・・・・・・・15
骨折部の再生・・・・・・・・・・・・・・・・13
骨粗鬆症・・・・・・・・・・・・・・・・・・・105
骨端線・・・・・・・・・・・・・・・・・・・・・・99

　　――の位置・・・・・・・・・・・・・・・98
五十肩・・・・・・・・・・・・・・・・・・・・・・47

さ

サイドキック・・・・・・・・・・・・・・・112
サンディング・・・・・・・・・・・・・・・・50
鎖骨外側端骨折・・・・・・・・・・41, 58
鎖骨骨折・・・・・・・・・・・・・・・・・・・・53
鎖骨バンド・・・・・・・・・・42, 55, 56
三角巾・・・・・・・・・・・・・・・・・42, 49
三角筋前部線維・・・・・・・・・・・・・・43
三角線維軟骨複合体損傷・・・・・・77
坐位整復法・・・・・・・・・・・・・・・・・・55
坐骨結節裂離骨折・・・・・・・・・・・110

し

シャーピー線維・・・・・・・・・・・・・・12
シュガートング・・・・・・・・・・・・・・79
ショック・・・・・・・・・・・・・・・・・・・・15
　　――の5徴候・・・・・・・・・・・・122
ショフール骨折・・・・・・・・・・・・・・81
シリンダーキャスト・・・80, 123, 136
ジャス（Jahss）の
　　90°―90°整復法・・・・・・・・・89
ジョーンズ骨折・・・・・・・・166, 170
四肢周径・・・・・・・・・・・・・・・・・・・・・3
四肢長・・・・・・・・・・・・・・・・・・・・・・・3
指骨骨折・・・・・・・・・・・・・・・・・・・・96
視診・・・・・・・・・・・・・・・・・・・・・・・・・2
紫外線・・・・・・・・・・・・・・・・・・・・・・25
嘴状骨折・・・・・・・・・・・・・・141, 159
膝蓋下脂肪体炎・・・・・・・・・135, 139
膝蓋腱反射・・・・・・・・・・・・・・・・・・・7
膝蓋骨・・・・・・・・・・・・・・・・・・・・・114
　　――のプーリー構造・・・・・・115
膝蓋骨骨折・・・・・・・・・・・・・・・・・116
膝蓋骨脱臼・・・・・・・・・・・・・・・・・114
膝蓋跳動・・・・・・・・・・・・・・・・・・・120
膝下キャスト・・・・・・・・・・・・・・・142
膝関節・・・・・・・・・・114, 120, 127, 134
　　――の解剖・・・・・・・・・・・・・・138
膝関節屈曲位・・・・・・・・・・・・・・・110
膝関節内側側副靱帯損傷・・・・・127
膝上キャスト・・・・・・・・・・・・・・・142
手根管症候群・・・・・・・・・・・・・・・・77
舟状骨結節・・・・・・・・・・・・・・・・・・91
修復期・・・・・・・・・・・・・・・・・・・・・・13
終末感・・・・・・・・・・・・・5, 63, 121, 128
小児外果裂離骨折・・・・148, 149, 150
掌側バートン・・・・・・・・・・・・・・・・81

— 172 —

索　引

掌側板裂離骨折················96
踵骨棘··················164
踵骨骨折·················159
踵骨端症·················164
踵骨部開窓キャスト···········162
踵腓靱帯·················158
踵腓靱帯損傷··············154
触診····················2
伸縮性包帯···············137
深部反射··················6
自己制御の病気·············72
自動運動················4, 31
持続的他動運動··············31
上腕骨外側上顆炎············69
上腕骨顆上骨折·············60
上腕骨外科頸骨折············35
上腕骨骨幹端骨折············35
上腕骨内側上顆炎············73
上腕三頭筋反射··············7
上腕二頭筋長頭腱損傷·········34
上腕二頭筋反射··············7
靱帯···················12
靱帯走行················132
靱帯損傷·················18
　　──の分類············132

す

スクワッティングテスト··156, 157
スタック分類···········85, 86
スティムソン（Stimson）法····36
ストレッチング·············74
スピードのてこ·············32
スミス骨折················81
スリング·················42
スワンネック変形············86
水硬化性固定材料············19

せ

セーヴァー病··············164
セラバンド············50, 130
ゼロポジション·········38, 39
ゼロポジション（zero position）
　法····················36
静的の収縮················11
整復音·················161
赤外線··················25
説明責任と承諾··············1
前距腓靱帯················158
前骨間神経麻痺·············75
前十字靱帯損傷········120, 121

前十字靱帯の解剖···········126
前方引き出しテスト·····121, 153
前腕部掌側················72

そ

ソフトキャスト············117
装具················21, 123
装具装着期間··············145
層板骨··················14
足関節捻挫···············152
足根管症候群··············164
足根洞··················158
足底アーチ···············163
足底腱膜炎···············164
足底板··············145, 163
足底板固定···············168
側方動揺テスト·············95
続発症··················16

た

タオル絞りの理論············71
タナ障害············135, 139
ダンサー骨折·········166, 170
他動運動················4, 31
多シナプス反射··············6
単シナプス反射··············6
単純骨折·················15
短下肢ギプス··············149
短下肢キャスト固定··········169
短橈側手根伸筋·············71
打腱槌···················6
大胸筋··················43
大結節裂離骨折·············33
大腿顆間溝角·············119
大腿四頭筋歩行·············28
大腿二頭筋···············112
大殿筋歩行················27
代償運動··················5
第1のてこ················32
第2肩関節············47, 48
第2のてこ················32
第3のてこ················32
第5中足骨遠位骨幹端部·······166
第5中足骨結節部裂離骨折·····165
第5中足骨骨幹端部··········166
脱臼···················16
　　──の症状·············17
　　──の治癒過程··········17
脱臼不安感テスト···········116
弾性包帯·············21, 111

弾発現象·················92
弾発指··················92

ち

遅発性筋肉痛··············113
緻密質···················9
中国式外固定法·············80
中手骨頸部骨折·············87
中手骨骨折················87
中足骨基部骨折············169
中足骨近位骨幹端部··········167
中殿筋歩行················27
肘関節後方脱臼·············59
肘関節捻挫················66
肘内障··················65
聴診····················2

つ

椎体圧迫骨折··············160
杖····················28
杖歩行··················29
槌指···················82
包み込み固定············89, 90

て

ティネル徴候··············164
テープ··················21
テーブルサンディング·········50
テニスバンド············70, 71
テニスレッグ··············141
デュシェンヌ歩行·············27
低周波刺激装置·············24
電気療法·················24

と

トウアウトテスト···········156
トウインテスト············156
トッシー（Tossy）の分類······43
トムゼンテスト··········69, 70
トレンデレンブルク歩行········27
トンプソンスクィーズテスト···141
ドロップアームサイン·········48
徒手・筋力テスト············8
逃避性跛行···········120, 165
疼痛緩和肢位···············53
等尺性運動···············137
等尺性収縮················11
等速性収縮················12
等張性収縮················11
頭部前屈位···············101

― 173 ―

索引

橈骨遠位端骨折 ... 76
橈骨神経管症候群 ... 70
動的関節制動 ... 157
動的収縮 ... 11, 12
動揺胸郭 ... 107

な
ナックルアーチ ... 91
内固定 ... 19
内側広筋 ... 118
内側側副靱帯の解剖 ... 63
内側半月 ... 138
内反ストレステスト ... 153
中島テスト ... 121
軟仮骨 ... 13
軟骨形成 ... 13
軟骨内骨化 ... 13

に
ニア（Neer）の分類 ... 58
ニュートラルテスト ... 157
肉離れ ... 18, 108
　　──重症度分類 ... 110

ね
熱可塑性固定材料 ... 20

は
ハーフスクワット ... 118, 137, 156
ハイドロキシアパタイト ... 10
ハムストリングス ... 108
バイタルサイン ... 53
バストバンド ... 106
バディーテープ ... 90, 97, 98
バランスのてこ ... 32
バランスボード訓練 ... 130
バンカート損傷 ... 37, 39
パッド ... 111
パテラセッティング ... 118, 130, 137
パラテノン ... 141
パワーのてこ ... 32
ばね指 ... 92
ばね様固定 ... 33
破骨細胞 ... 10
背臥位整復法 ... 55
背屈・回外テスト ... 153
背屈位ギプス ... 80
背屈制限キャスト ... 143
背側バートン ... 81
白鳥のくび変形 ... 86
反射 ... 5
　　──の種類 ... 6
反射弓 ... 6
反射性交感神経性
　　ジストロフィー ... 77
半月損傷 ... 138

ひ
ヒール付き膝下キャスト ... 143
ヒポクラテス
　　（Hippocrates）法 ... 36
ヒューター線・三角 ... 59
ヒルサックス損傷 ... 37, 39
ピアノキーサイン ... 40
ピヴォットシフトテスト ... 121, 122
皮質骨 ... 9
疲労骨折 ... 150
　　──の好発部位 ... 151
腓骨 ... 148
　　──の機能解剖 ... 151
腓骨下端骨折 ... 147
腓骨筋反応時間 ... 158
腓骨骨折 ... 147
腓骨単独骨折 ... 149, 150
腓骨疲労骨折 ... 148, 150
膝くずれ ... 134, 137
表在反射 ... 6
評価 ... 1
病的反射 ... 6

ふ
フィギュアエイト固定 ... 56
フィンガートラクション ... 78
フェルトパッド ... 117
フローゼのアーケード ... 70
ブライトン ... 20, 97, 129
ブライトン固定 ... 85
プラスチックキャスト ... 129
付着部炎 ... 70
複合性局所疼痛症候群 ... 77, 164
複雑骨折 ... 15
分回し歩行 ... 28
粉砕骨折 ... 81
物理療法 ... 22

へ
ベースボールフィンガー ... 83
ベーラー角 ... 159, 160
併発症 ... 16
閉鎖骨折 ... 15

閉鎖的運動連鎖 ... 31
変形性肩関節症 ... 47, 48

ほ
ホットパック ... 22
ホッファ病 ... 135, 139
ボクサー骨折 ... 87
ポリキャスト ... 20
歩行 ... 26
歩行器 ... 28
歩行周期 ... 26
歩行評価 ... 27
歩行補助具 ... 28
包帯 ... 21

ま
マクマレーテスト ... 135
マルゲーニュの圧痛 ... 15, 76, 165
マレット ... 83
マレットフィンガー ... 82
　　──の分類 ... 86
膜性骨化 ... 13

み
ミルキングテスト ... 63
ミルチ（Milch）法 ... 35

む
無血管地帯 ... 141

め
メカノレセプター ... 158
綿包帯 ... 21, 41
綿包帯固定 ... 42

も
モールディング ... 20
モーレンハイム窩 ... 33
問診 ... 1

や
夜間装具 ... 144

ゆ
有痛弧 ... 48
有痛性歩行 ... 27
指捻挫 ... 95

ら
ラックマンテスト ... 121

ラビン法················61
ランドマーク···············3

り

リハビリテーション··········22
リフトオフテスト············48
リモデリング··············10
リモデリング期·············14
輪状靱帯················67
輪状部·················94

る

類骨··················10

れ

レーザー················25
レナサーム···············20
レビンサイン··············45
轢音···············16, 104

ろ

ロッキング·········94, 136, 137
ロッキング指··············94
肋骨骨折··············54, 104

わ

腕橈骨筋反射···············7

【著者略歴】

竹内義享
1997年 医学博士（現：福井大学医学部）
2000年 帝京大学短期大学助教授
2002年 帝京大学短期大学教授
2003年 明治鍼灸大学リハビリテーション科助教授
2004年 明治鍼灸大学医療技術短期大学教授
2005年 明治鍼灸大学保健医療学部教授
2008年
 〜   明治国際医療大学保健医療学部教授
2013年
（資格） 柔道整復師，鍼灸師，理学療法士

田口大輔
2003年 明治鍼灸大学研究生
2004年 明治鍼灸大学保健医療学部助手
2007年 東亜大学大学院総合学術研究科
2008年 明治国際医療大学保健医療学部助教
2009年 修士（人間科学）
2010年 明治国際医療大学保健医療学部講師
2013年 帝京大学医療技術学部柔道整復学科講師
（資格） 柔道整復師，鍼灸師

カラー写真で学ぶ
運動器疾患のみかたと保存的治療　ISBN978-4-263-24239-1

2008年11月20日　第1版第1刷発行
2017年10月10日　第1版第4刷発行

著　者　竹　内　義　享
　　　　田　口　大　輔
発行者　白　石　泰　夫
発行所　医歯薬出版株式会社

〒113-8612　東京都文京区本駒込1-7-10
TEL.（03）5395-7641（編集）・7616（販売）
FAX.（03）5395-7624（編集）・8563（販売）
https://www.ishiyaku.co.jp/
郵便振替番号 00190-5-13816

乱丁，落丁の際はお取り替えいたします　　印刷・木元省美堂／製本・愛千製本所
© Ishiyaku Publishers, Inc., 2008. Printed in Japan

本書の複製権・翻訳権・翻案権・上映権・譲渡権・貸与権・公衆送信権（送信可能化権を含む）・口述権は，医歯薬出版(株)が保有します．
本書を無断で複製する行為（コピー，スキャン，デジタルデータ化など）は，「私的使用のための複製」などの著作権法上の限られた例外を除き禁じられています．また私的使用に該当する場合であっても，請負業者等の第三者に依頼し上記の行為を行うことは違法となります．

JCOPY <(社)出版者著作権管理機構 委託出版物>
本書をコピーやスキャン等により複製される場合は，そのつど事前に(社)出版者著作権管理機構（電話 03-3513-6969，FAX 03-3513-6979，e-mail：info@jcopy.or.jp）の許諾を得てください．